HÄMORRHAGISCHE DIATHESEN

INTERNATIONALES SYMPOSION

WIEN, 4./5. FEBRUAR 1955

HERAUSGEGEBEN VON

RUDOLF JÜRGENS UND **ERWIN DEUTSCH**
BASEL   WIEN

MIT 96 TEXTABBILDUNGEN

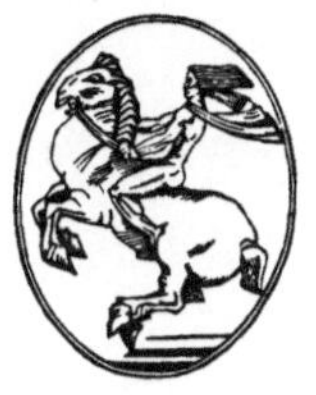

SPRINGER-VERLAG WIEN GMBH

1955

ISBN 978-3-662-23575-1   ISBN 978-3-662-25653-4 (eBook)
DOI 10.1007/978-3-662-25653-4

Vorwort

Die Erforschung der Blutgerinnung hat sich in den letzten Jahren schnell entwickelt und unsere Kenntnisse bereichert. Diagnostik und Therapie der hämorrhagischen Diathesen haben deshalb eine grundlegende Wandlung erfahren. Darüber ist in zahlreichen Publikationen in der ganzen Welt berichtet worden. Auf den großen Kongressen sind vielfach Sammelreferate gehalten worden, aber der Fachbearbeiter fand dort oft nicht genügend Gelegenheit zum Meinungsaustausch.

Wir haben es deshalb unternommen, die für die hämorrhagischen Diathesen besonders Interessierten zu einer Aussprache im engeren Kreise zu versammeln. Unsere Anregung war allseits freudig aufgenommen worden.

Bald lud Prof. Lauda zu einem „Symposion über hämorrhagische Diathesen" an die 1. Medizinische Universitätsklinik nach Wien ein. Dieses tagte unter Prof. Laudas und der beiden Unterfertigten Vorsitz am 4. und 5. Februar 1955 unter Beteiligung zahlreicher hämatologisch arbeitender Ärzte des In- und Auslandes.

Das Symposion gab ein umfassendes Bild unseres heutigen Wissens über die hämorrhagischen Diathesen. So entschlossen wir uns, die dort gehaltenen Referate und Vorträge mit den Diskussionen als Monographie erscheinen zu lassen. Gelegentliche Wiederholungen und Überschneidungen ließen sich nicht ganz vermeiden; grundlegende Widersprüche in den Auffassungen sind kaum zu Tage getreten, so daß doch die Einheitlichkeit des Werkes trotz der vielen Einzelautoren gewahrt blieb. Lediglich die Nomenklatur wurde von den Herausgebern nach dem Vorschlag des „International Committee on Blood Clotting Factors" vereinheitlicht. Dementsprechend wurden im Text die einzelnen Faktoren mit Nummern bezeichnet und der jeweils vom Autor gebrauchte Name in Klammern angefügt, so daß der Verständigung keine Schwierigkeiten entgegenstehen.

Basel und Wien, im Mai 1955.

R. Jürgens   **E. Deutsch**

Inhaltsverzeichnis

Begrüßungsansprache

Von

E. Lauda

Es ist mir eine Ehre und eine Freude zugleich, Sie sozusagen als Hausherr auf meiner Klinik begrüßen zu können. Die offizielle Begrüßung der Fakultät war S. Spektabilität, der Herr Dekan, Prof. BRÜCKE, zu übernehmen so freundlich.

Zu meinem großen Bedauern ist der Herr Bundesminister für Unterricht, Dr. DRIMMEL, erkrankt. Er hatte sein Erscheinen zugesagt und sich überdies erbötig gemacht, an unser Symposion einige Worte zu richten.

Ich begrüße im besonderen S. Spektabilität, den Herrn Dekan Prof. BRÜCKE, ferner Herrn Sektionschef Dr. KHAUM, den Leiter des Volksgesundheitsamtes im Sozialministerium, Herrn Ministerialrat Dr. MEZNIK vom Bundesministerium für Unterricht, ferner Herrn Prof. v. BONSDORFF, Vorstand der IV. Medizinischen Klinik in Helsingfors, der die Forschungen Prof. JÜRGENS auf den Ålandsinseln gefördert hat, Herrn Prof. FEISSLY, den Präsidenten der Schweizerischen Gesellschaft für Hämatologie, zugleich den Nestor der Hämophilieforschung, Herrn Prof. KOLLER, den bekannten Gerinnungsspezialisten, der den Faktor VII studiert und den Faktor X entdeckt hat, den bekannten Hämatologen Prof. ROHR; Prof. HEILMEYER mußte sich mit Hinblick auf seine Indienreise entschuldigen. Prof. CATEL konnte leider wegen der Erkrankung seiner Frau nicht kommen.

Im raschen Ausbau der morphologischen Hämatologie, der der Einführung der EHRLICHSchen Triacidfärbung gefolgt war, waren im Rahmen der hämorrhagischen Diathesen die Thrombocyten, ihre Zahl und Morphologie im Mittelpunkt des Interesses gestanden; die essentielle und symptomatische Thrombopenie, ihre Pathogenese, Ätiologie, Klinik und Therapie, im besonderen auch ihre Beziehungen zur Milz waren die beherrschenden Probleme. Die Schwenkung zur funktionellen Pathologie kündigte sich bei den hämorrhagischen Diathesen vielleicht zum ersten Mal in der GLANZMANNSchen Thrombasthenie an, wobei die Funktionsschwäche der Plättchen allerdings ideell noch an der Morphologie klebte.

Hatte sich die morphologische Hämatologie zum Teil unter dem Einfluß der zahlreichen Bluttransfusionen, die vor allem die moderne Chirurgie benötigte, in das Studium der Immunhämolysine, also in eine serologische Hämatologie gedrängt gesehen, so verwandelten schließlich die neueste hämatologische Forschung und im besonderen die vor etwa zehn Jahren neu gewonnenen Erkenntnisse auf dem Gebiet der früher immer stiefmütterlich behandelten, nun aber neustudierten Blutgerinnung die morphologisch korpusculäre Hämatologie alter Richtung, freilich ohne diese zu verdrängen, schließlich in eine plasmatisch-biochemische.

Der Anstoß zum Studium der Blutgerinnung und damit später auch der plasmatisch bedingten hämorrhagischen Diathesen war bekanntlich von der Veterinärmedizin gekommen, als Roderick 1931 als Ursache der "sweet clover disease" des Rindes, einer schweren hämorrhagischen Diathese, die nach Genuß verdorbenen Grünfutters auftritt, eine Verminderung des Plasma-Prothrombins erkannt hatte, eine Entdeckung, die bekanntlich für die Humanpathologie den Grundstein zur modernen Thrombosetherapie mit Anticoagulantien legte.

Die Anticoagulantientherapie bzw. eine Therapie, die den Prothrombinspiegel rasch und ausgiebig senkte, verlangte vom Therapeuten nun nicht nur fortlaufende Bestimmungen des Prothrombinspiegels, sondern auch eine Beschäftigung mit der Theorie der Blutgerinnung, insbesondere die Erforschung der Angriffspunkte des Anticoagulans am Gerinnungssystem. Es wird so verständlich, daß Praxis und Forschung sich Gerinnungsproblemen intensiv zuwandten. Angebahnt, erleichtert und überhaupt erst ermöglicht war diese Beschäftigung allerdings durch die von Quick schon 1933 angegebene, einfache und ausreichend exakte Methode der Prothrombinzeitbestimmung.

Hier sei kurz eingefügt, daß die laboratoriumsmäßige Untersuchung eines Falles einer hämorrhagischen Diathese, bei dem eine der verschiedenen inzwischen gefundenen Gerinnungsstörungen besteht, eine spezielle Laboratoriumseinrichtung und vor allem auch einen Gerinnungsfachmann verlangt, eine Forderung, die das normale, auch gute klinische Laboratorium nicht erfüllen kann. Es ist eine Laboratoriumsmethodik für Gerinnungsprobleme bereits entstanden, und eine Klinik oder ein Institut, welches sich diesen Problemen widmet, muß sich ein Gerinnungslaboratorium einrichten. Dank der anerkannten Stellung meines Assistenten Deutsch in Gerinnungsfragen und auch dank dem vollen Verständnis für das Bedürfnis der Klinik und dem besonderen Entgegenkommen unserer vorgesetzten Behörde, des Bundesministeriums für Unterricht, für welche ich dem Herrn Bundesminister und vor allem auch dem Fachreferenten, Herrn Ministerialrat Dr. Meznik, der dem Problem mit Aufgeschlossenheit, Verständnis und besonderem Entgegenkommen in Personalfragen begegnete, auch heute meinen wärmsten Dank aussprechen möchte, ist meine Klinik jetzt auch in der Lage, einschlägige Fälle in größerem Umfange zu untersuchen, als dies bisher möglich war. Dozent Deutsch stellt seine Erfahrungen und sein Laboratorium auch allen Kollegen für einschlägige Fälle zur Verfügung; er bittet sogar um die Zuweisung schwieriger Fälle.

Auf die eben angedeutete Weise hat die Erforschung der Blutgerinnung, die seit Morawitz 1905 kaum mehr Fortschritte gemacht hatte, neue Aspekte gewonnen; sie brachte bald theoretische und auch klinische Erfolge. Diese Erfolge sind Ihnen allen, die Sie sie ja zum Teil selbst erbracht haben, gut bekannt. Ich erinnere nur an die Entdeckung des Faktor V durch Owren (1943) bzw. des labilen Faktors durch Quick (1943), des identischen Accelerator-Globulins von Ware, Murphy und Seegers (1946), an die Entdeckung der durch Fehlen des Faktor V bedingten Parahämophilie durch Owren (1943), ferner an die Entdeckung des Faktor VII (1949—51) bzw. der neuen hämorrhagischen Diathese, der Hypoproconvertinämie durch das Fehlen dieses Faktors, ich erinnere ferner an die Beschreibung der Christmas Disease (PTC-Deficiency), auch an das erfolgreiche Studium der Bildung der Plasmathrombokinase durch Mac Farlane. Wenn ich noch daran erinnere, daß Doz. Deutsch die Hemmkörperhämophilie als neues Krankheitsbild erkannt und beschrieben hat, so sind die wichtigsten Neuentdeckungen aufgezählt.

Die Entwicklung der neuen Richtung der Erforschung der Blutgerinnung und auch der plasmatischen Hämatologie, speziell der neuen hämorrhagischen

Diathesen war eine so rasche, daß nur der Mitarbeiter den Fragenkomplex übersieht. Daher haben diese Probleme in den Programmen der großen Kongresse
keinen Platz, und es erwuchs für die Bearbeiter dieser Fragen das Bedürfnis zu
einer Aussprache. Und als Doz. DEUTSCH bei Herrn Prof. JÜRGENS den Plan zu
einem kleinen Symposion anklingen ließ, war dieser nicht nur von der Idee
begeistert, er war alsbald der Spiritus rector, und wir verdanken es neben
Doz. DEUTSCH vor allem ihm, daß das Symposion bald feste Umrisse hatte und
daß es heute stattfindet.

Ich zweifle nicht, daß das Symposion für die Beteiligten den erwarteten Erfolg
haben wird. Für engumgrenzte wissenschaftliche Probleme ist doch das Symposion die aussichtsreichste Diskussionsform. Diese Erfahrung machte ich vor
kurzem auf dem mir unvergeßlichen Milzsymposion, das Prof. HITTMAIR im ver-
gangenen Herbst auf seiner Innsbrucker Klinik veranstaltete, auf dem die Interessierten aus aller Welt zusammenkamen und auf dem die Milzprobleme wie
kaum je früher erfolgreich vorangebracht wurden.

Gegen Symposien mit so engumgrenzter Problemstellung könnte man als
interner Kliniker und damit als Vertreter der Gesamtmedizin allerdings ein
Bedenken entgegensetzen, das der Überspezialisierung, die im Symposion geradezu
gefeiert wird. Und wenn die Definition der Spezialisierung auch mit dem "to
know more and more about less and less" sarkastisch-bösartige Übertreibung ist,
so kann doch kein Zweifel sein, daß die Spezialisierung einen Teil nach dem
anderen aus der Gesamtmedizin herausreißt, um aus ihm schließlich eine Sonder-
disziplin zu machen, und daß wir Internisten sowohl für den Facharzt als für den
Unterricht an der Unteilbarkeit der inneren Medizin glauben festhalten zu
müssen; wir müssen jede Unterteilung in Sonderfächer als Verlust werten, denn
schließlich kann am Krankenbett doch nur der bestehen, der die Gesamtmedizin
übersieht.

Wie aber die Dinge heute liegen, und wie auch gerade die Erforschung der
hämorrhagischen Diathesen der letzten Jahre gezeigt hat, ist der Fortschritt
oft doch nur aus der Spezialisierung zu erwarten. Und der Erfolg kommt schließlich doch wieder der Gesamtmedizin zugute. Und so soll auch unsere heutige
Tagung im engsten Spezialgebiet Fortschritte bringen, nicht nur pro domo,
für den Kreis der Gerinnungsforscher, sondern im Interesse eines Höheren, im
Interesse der Mutter Innere Medizin, im Interesse ihrer Diagnostik und ihrer
Therapie.

I. Thrombocytogene hämorrhagische Diathesen

Pathophysiologie und Klinik der Thrombopathien

Von
Rudolf Jürgens
Aus den Laboratorien der F. Hoffmann-La Roche und Co. A. G., Basel

Mit 12 Textabbildungen

In den letzten zwei Jahrzehnten sind immer häufiger Beobachtungen über hereditäre oder sporadische Thrombopathien mitgeteilt worden. Allgemeineres Interesse erweckt ihre auf Heredität beruhende Ätiologie, wie diese außer der Hämophilie bei keiner anderen Blutungskrankheit so allein bestimmend ist. Bei den meisten anderen Blutungskrankheiten spielen ebenfalls konstitutionelle und hereditäre Faktoren mit, aber hier sind die Erbmerkmale zu rudimentär, um erbgesetzlich verwertbar zu sein. Erkennbar sind zuweilen nur krankhafte Symptome innerhalb einer Sippe, die sich in der Neigung zu Blutungskrankheiten äußern, nicht aber — wie bei der konstitutionellen Thrombopathie — immer wiederkehrende Leitsymptome in mehreren Generationsfolgen. Das Studium der hereditären Thrombopathien bietet daher dem klinisch interessierten Genetiker noch ein lohnendes Arbeitsfeld. Wir werden darüber in dem Referat von Herrn LEHMANN noch Näheres hören.

Uns interessiert vornehmlich die *Pathophysiologie dieser Krankheit* in Zusammenhang mit den neueren Ergebnissen der Gerinnungs- und der Thrombocytenforschung, die in den letzten Jahren durch die Entdeckung neuer Plasma- und Thrombocytenfaktoren bemerkenswerte Fortschritte gemacht hat, ebenso klinisches Symptomenbild, Verlauf und Therapie.

Zunächst sei auf die Stellung der Thrombopathien in der *Klassifizierung* der hämorrhagischen Diathesen eingegangen. Früher wurden diese lediglich nach äußeren Symptomen eingeteilt. So sprach man vom Morbus maculosus Werlhofi, von der Blutfleckenkrankheit, von Purpuraformen wegen auffälliger Hautrötung, von Hämophilie, wegen der Neigung zu schwer stillbaren Blutungen aus Wunden.

Obgleich die alten Kliniker erstaunlich richtig nach diesen Symptomen schon bestimmte Krankheitsbilder abgrenzen konnten, blieb diese Systematik doch unbefriedigend. Erst nachdem die wichtigsten Ursachen einiger Blutungskrankheiten erkannt waren, konnte MORAWITZ [*356*][1] eine *ätiologische Einteilung* vorschlagen, die einen wichtigen Fortschritt bedeutete (Tab. 1). Aber auch diese

---

[1] Ziffern in eckigen Klammern beziehen sich auf das Literaturverzeichnis, S. 180

Tabelle 1. *Ätiologische Einteilung der hämorrhagischen Diathesen* (nach Morawitz)

I. *Avitaminosen (Skorbut und* Möller-Barlow*sche Krankheit).*

II. *Purpura bei allgemeinen Ernährungsstörungen.*
   a) Purpura senilis.
   b) Purpura kachecticorum (Beziehung zu Gruppe VII möglich.)

III. *Heredo-familiärer bzw. endogener Typus.*
   a) Hämophilie.
   b) „Pseudohämophile" Krankheitsbilder.
   c) Essentielle Thrombopenie (Frank).
   d) Hereditäre hämorrhagische Teleangiektasie (Osler).
   e) Endogene Angiorrhexis (wenig bekannt, besonders bei Frauen).

IV. *Hormonaler Typus.*
   a) Thrombopenische und athrombopenische Purpura im Prämenstruum.
   b) Dasselbe im Klimakterium (selten).
   c) Bei Männern (unsicher).

V. *Infektiöser Typus.*
   a) Purpura thrombopenischer und athrombopenischer Art bei bekannten Infektionskrankheiten.
   b) Purpura epidemica ohne bekannte Grundkrankheit.

VI. *Toxischer Typus.*
   a) Purpura durch chemische Gifte.
      (Benzol, Salvarsan, Phosphor usw.)
   b) Purpura bei Autointoxikationen.
      (Leberinsuffizienz, Urämie, schwere Kreislaufinsuffizienz, Tumoren).
   c) Purpura durch unbekannte Gifte.
      1. Schoenlein-Henoch*sche* Purpura.
      2. Purpura fulminans.

VII. *Purpura bei Blutkrankheiten.*
   a) Bei Anämien.
   b) Bei Leukämien.
   c) Bei Lymphogranulom.

Gliederung ist unvollkommen, denn selbst heute sind uns von vielen hämorrhagischen Diathesen die eigentlichen Ursachen unbekannt. Einer klinischen Systematik am besten gerecht wird eine *nosologische Einteilung,* für welche als Leitfaden Symptomenbild, Verlauf, Pathophysiologie und Ätiologie gewählt und in ihrer Gesamtheit einbezogen werden. Eine Systematik der klinischen Medizin sollte nur nach diesem „ganzheitlichen" Prinzip geschehen, will man doch die Krankheiten als funktionelle Abläufe des ganzen Organismus erfassen und nicht nur Teilstörungen feststellen. Wir haben vor einigen Jahren versucht, eine derartige *nosologische Einteilung* der hämorrhagischen Diathesen zu geben [254] (Tab. 2). Aber auch eine solche Systematik bleibt noch lückenhaft, weil es oft schwer ist, „wirkliche Krankheiten" von bloßen Syndromen abzugrenzen. So werden alle Gliederungsversuche den biologischen Geschehnissen niemals voll gerecht. Deshalb erscheint es uns zweckmäßig, eine Einteilung nach pathogenetischen Gesichtspunkten vorzunehmen, die praktischen und didaktischen Bedürfnissen der ärztlichen Diagnostik entspricht (Tab. 3).

In Anwendung der neueren Forschungen über Faktoren und Aktivatoren des Plasmas und der Thrombocyten und über Funktionen der Gefäße haben wir hämorrhagische Diathesen mit vorwiegend *plasmatischen* Gerinnungsstörungen, sogenannte Coagulopathien, von solchen mit *thrombocytogenen* Störungen, Thrombopenien und Thrombopathien, und dritte mit *vasogenen* Störungen, Vasopathien, unterschieden.

Unter den *plasmatischen Gerinnungsstörungen* entspricht jedem Mangel der bisher zehn mehr oder weniger rein isolierten Gerinnungsfaktoren eine bestimmte hämorrhagische Diathese, wie dies im Einteilungsschema angegeben ist.

Tabelle 2. *Nosologische Einteilung der hämorrhagischen Diathesen* (nach JÜRGENS)

A. Blutungskrankheiten

I. Heredo-familiäre, bzw. endogene Blutungskrankheiten
1. Hereditäre Hämophilie
    a) Sporadische Hämophilie und kongenitales Hämophiloid (WILLI)
2. Hereditäre Fibrinopenie
    a) Konstitutionelle, angeborene Afibrinogenämie (RABE, SCHÖNHOLZER, GLANZ-
       MANN u. a.)
    b) Konstitutionelle Fibrinogenopenie (RISAK)
3. Kongenitale Hypoprothrombinämie (QUICK u. a.) und Mangel an Faktor V
    (OWREN)
4. Hereditäre, bzw. konstitutionelle Thrombopenien
    a) Hereditäre, kongenitale Thrombopenie (RUSHMORE, LESCHKE, GLANZ-
       MANN u. a.)
    b) Essentielle Thrombopenie (WERLHOF)
5. Hereditäre Thrombopathien
    a) Hereditäre hämorrhagische Thrombasthenie (GLANZMANN)
    b) Konstitutionelle Thrombopathie VON WILLEBRAND-JÜRGENS
    c) Typus NAEGELI
    d) Typus JÜRGENS
    e) Konstitutionelle Leukocytenanomalie mit Thrombopathie (HEGGLIN)
6. Hereditäre, bzw. angeborene Gefäßanomalien
    a) Hereditäre hämorrhagische Teleangiektasie (OSLER)
    b) Angiomatosis retinae (VON HIPPEL-LINDAUsche Krankheit)
    c) Hereditäre familiäre Purpura simplex (DAVIS)
    d) Leptomeningosis und Pachymeningosis haemorrhagica interna

II. Neuro-vasculäre Blutungskrankheiten durch unbekannte Noxen
    a) Purpura SCHÖNLEIN-HENOCH-GLANZMANN
    b) Purpura fulminans (HENOCH)
    c) Kokardenpurpura (SEIDLMAYER)
    d) Purpura annularis teleangiectoides (MAJOCCHI)
    e) SCHAMBERGsche Krankheit

III. Blutungskrankheiten bei Mangelzuständen
    a) Skorbut und kindlicher Skorbut (MOELLER-BARLOW)
    b) Vitamin-K-Mangelkrankheiten
    c) Purpura senilis

B. Blutungszustände

I. Blutungszustände bei Infektionen und Intoxikationen
1. Bei akuten Exanthemen, Infektionskrankheiten, bei besonderen Sepsisformen,
   Scharlach, Masern, Typhus, Tuberkulose, Lues u. a.; WATERHOUSE-FRIED-
   RICHSENsches Syndrom
2. Bei allergischen bzw. anaphylaktischen Reaktionen, Serumkrankheit und
   anaphylaktischem Schock, oft mit Vermehrung des Heparin-Antithrombins
3. Bei Autointoxikationen, Leberparenchymschädigungen, Knochenmarks- oder
   Magen-Darm-Schädigungen, Urämie, Tumoren, akuter gelber Leberatrophie,
   Hepatitis, Lebercirrhosen oft mit Hypoprothrombinämie, bzw. Vermehrung
   des Heparin-Antithrombins (F. KOLLER)
4. Bei Vergiftungen durch Pharmaca, chemische, tierische und pflanzliche Gifte

II. Blutungszustände bei Blutkrankheiten, Tumoren und Speicherungskrankheiten
1. Leukämien
2. Panmyelophthise, Aleucia haemorrhagica und Osteosklerosen
3. Perniciöse und perniciosaähnliche Anämien
4. Plasmocytom und Knochenmarkstumoren mit Paraproteinämie (WALDEN-
   STROEM) (Purpura hyperglobulinaemica)
5. Morbus GAUCHER, seltener Morbus SCHÜLLER-CHRISTIAN und NIEMANN-PICK

III. Blutungszustände durch physikalische Einwirkungen
1. Schwere Verbrennungen und Erfrierungen, Kältepurpura
2. Strahleneinwirkungen: Ultraviolett (Sonnenbrand), Röntgen-, Radium-Strahlen

IV. Blutungszustände bei hormonalen Störungen
1. Pubertät, Menstruation, Klimakterium
2. Hyperthyreosen
3. CUSHINGsche Krankheit

V. Neuropathische Blutungszustände
    „Neurogenes" WERLHOF-Syndrom, Hysterie, Stigmatisation

Tabelle 3. *Pathogenetische Einteilung*

Hämorrhagische Diathesen mit vorwiegend

A. *Plasmatischen Gerinnungsstörungen* (Coagulopathien)

Fibrinogenopenien	Faktor I = Fibrinogen
Hypoprothrombinämien	Faktor II = Prothrombin
Parahämophilie	Faktor V
Fehlen von Faktor VII	Faktor VII
Echte Hämophilie ⎫	Faktor VIII = Antihämophiles
Hemmkörperhämophilie ⎭	Globulin
Christmas Disease	Faktor IX = Christmas Factor
Hämophiloid durch P. T. A.-Mangel	
Hämophiloid durch Faktor X-Mangel	Faktor X

B. *Thrombocytogenen Störungen* (Thrombopenien, Thrombopathien)

Thombopenien:

Essentielle Thrombopenie (Morbus maculosus Werlhofi, akute und chronische Form)	vorwiegend *quantitative* Störung der Thrombocytenbildung
Symptomatische Thrombopenien	

Thrombopathien: — vorwiegend *qualitative* Störung der Thrombocytenfunktion

Hereditäre hämorrhagische Thrombasthenie (GLANZMANN)	
Konstitutionelle Thrombopathie (VON WILLEBRAND-JÜRGENS) hereditär und sporadisch	verzögerte Aktivierung der Blut-thrombokinase, mangelhafte Agglutination bzw. Retraktion und Prothrombinverbrauch
Symptomatische Thrombopathien und *andere*, nicht sicher klassifizierbare Formen mit Gefäßstörungen und gelegentlichen Thrombopenien oder Leukopenien	

C. *Vasogenen Störungen* (Vasopathien)

Hereditäre hämorrhagische Teleangiektasie (OSLER)	hereditäre bzw. angeborene Gefäßanomalie
Hereditäre familiäre Purpura simplex (DAVIS)	dgl.
Angiomatosis retinae (VON HIPPEL-LINDAU)	dgl.
Leptomeningosis und Pachymeningosis haemorrhagica interna	dgl.
Purpura SCHOENLEIN-HENOCH	vasculäre bzw. neurovasculäre toxische Schädigung
Kokardenpurpura (SEIDLMAYER)	dgl.
Purpura annularis teleangiectoides (MAJOCCHI)	dgl.
SCHAMBERGsche Purpura	dgl.
Purpura fulminans	dgl.
Skorbut und kindlicher Skorbut (MOELLER-BARLOW)	Vitamin C-Mangel
Purpura senilis und zahlreiche symptomatische Gefäßstörungen bei anderen Erkrankungen	Gefäßdegeneration

Bei den hämorrhagischen Diathesen mit *thrombocytogenen Störungen* finden sich bei den *Thrombopenien* vorwiegend quantitative Störungen der Thrombocytenbildung, die vielfach mit morphologischen Veränderungen der Thrombocyten, ihrer Größe, ihres färberischen Verhaltens und der Beschaffenheit des Plasmas und der Azurgranulation einhergehen, und die dabei auch Veränderungen im Gerinnungsablauf, z. B. mangelhafte Retraktion des Coagulums, der Scherelastizität u. a. erkennen lassen.

Die *Thrombopathien* sind namentlich durch ausgesprochene Heredität, die wir bei der konstitutionellen Thrombopathie auf den Ålandsinseln über fünf

Generationen feststellen konnten, aus den übrigen hämorrhagischen Diathesen, besonders den Thrombopenien, herausgehoben, wenn auch hier, wie bei der Hämophilie, sporadische Fälle vorkommen. Außer Heredität und Konstitution sind die Thrombopathien durch verzögerte Bildung der Blutthrombokinase, schlechte Agglutination der Blutplättchen, oft mangelhafte Retraktion und Scherelastizität des Coagulums bei vermindertem Prothrombinverbrauch charakterisiert.

Von den hämorrhagischen Diathesen mit plasmatischen bzw. thrombocytogenen Veränderungen lassen sich auch solche mit mehr oder weniger reinen *vasogenen* Störungen, die wir Vasopathien genannt haben, abtrennen. Hier sind Formen mit hereditären, bzw. angeborenen Gefäßanomalien zu nennen, ferner Krankheitstypen mit vasculären bzw. neurovasculären toxischen Schädigungen, schließlich Gefäßdegenerationen (Purpura senilis) oder Vitamin C-Mangel, auch Veränderungen der Plasmazusammensetzung (Purpura hyperglobulinaemica), die sich in Stoffwechselschädigungen der Kapillarendothelien ausdrücken, so daß es zu Blutungen kommt.

Auch der *klinische Blutungstyp* ist bei den einzelnen Krankheitsbildern sehr deutlich unterschieden. Bekannt ist bei der *Hämophilie* die Entwicklung von Blutungen in Schüben, oft den Altersperioden entsprechend, so im beginnenden Knabenalter, in der Pubertät und im beginnenden Mannesalter mit Abflauen der Symptome im späteren Leben. Die Blutungen entwickeln sich an bestimmt lokalisierten Stellen (Alveolarblutungen, muskuläre Hämatome, Blutergelenke, Nierenblutungen u. a.). Bei den *Thrombopenien* finden sich in der Regel Blutungen in Form von Flecken oder Sugillationen an Haut und Schleimhäuten, aber auch im Gehirn. Die *Thrombopathien* bieten wiederum einen eigenen Blutungstyp, der mehr zum hämophilen als zum thrombopenischen neigt. Auch hier ausgesprochene Blutungen in Schüben, entweder im frühesten Kindesalter, meist mit letalem Ausgang, ausgesprochen in der Pubertät (Verblutungen bei der ersten Menstruation junger Mädchen), dann im beginnenden Erwachsenenalter, aber oft mit Persistieren ins spätere Lebensalter. Haut- und Schleimhautblutungen, wie sie so charakteristisch für die thrombopenischen Blutungen sind, fehlen meist. Der Blutungstyp bei den *Vasopathien* ist gekennzeichnet durch das Vorwiegen von Blutungen an bestimmt lokalisierten Stellen (Locus Kiesselbachi, Augenhintergrund) oder die Blutungen finden sich symmetrisch oder in bestimmter Anordnung (Purpura Majocchi, Kokardenpurpura) auch am Zahnfleisch (Skorbut) oder am Periost (MOELLER-BARLOW).

Der Ausgang der Krankheit ist bei Hämophilie und Thrombopathie ungünstiger als bei den Thrombopenien oder bei den gutartigen vasogenen Blutungen. Bei Thrombopathie können sich namentlich die Genitalblutungen als Letalfaktor auswirken.

Die *Thrombopathien* im besonderen wurden ursprünglich von NAEGELI in folgende Formen gegliedert:

I. Die hereditäre hämorrhagische Thrombasthenie (GLANZMANN).
II. Die konstitutionelle Thrombopathie (VON WILLEBRAND-JÜRGENS).
III. Den Typus NAEGELI (Schweiz).
IV. Den Typus JÜRGENS (Mitteldeutschland).

Diese Einteilung ist in vielen Lehr- und Handbüchern von zahlreichen Autoren (HEILMEYER [215] usw.) übernommen worden. In neuerer Zeit hat QUATTRIN in seiner ausführlichen Monographie [389] die Thrombopathien noch weiter aufgeteilt und zu den genannten reinen Thrombopathien noch Mischformen und Verwandte hinzugefügt, bei denen Thrombopathien mit Thrombopenien, plasmatisch bedingten Gerinnungsstörungen und solche mit vorwiegend Kapillarstörungen, schließlich Thrombopathien, vergesellschaftet mit Veränderungen der roten und weißen Blutkörperchen, unterschieden werden.

SOULIER hat kürzlich in einer Studie [450] über das Krankheitsbild von WILLEBRAND-JÜRGENS und andere Thrombopathien eine

1. Thrombasthenie oder Thrombopathie vom Typ GLANZMANN-NAEGELI mit bleibender Irretraktilität des Blutpfropfes, von einem

2. Typ WILLEBRAND-JÜRGENS mit verlängerter Blutungszeit und normaler Retraktion unterschieden. Letzterer wurde in einen

a) vasculären Typ WILLEBRAND mit verlängerter Blutungszeit, Veränderungen der Kapillaren im kapillarmikroskopischen Bild bei ungestörter Gerinnung und die eigentliche

b) reine Thrombopathie vom Typ WILLEBRAND-JÜRGENS, zu der auch die Beobachtung über den ersten erkannten Fall von MORAWITZ und JÜRGENS rechnet, unterteilt. Außerdem zählt SOULIER dazu noch

c) die „Dystrophie thrombocytaire hémorrhagipare congénitale" (JEAN BERNARD) mit vorwiegend morphologisch veränderten und hinfälligen Plättchen. Eine

3. Gruppe mit Kapillarfragilität und fraglicher Beteiligung der Plättchen (SOULIER 1950) und schließlich eine

4. Gruppe mit Gefäßschädigungen.

Wir selbst möchten lediglich die *hereditäre hämorrhagische Thrombasthenie* (GLANZMANN [170]), die *konstitutionelle Thrombopathie* VON WILLEBRAND-JÜRGENS (Ålandsinseln) [253, 518—520] und *symptomatische und andere noch nicht sicher klassifizierbare Thrombopathien* unterscheiden, wobei der Typus GLANZMANN wegen der beobachteten Heredität herausgehoben ist, wenngleich das Krankheitsbild der essentiellen Thrombopenie gleicht, bei der auch Perioden mit normalen Thrombocytenzahlen beobachtet werden. Wir glauben, daß erst die Untersuchung mit den modernen Methoden der Gerinnungs- und Plättchenfunktionen Bestimmteres über die Zugehörigkeit der einzelnen Typen aussagen läßt.

Kasuistik

Schon in der älteren Literatur sind hereditäre Blutungskrankheiten mit hämophilieartigem Krankheitsbild, aber verlängerter Blutungszeit mehr oder weniger deutlich von Hämophilie und Thrombopenie unterschieden worden [23, 65, 218, 236, 293, 317, 352, 425, 427].

Einen erblichen, unter dem klinischen Bild der Thrombopenie verlaufenden Blutungstypus beschrieb 1918 GLANZMANN unter dem Namen: Hereditäre hämorrhagische Thrombasthenie, mit aber meist normaler Plättchenzahl und ungenügender Retraktion des Coagulums, mit morphologischen Plättchenveränderungen und häufig verlängerter, aber oft normaler Blutungszeit. Namentlich in der Pädiatrie ist in der Folge diese Beobachtung GLANZMANNs bestätigt worden [70, 168, 182, 272, 428, 505].

Einen etwas anderen Typ hämorrhagischer Diathese hatte VON WILLEBRAND [517] in einer Familiengruppe auf den Ålandsinseln im Jahre 1926 beschrieben. Er fand normale Gerinnungszeit, stark verlängerte Blutungszeit bei normaler Plättchenzahl und positive Gefäßphänomene. Er konnte zunächst nicht entscheiden, ob eine Thrombocytenschädigung im Sinne der Thrombasthenie oder eine Gefäßkrankheit vorlag. Wegen der Schwere der Blutungen und der besonders starken und anhaltenden Nachblutung bei der Bestimmung der Blutungszeit bezeichnete VON WILLEBRAND diesen Typus als „*Pseudohämophilie*".

Etwas später (1929) beobachteten Morawitz und Jürgens [357] an der Leipziger Medizinischen Klinik eine sporadische Form einer ähnlichen hämorrhagischen Diathese. Es handelte sich um einen 14jährigen Jungen, der seit dem vierten Lebensjahr an schubweisen Blutungen (Nase, Zahnfleisch, Haut, Gelenke, Niere) litt. Blutungszeit stark, Gerinnungszeit nicht oder gering verlängert, Retraktion normal, Zahl der Thrombocyten normal, keine wesentlichen morphologischen Veränderungen, Gefäßphänomene positiv (Rumpel-Leede, Hechtsche Saugglockenprobe). Mit einem Kapillarthrombometer genannten Apparat, mit dem die Thrombenbildungszeit (Thrombosezeit) des in einer aufgerauhten Glaskapillare

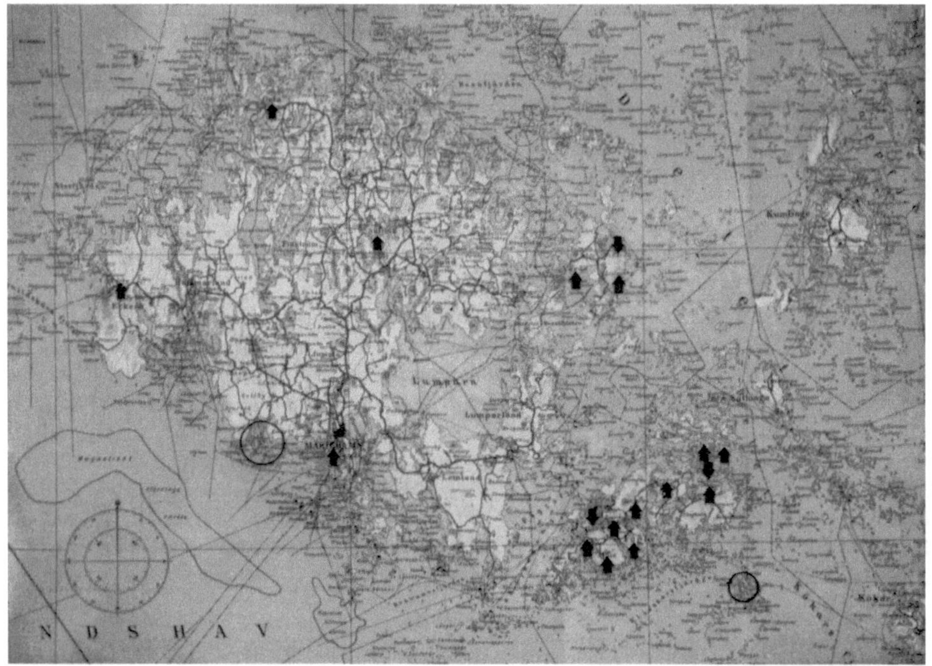

Abb. 1. Ålandsinseln. ↑ Verbreitung der Thrombopathie von Willebrand-Jürgens.

strömenden Blutes unter Ausschaltung von Gefäßeinwirkungen gemessen werden kann, ergab sich eine gegenüber normalem Blut verlängerte Thrombusbildungszeit. Dies stimmte mit der im hängenden Tropfen geprüften verminderten Agglutinationsfähigkeit der Plättchen und der in allen Blutausstrichen beobachteten Einzellagerung dieser Blutelemente überein. Diese Beobachtung glich den durch von Willebrand beschriebenen in den klinischen Symptomen und den hämatologischen Befunden auffallend, so daß wir klinische und hämatologische Untersuchungen, auch mit dem Kapillarthrombometer, gemeinsam mit Dahlberg, Helsingfors, auf den Ålandsinseln und mit von Willebrand [517] in Helsingfors durchführten.

Im Jahre 1932 konnten mehrere große Bluterfamilien beobachtet werden (Abb. 1), wobei an 76 Personen Blutungsneigung festgestellt werden konnte. In einer Familie mit zwölf Kindern waren fünf Mädchen an Verblutungen gestorben, drei weitere erkrankt. Die oben erwähnten klinischen und hämatologischen Befunde konnten auch bei den åländischen Blutern gefunden werden.

FEDERLY kam bei seiner erbbiologischen Bearbeitung zu dem Ergebnis, daß die Stammbäume für das Vorhandensein eines *dominanten Gen* sprechen. Nach den klinischen Beobachtungen scheinen die Frauen häufiger betroffen zu sein, auch waren die Erkrankungen schwerer als bei Männern, so daß an eine geschlechtsgebundene Vererbung gedacht wurde, was sich aber erbbiologisch nicht nachweisen ließ.

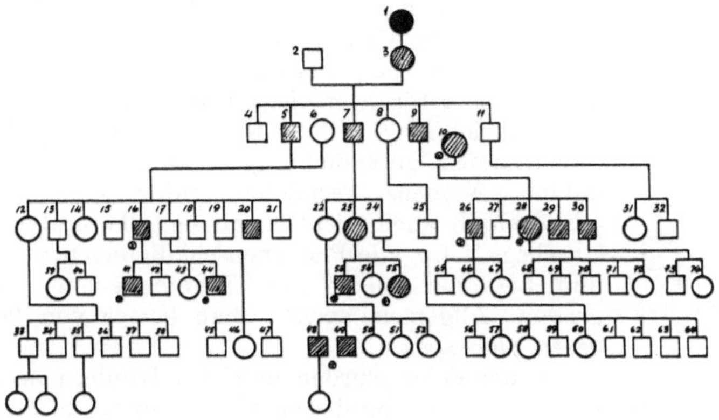

Abb. 2. Familie G. Ålandsinseln. □ männlich, ○ weiblich; ▨, ◕ Blutungen manifest; ◼, ● Blutungen tödlich; ⊕ von uns durchuntersuchte Fälle.

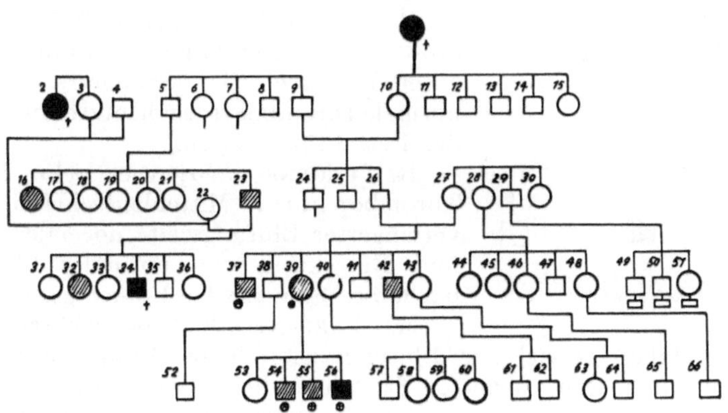

Abb. 3. Familie E. aus Värdö, Ålandsinseln. Legende wie Abb. 2.

Wir haben seit 1932 die Blutersippen auf den Ålandsinseln in Abständen immer wieder gemeinsam mit Ärzten [*260, 261, 519*] der IV. Medizinischen Universitätsklinik in Helsingfors mit Unterstützung der Professoren v. BONSDORFF und SALTZMAN untersucht und dabei die den jeweiligen Fortschritten entsprechenden hämatologischen Untersuchungsmethoden angewandt, so die Thrombelastographie nach HARTERT, den Prothrombin-Consumption-Test von QUICK, zuletzt 1954 den Thromboplastin-Generation-Test von BIGGS, worüber wir im Abschnitt Pathophysiologie noch berichten werden. Die konstitutionelle Thrombopathie besteht auch jetzt noch auf den Ålandsinseln in vier Familiengruppen fort. Gemeinsam mit FORSIUS [*261*] konnten wir 1954 in einer Familiengruppe die Thrombopathie über fünf Generationen nachweisen und Großeltern, Kinder und

Enkel mit den gleichen Methoden untersuchen. Auch wurden noch einzelne weitere Bluterfamilien aufgefunden (s. Stammbäume, Abb. 2 bis 7). Tödliche Krankheitsfälle sind in den letzten Jahren nicht mehr vorgekommen. Nach FORSELL findet sich aber in der Bevölkerung der Inseln auffällig häufig Blutungsneigung, besonders bei Frauen.

Bei dem von MORAWITZ und JÜRGENS [357] beobachteten sporadischen Fall und ebenso an den durch VON WILLEBRAND gefundenen hereditären Fällen auf den Ålandsinseln ließ sich zeigen, daß die Pathogenese dieser hämorrhagischen Diathese im wesentlichen eine endogene bzw. hereditäre Thrombocytenschädigung neben Gefäßstörungen ist, also eine „Thrombopathie", eine Bezeichnung, die VON WILLEBRAND und ich nach gemeinsamen Untersuchungen wählten und an Stelle des unklaren Namens „Pseudohämophilie" setzten. Es scheint mir deshalb auch nicht angängig, „Thrombopathie" als Oberbegriff für alle Plättchenschädigungen zu verwenden und besonders nicht die Thrombopenien mit einzubegreifen. Allgemein spricht man besser von *thrombocytogenen Störungen*.

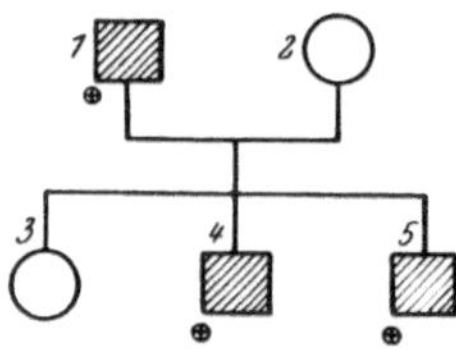

Abb. 4. Familie J. aus Sottunga, Alandsinseln. Legende wie Abb. 2.

In der Folge wurden in vielen Ländern immer wieder Beobachtungen über hereditäre oder sporadische Thrombopathien mitgeteilt. Im ganzen sind bisher etwa 500 Fälle in zirka 130 Publikationen beschrieben.

Im Rahmen dieses Referates ist es nicht möglich, auf alle diese Beobachtungen einzugehen. Hier seien einige bemerkenswerte und besonders solche mit nachgewiesener Heredität erwähnt.

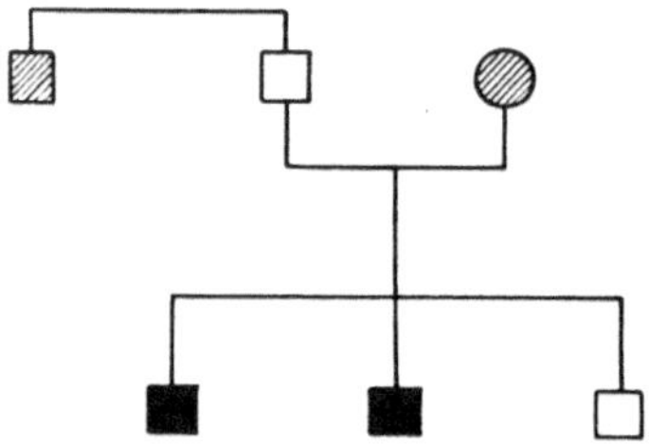

FARBER [135] beschrieb 1934 in USA eine größere Sippe von 25 Kranken mit hämorrhagischer Diathese, die verlängerte Blutungszeit, normale Thrombocytenzahl und teilweise Störung der Retraktion zeigten.

R. JÜRGENS [253] wies zehn Fälle einer Thrombopathie in Mitteldeutschland mit gering verlängerter Blutungszeit, normaler Gerinnung und Retraktion und normaler Plättchenzahl nach, die besonders bei Frauen gefunden wurde.

Abb. 5. Familie W. aus Lumparland, Alandsinseln. Legende wie Abb. 2.

MACFARLANE [323] beobachtete 1941 als „Pseudohämophilie" bezeichnete Blutungszustände bei Frauen mit stark verlängerten Blutungszeiten, normaler Plättchenzahl, in vier Fällen normaler Retraktion aber mit morphologisch stark veränderten Kapillaren, was MACFARLANE veranlaßte, für die Pathogenese der Thrombopathien die Kapillarstörungen in den Vordergrund zu stellen.

DAMESHEK und Mitarbeiter [128] veröffentlichten 1946 *elf hereditäre* Fälle einer Blutungskrankheit mit normalen Plättchenzahlen und verlängerter Blutungszeit.

IMERSLUND [234] stellte 1947 *22 hereditäre* Fälle (Männer und Frauen) einer hämorrhagischen Diathese zusammen, mit meist sehr verlängerter Blutungszeit, in 19 Fällen normalen Thrombocytenzahlen, in zwei Fällen Thrombopenie, oft verzögerter Retraktion.

O'BRIEN [367] beschreibt 1950 13 Fälle einer familiären Kapillarfragilität mit diffus verbreiterter Teleangiektasie, verlängerter Blutungszeit, aber ohne jede Plättchen- bzw. Gerinnungsveränderung. Auffallend ist dabei, daß die Kapillaranomalien mit verlängerter Blutungszeit einhergehen, was in der Regel bei anderen Gefäßanomalien, z. B. beim Morbus Osler, nicht der Fall ist. Vielleicht könnte die Ausführung des Prothrombin-Consumption-Testes von QUICK und des Thromboplastin-Generation-Testes von BIGGS auch hier Veränderungen ergeben, die auf Thrombocytenstörungen hindeuten.

DAMESHEK, FAVRE-GILLY und Mitarbeiter erwähnen 1950 [136] eine Thrombopathie mit normaler Plättchenzahl, verlängerter Blutungszeit, verminderter Plättchenagglutination und normaler Retraktion. Sie führen die Pathogenese auf die beobachteten Plättchenstörungen zurück.

In den Jahren 1950 bis 1954 werden immer häufiger Beobachtungen von

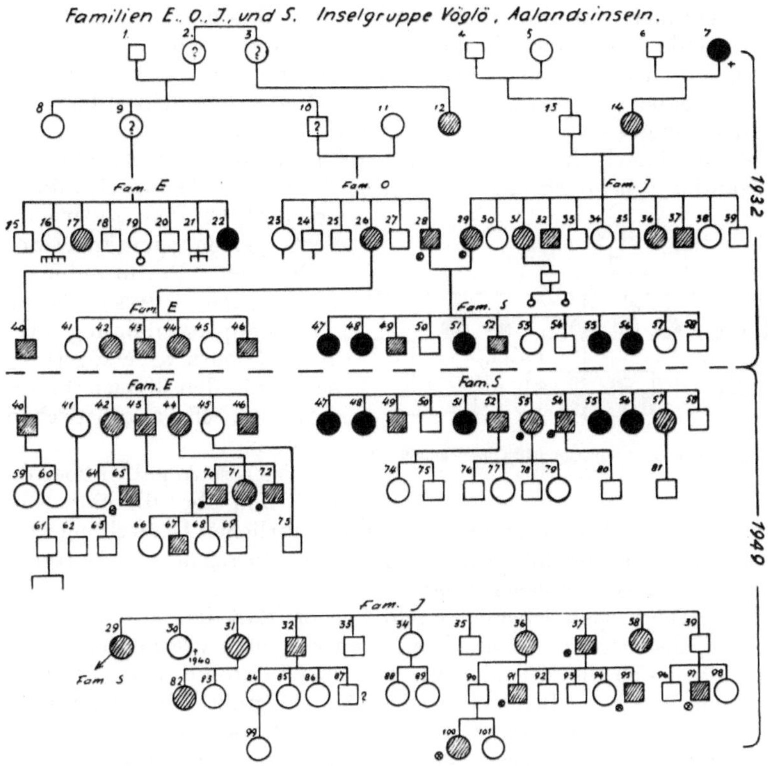

Abb. 6. Familien E., O., J. und S. Inselgruppe Vöglö, Ålandsinseln. Legende wie Abb. 2.

sporadischen Thrombopathien meist vom Typus WILLEBRAND-JÜRGENS aus Italien, Frankreich, Österreich, Deutschland und der Schweiz gemeldet [*36, 53, 70, 71, 88, 102, 156, 169, 171, 173, 176, 182, 241, 310, 379, 387, 388, 390, 392—394, 408, 409, 430, 431, 474, 499, 507, 509* u. a.], auf die im einzelnen hier nicht eingegangen werden kann.

Besonders hervorgehoben seien Beobachtungen VAN CREVELDS [*81*] und PAULSSENS [*84, 85, 377*] (Amsterdam) aus dem Jahre 1951, die zwei Fälle von Thrombopathie mit stark verlängerten Blutungszeiten, normalen Plättchenzahlen, aber mit Mangel des aus Thrombocyten isolierten Antiheparinfaktors beschrieben haben.

R. MARX [*333*] berichtete über das Vorkommen von Thrombopathie in München und Umgebung auf dem letzten Deutschen Internistenkongreß (1954) in München. In elf Familien konnten 58 Thrombopathie-Anlageträger ermittelt werden, von denen 22 erkrankt waren, mit tödlichen Verblutungen in vier Fällen.

Schleimhautblutungen standen im Vordergrund des Krankheitsbildes, auch Nachblutungen bei Verletzungen (Zahnextraktion, Tonsillektomie, Partus, Nasenbluten, Meno- und Metrorrhagien, seltener Magenblutungen und besonders hervorzuheben Gelenkblutungen, die beim Sektionsbefund sich als Mikroblutungen in die Gelenkkapseln erwiesen). Die Blutungszeit war unterschiedlich verlängert und die Kapillarresistenz häufig herabgesetzt bei normalen Thrombocytenzahlen, wenig veränderter Morphologie, gestörter Thrombocytenagglutination bei normaler Retraktion. Die gerinnungsphysiologischen Untersuchungen ergaben in drei Vierteln der Fälle einen verminderten Prothrombinverbrauch, bei sieben Kranken war die Blutthrombokinase-Bildung bei Verwendung von Patiententhrombocyten deutlich verzögert, so daß Marx die Pathogenese dieser Erkrankung in einer Funktionsstörung der Thrombocyten sieht. Er nimmt eine gehemmte Abgabe des Thrombocytenfaktor 3 aus den Thrombocyten neben einer Gefäßstörung als Ursache dieser Erkrankung an.

Schließlich sei noch ein in der Bergschen Klinik von Berning und H. Dörken [37] in Hamburg beobachteter hereditärer Fall vom Beginn des Jahres 1955 erwähnt, bei dem außer einer wenig verlängerten Spontangerinnung sowohl der Prothrombinverbrauch (Test nach Quick) als auch die Thromboplastinbildung (Test nach Biggs) deutlich verzögert waren bei sonst für den Typus Willebrand-Jürgens charakteristischen Symptomen.

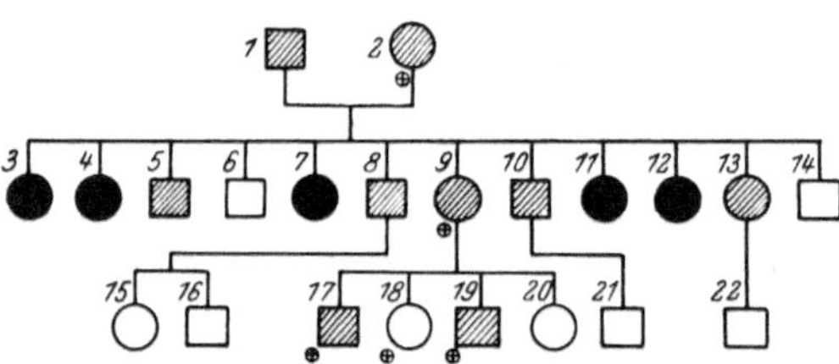

Abb. 7. Familie S. aus Vöglö, Alandsinseln. Legende wie Abb. 2.

Weitere Angaben über die Kasuistik und über die hämatologischen Befunde wie über die Literatur sind aus der ausführlichen Darstellung Quattrins [389] (Neapel) und der kürzlich erschienenen Übersicht (1954) von Soulier und Larrieu (Paris) zu ersehen [450].

Aus der kasuistischen Übersicht geht hervor, daß die Thrombopathien weit häufiger sind, als man früher annahm. Seitdem man gelernt hatte, darauf zu achten, mehrten sich die Mitteilungen über das Vorkommen in vielen Ländern. Allerdings fehlen neuere Beobachtungen über so große Bluterstämme, wie wir sie auf den Ålandsinseln fanden, wo wegen der Verkehrsabgeschlossenheit und der Seßhaftigkeit der Bevölkerung seit Jahrhunderten die Bedingungen besonders günstig liegen.

Aus der Kasuistik ergibt sich auch die oben gegebene Einteilung der Thrombopathien. Wir sahen bei den åländischen Blutern niemals das klinische Bild des Werlhof und auch nie eine Thrombopenie, sondern immer mehr den der Hämophilie angenäherten Blutungstypus. Dies steht im Gegensatz zur Glanzmannschen Thrombasthenie mit vornehmlich klinischem Bild des Werlhof sowie zu symptomatischen Formen bei anderen Krankheiten (Leukämien u. a.) oder zu solchen, die gepaart mit anderen Anomalien sind (konstitutionelle polyphyle Reifungsstörung der Neutrophilen und Thrombocyten [214], Thrombocytopathie granulopénique [153]).

Morphologie der Thrombocyten und Kapillaren

Die *Thrombocyten* sind bei der Glanzmannschen Thrombasthenie morphologisch verändert. Riesenformen wechseln mit Mikroformen (Plättchenanisocytose), die Färbbarkeit des Plasmas ist verändert, meist mehr oder weniger basophil. Die Azurgranulationen sind oft pyknotisch, sie können in manchen Plättchen ganz fehlen („blaue Plättchen"). Die meisten Plättchen liegen einzeln, nicht agglutiniert. Bei symptomatischen Formen, z. B. bei Myeloblastenleukämie, konnten wir die völlige morphologische Übereinstimmung mit den Thromb-asthenieplättchen nachweisen [262]. Beim Typus WILLEBRAND-JÜRGENS sind morphologische Plättchenveränderungen lichtmikroskopisch viel weniger ausgeprägt. Bemerkenswerte elektronenmikroskopische Beobachtungen aus jüngster Zeit liegen aus der FELLINGERschen Klinik von BRAUNSTEINER [56] (Wien) an Fällen des Typus WILLEBRAND-JÜRGENS vor. Danach zeigten die Thrombocyten im Gegensatz zu normalen fehlende Pseudopodienbildung und vor allem keine Ausbreitung auf der Formwar-Membran.

Auch an den *Megakaryocyten* sind gelegentlich morphologische Veränderungen nachgewiesen worden. Gefunden wurde Felderung des Plasmas und Basophilie; auch ist die Zahl der Megakaryocyten nicht vermehrt wie bei den Thrombopenien.

Die von einzelnen Autoren (MACFARLANE u. a.) beschriebenen Kapillarveränderungen bei einzelnen Typen von Thrombopathie bestehen in Abweichungen der Kapillarwindungen von der Norm und in Erweiterung der abführenden Schenkel. Auch bei Hämophilie [38, 39] und bei Thrombopenien [251] sind ähnliche Formveränderungen nachgewiesen worden. Meist ist aber die Gestalt der Kapillaren normal. Leider ist über die Beschaffenheit der Gefäßstörungen, außer ihrer pathologischen Blutdurchlässigkeit, sonst nichts Greifbares bekannt.

Im ganzen hat sich gezeigt, daß die morphologischen Abweichungen an den *Kapillaren* bei den Thrombopathien nicht sehr ausgesprochen sind. Sie genügen nicht für die Entstehung der Spontanblutungen, ebensowenig wie die bei Hämophilie und Thrombopenie beobachteten; hier ist für die Entstehung der Blutungen Mangel an gerinnungsaktiven Plasma- oder Plättchenfaktoren ausschlaggebend.

Die pathologisch veränderte Form der *Thrombocyten*, namentlich bei der *Thrombasthenie* GLANZMANN, scheint hingegen eine deutlichere Parallele zu Funktionsstörungen der Plättchen zu besitzen; sie besteht namentlich in der mangelnden Retraktion des Coagulums, die unserer Meinung nach eine unvollständig ablaufende Gerinnung ist. Gibt man nämlich zu nicht retrahierbarem Blut normalen Thrombocytenextrakt oder Thrombin, so setzt sofort normale Retraktion ein. Hingegen ist die Isolierung besonderer die Retraktion bewirkender Substrate, des Retraktocyms oder ähnlicher Stoffe bisher nicht einwandfrei gelungen. Einen wichtigen Hinweis auf gestörte Funktion der Thrombocyten im Sinne verminderter Fähigkeit zur Pseudopodienbildung und gestörter Ausbreitung auf Membranen bilden die elektronenmikroskopischen Befunde. Diese lassen an Beziehungen zur verminderten Haftfähigkeit, Agglutination und Thrombenbildung denken, wie dies für die normale Blutstillung notwendig ist.

Pathophysiologie der Gerinnung

Bei den Thrombopathien (Thrombasthenie GLANZMANN und Typ WILLEBRAND-JÜRGENS) fehlen meist gröbere Störungen der Spontangerinnung; wir fanden nur hin und wieder geringe Verlängerung der Spontangerinnungszeit. In der Regel lassen sich auch alle plasmatischen Gerinnungs- und Acceleratorfaktoren nachweisen, soweit dies bisher untersucht wurde. Wir konnten normalen Faktor V- und VII-Gehalt bei den åländischen Bluterfamilien nachweisen. Wir fanden bei dem Typus WILLEBRAND-JÜRGENS auf den Ålandsinseln oft etwas verlängerte *Recalcifizierungszeit*. Auch GLANZMANN hat gelegentlich verlängerte Gerinnungszeit beobachtet. Die Retraktion des *Coagulums* ist dagegen in vielen Fällen, namentlich beim Typus GLANZMANN, verzögert oder vollständig aufgehoben. Dies läßt auf Störungen in der ersten Gerinnungsphase durch die Thrombocyten schließen, welche die für die Blutthrombokinaseaktivierung notwendigen Faktoren ungenügend abgeben. Normale Thrombocyten beheben, wie oben gesagt, diese Erscheinung.

Beim Typus WILLEBRAND-JÜRGENS treten Störungen der Retraktion mehr in den Hintergrund. Mißt man aber die *Scherelastizität* des gerinnenden Blutes mit dem *Thrombelastographen nach* HARTERT, wie wir dies auf den Ålandsinseln vorgenommen haben, so zeigen sich ebenfalls deutliche Ausfälle — ein Zeichen, daß mit feinerer Methodik auch hier Veränderungen des durch pathologische Thrombocyten verursachten Gerinnungsablaufes erfaßt werden (Abb. 8).

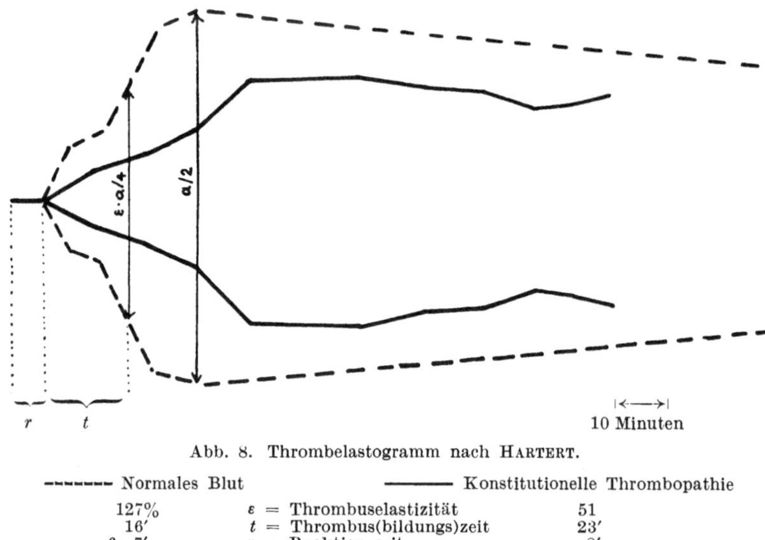

Abb. 8. Thrombelastogramm nach HARTERT.

- - - - - - Normales Blut		——— Konstitutionelle Thrombopathie
127%	ε = Thrombuselastizität	51
16′	t = Thrombus(bildungs)zeit	23′
6—7′	r = Reaktionszeit	8′
	α = Amplitude in mm	

HARTERT [*197, 198*] selbst hat derartige Veränderungen auch in einigen Fällen von Thrombopathie nachgewiesen.

Von mehreren Autoren konnten bei der *konstitutionellen Thrombopathie Verminderungen des Prothrombinverbrauchs* mit dem Prothrombin-Consumption-Test nach QUICK [*395*] (Tab. 4) nachgewiesen werden ([*37, 259, 333*] u. a.). Dies deutet auf eine mangelhafte Prothrombinaktivierung hin, die durch die Thrombokinasebildungsstörung verursacht wird und in den Thrombocyten ihre Ursache hat, nicht aber so ausgesprochen ist, wie bei der Hämophilie, bei welcher der Mangel an antihämophilem Globulin bzw. Christmasfaktor die Thrombinbildung und damit die Spontangerinnung stärker verzögert.

Der Nachweis der *verzögerten Thrombokinaseaktivierung* im Thromboplastin-Generation-Test von BIGGS [*47*] bei der konstitutionellen Thrombopathie hat den Schluß erhärtet, daß bei diesem Typus eine Gerinnungsstörung in der Vorphase vorliegt, die durch funktionell pathologische Thrombocyten verursacht wird. Diese Verzögerung der Thrombokinasebildung im BIGGS-Test auf Zusatz von Patiententhrombocyten an Stelle von normalen Plättchen haben wir gemeinsam mit FORSIUS und FORSELL 1954 auf den Ålandsinseln an mehreren Gliedern der an Thrombopathie leidenden Familien festgestellt [*261*]. Auch andere Autoren konnten seit dem kürzlichen Bekanntwerden dieses Testes diese Störungen bei Fällen vom Typus WILLEBRAND-JÜRGENS nachweisen [*37, 333*].

An Hand einiger Tabellen geben wir unsere in den letzten Jahren mit den genannten Autoren ausgeführten Untersuchungen auf den Ålandsinseln wieder, die das Gesagte belegen sollen.

Gerinnungspathologische Befunde bei konstitutioneller Thrombopathie

Mit der *Thrombelastographie* [*197, 198*] wird fortlaufend die Scherelastizität des in Bildung begriffenen, des vollendeten und des sich lösenden Thrombus gemessen. Wir haben 1950 diese Messungen auf den Ålandsinseln an unseren Patienten durchgeführt [*260*]. Die Thrombuselastizität betrug nur 51% gegen normal 127%, die Thrombusbildungszeit $t = 23$ Minuten gegen normal $t = 16$ Minuten und die Gerinnselbildungszeit $g = 37$ Minuten gegen normal 21 Minuten (Abb. 8).

Der *Prothrombin-Consumption-Test* nach QUICK [*395*] (Tab. 4), den wir 1950 an den Bluterfamilien bestimmten (mit FORSIUS), war schwach oder deutlich positiv [*259*].

Der *Thromboplastin-Generation-Test* (Tab. 5) nach BIGGS zur Bestimmung der Thrombokinasebildungszeit in der Modifikation von KOLLER [*118, 283*], den wir 1954 auf den Ålandsinseln ausführten, war bei den Thrombopathiekranken im Gegensatz zu den mit den gleichen Reagenzien untersuchten gesunden oder an anderen Krankheiten leidenden Personen

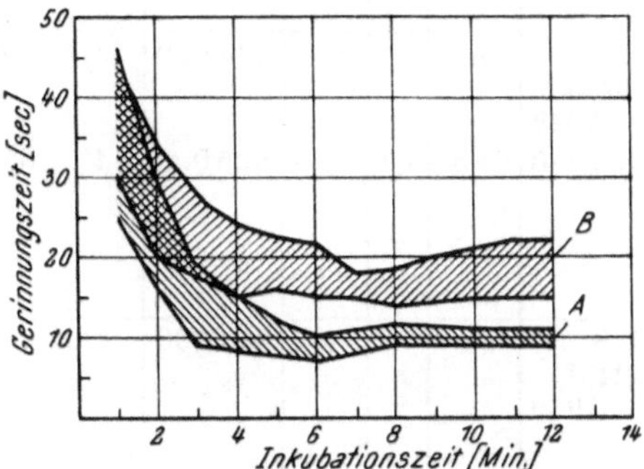

Abb. 9. Schwankungsbreiten des Thromboplastin-Generation-Testes mit Thrombocyten. *A* bei sechs Normalpersonen, *B* bei sechs Fällen von konstitutioneller Thrombopathie (VON WILLEBRAND-JÜRGENS, Alandsinseln).

verlängert. Wir verwendeten für diesen Test von KOLLER (Zürich) uns freundlichst auf dem Luftwege auf die Ålandsinseln in gefrorenem Zustand gesandte Plasmaproben ($BaSO_4$-*Plasma*, enthaltend Faktor V und VIII; *Serum*, enthaltend Faktor VII, PTC oder Christmasfaktor, *calciumfreies Plasma* und Plättchensuspension [100000 Thrombocyten/mm³]).

Diese Faktorengruppen werden mit m/40 $CaCl_2$ gemischt, bei 37° C inkubiert und calciumfreiem Plasma zugesetzt. Die erhaltenen Gerinnungszeiten werden kurvenmäßig dargestellt.

Man erhält *Normalkurven*, bei denen die Gerinnung nach Inkubation während zirka 3 bis 4 Minuten ihr Optimum erreicht. Bei den Fällen von konstitutioneller Thrombopathie werden an Stelle der Plättchensuspension von Normalpersonen bei gleichbleibenden Plasmaproben solche von Kranken verwendet. Die erhaltenen Kurven ergeben eine Verlängerung der Inkubationszeit und unvollständige Thrombokinasebildung, ausgedrückt durch die verzögert bleibenden Recalcifizierungszeiten.

Abb. 9 gibt die Schwankungsbreiten des Thromboplastin-Generation-Testes mit Thrombocyten von Gesunden und von Kranken mit konstitutioneller Thrombopathie wieder. Außerdem zeigen wir die Kurven der noch lebenden 73jährigen Stamm-Mutter (Abb. 10) und die von zweien ihrer Enkel (Knaben von 14 und 11 Jahren), die besonders deutlich das vererbte Merkmal, die pathologisch verzögerte und unvollständige Thrombokinasebildung, zum Ausdruck bringen (Abb. 11 und 12).

Tabelle 4. *Thrombelastographie nach* HARTERT *und Prothrombin-Consumption-Test nach* QUICK *im Vergleich mit anderen hämatologischen Befunden (1950)*

August 1950   *Konstitutionelle Thrombopathie (Åland)*

Patienten	Blutungszeit	RUMPEL-LEEDE	Kneif-phänomen	Thrombocyten-Zahl/mm³	Spont. Gerinnung	Recalcifi-zierungszeit	Retraktion nach ZAHN	Thrombelasto-graphie*	Consumpt. Test	Blutungs-symptome
O. S., ♂ 74 J. 1949	8,0'	++	++	460 000	12'	124''	normal 41%	—	—	kl. Petechien re und li Bein
	6,5'	++	+	420 000	14'	120''	normal 42%			
do. 1950	4,5'	(+)	+	520 000	12'	62''	normal 48%	leicht ver-zögert	schwach positiv	kl. Petechien re Oberarm
A. S., ♀ 64 J. 1949	6,5'	++	+++	480 000	13'	110''	normal 43%	—	—	Petechien am Unterschenkel, Nasenbluten
do. 1950	10,5'	++	+++	625 000	14'	58''	normal 45%	ver-zögert	positiv	Hämarthros li Kniegelenk, Nasenbluten, Petechien an d. Unterschenkeln
E. S., ♂ 21 J. 1949	5'	+	(+)	570 000	7'	48''	normal 49%	—	—	Nasenbluten, Zahnfleisch-bluten, Petechien an beiden Armen
B. E., ♂ 11 J. 1949	6,5'	+	(+)	362 000	14'	140''	normal 40%	—	positiv	Sugillationen re Oberarm, schweres Nasenbluten, Zahnfleischblut. Petechien
do. 1950	58' (!)	(+)	++	460 000	8'	50''	ver-zögert 20%	stark ver-zögert	positiv	Nasenbluten, Blutflecken an Bauch u. Armen
	—	(+)	+	530 000	9'	118''	—	—	—	
B. E., ♂ 13 J. 1950	7,5'	∅	∅	580 000	12'	61''	normal 43%	leicht ver-zögert	stark positiv	Hämatom an d. li Schulter
A. E., ♀ 44 J. 1950	5'	(+)	—	450 000	11'	124''	normal 45%	leicht ver-zögert	negativ	verlängerte und starke Menstruation, Hautblutungen
B. K., ♂ 18 J. 1950	4,5'	(+)	∅	532 000	8'	62''	normal 48%	leicht ver-zögert	—	Nasen- u. Zahn-fleischbluten
R. J., ♂ 17 J.	8,5'	(+)	+++	380 000	9'	48''	normal 46%	deutl. ver-zögert	positiv	Nasen- u. Zahn-fleischbluten Petechien an Armen und Beinen
Kon-trolle ♂	2'	∅	∅		9'	53''	normal 49%	normal	negativ	keine

* Bei der Thrombelastographie nach HARTERT ließ sich eine normale Retraktionszeit entsprechend der normalen Gerinnungszeit bei einer Verminderung der Festigkeit des Coagulums feststellen, d. h. die Gerinnungs-fähigkeit des Blutes ist zwar im Beginn normal, die Zeit für die Bildung eines normalen Coagulums ist ver-zögert oder die Thrombenbildungszeit ist verlängert .

Tabelle 5. *Thromboplastin-Generation-Test nach* BIGGS *im Vergleich zu anderen hämatologischen Befunden (1954)*

Konstitutionelle Thrombopathie (Åland)

Name	Alter	RUMPEL LEEDE	Kneif-phänomen	Blutungs-zeit[1]	Thrombocyt-zahl[2]	Coagulations-zeit[3]	Prothrombin index	Thromboplas.-Gen.-Test[4]	Klinische Symptome
A. E.	49	neg.	neg.		302 000	8' 16''	96	normal	Nasen- und Zahnfleischbluten
B. E.	20	neg.	neg.	2,5'	312 000	9' 47''	89	normal	Nasenbluten
Br. E.	17	neg.	(+)	11' 5''	327 000	10' 30''	100	normal	Nasenbluten, Zahnfleischbluten
Bo. E.	15	++	++	8' 5''	231 000	11' 11''	89	ver-längert	Hämat. Früher schwere Blutungen Cong. Vitium
A. S.	72	++	+	9' 5''	320 000	10' 5''	120	ver-längert	Blutergel. Knie-hämat. Ulcus-bluten
S. J.	38	++	++	5'	244 000	9' 19''	96	etwas ver-längert	Menstruations-bluten verstärkt. Anämie, Nasen-bluten
R. J.	15	++	+	17'	280 000	11' 40''	104	ver-längert	Hämatome. Nasenbluten
I. B. J.	13	neg.	neg.	5'	234 000	10' 30''	100	normal	
R. J.	11	(+)	+	13'	300 000	9'	96	ver-längert	Spina bif. Heftige Darmblutungen. Anämie. Hämatome
T. S.	7	neg.	neg.	8'	270 000	—	100	normal	Keine
L. S.	22	neg.	neg.	2'	352 000	9' 15''	92	normal	Hämoptoe
L. J.	52	neg.	neg.	1'	600 000	13'	—	normal	Polycyt. vera. Milzvergrößerung. Schwere Nasen- u. Hämorrhoidalblut.
M. Bl.	16	+++	++	12,5'	224 000	11' 36''	96	normal	Nasenbluten. Verlängerte Menstrua-tionsblutung
Gö. J.	17	+++	+++	15,5'	276 000	8'	96	ver-längert	Nasenbluten. Hämat. Massen-haft Petechien
Ha. J.	14	+	(+)	5'	241 000	7' 56''	92	etwas ver-längert	Bauch, Brust

[1] Blutungszeit normal 2 bis 2,5 Minuten.
[2] Thrombocytenzahl nach FONIO (normal 200 000 bis 300 000).
[3] Coagulationszeit nach PETREN (normal bis 8 Minuten).
[4] Thromboplastin-Generation-Test nach BIGGS-MACFARLANE.

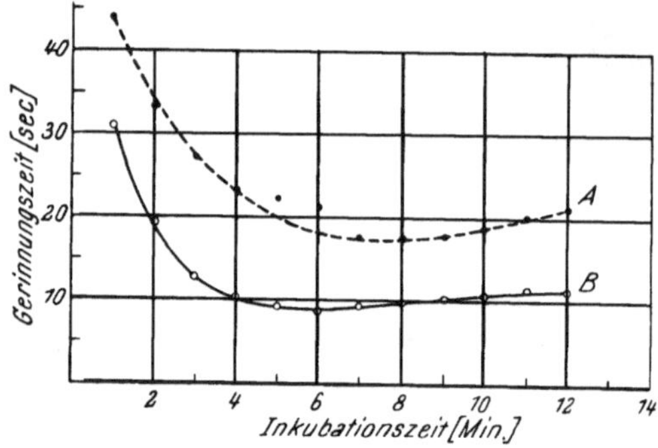

Abb. 10. Thromboplastin-Generation-Test mit Thrombocyten. —— Test mit normalen Thrombocyten, ----- Test mit Thrombocyten von Thrombopathie-Kranken. Vgl. Stammbäume Nr. 29 und Nr. 2 in Abb. 6 und 7. *A* Thrombopathiepatient A. S., ♀, 72 Jahre, *B* Durchschnitt von zwölf Normalpersonen.

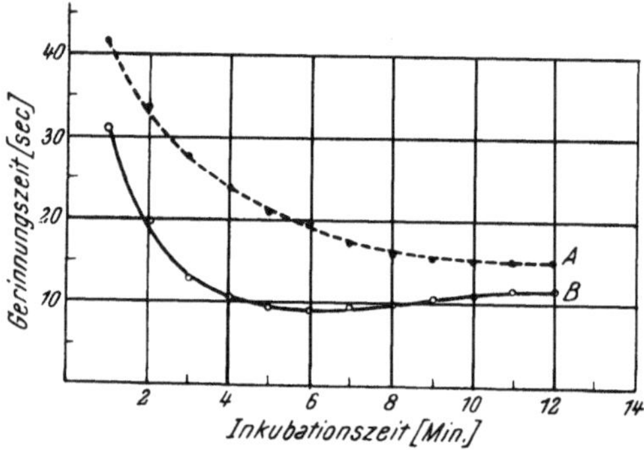

Abb. 11. Thromboplastin-Generation-Test mit Thrombocyten. Vgl. Stammbäume Nr. 78 und Nr. 19 in Abb. 6 und 7. *A* Thrombopathiepatient Rog. J., ♂, elf Jahre, *B* Durchschnitt von zwölf Normalpersonen.

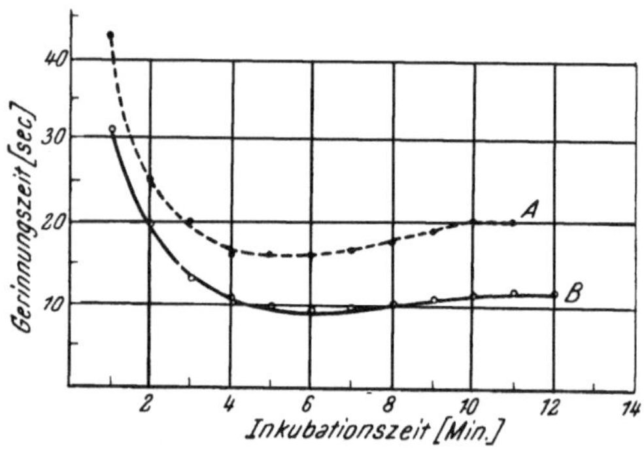

Abb. 12. Thromboplastin-Generation-Test mit Thrombocyten. Vgl. Stammbäume Nr. 76 und Nr. 17 in Abb. 6 und 7. *A* Thrombopathiepatient Ha. J., ♂, 14 Jahre, *B* Durchschnitt von zwölf Normalpersonen.

Zusammengefaßt ergeben die gerinnungspathologischen Untersuchungen pathologisch veränderte Thrombelastographie-Kurven, verminderten Prothrombinverbrauch und verzögerte Bildung der Blutthrombokinase durch Plättchen der an Thrombopathie leidenden Bluter. Zusatz von normalen Plättchen zu Patientenblut konnte in allen Fällen die erwähnten Gerinnungsstörungen verhüten. Daraus ist zu schließen, daß die Ursache der Gerinnungsstörungen in den Thrombocyten liegt.

Offenbar beruht die hereditäre Anlage bei der konstitutionellen Thrombopathie in der Bildungsstörung eines Thrombocytenfaktors, wahrscheinlich des „Plättchenfaktors der Thrombokinase" (Plättchenfaktor 3), wie er durch Fraktionierung von Thrombocytenextrakt mit der Ultrazentrifuge (Molekulargewicht 1 bis 100 Millionen) erhalten werden konnte [*258*] (Tab. 6).

Die Störungen der Blutungsmechanismen bei Hämophilie und bei Thrombopathie ließen sich danach folgendermaßen erklären: Während bei der Hämophilie Plasmafaktoren fehlen, bei Typus A das antihämophile Globulin und bei Typus B der Christmas-Faktor, mangelt bei der konstitutionellen Thrombopathie der erwähnte Thrombocytenfaktor. In beiden Fällen ist die Aktivierung der Blutthrombokinase verzögert, für deren Bildung sowohl der Plättchenfaktor der Thrombokinase als auch die genannten Plasmafaktoren notwendig sind. Diese Mängel wirken sich bei *Hämophilie* in einer stark verzögerten Thrombinbildung aus, die zu unvollständiger Spontangerinnung führt.

Bei *Thrombopathie* hingegen kommt es nur zu einer leichten Verlängerung der Recalcifizierungszeit, etwas vermindertem Prothrombinverbrauch, aber zu einer herabgesetzten Thrombusbildungszeit und verringerten Scherelastizität des Coagulums. Die dadurch bedingte Blutungsneigung wird noch verstärkt durch andere Plättcheninsuffizienzen: die herabgesetzte Agglutination, Haftfähig-

Tabelle 6. *Die wichtigsten Gerinnungsfaktoren der Thrombocyten*

Name	Synonyma	Allgemeine Eigenschaften und Funktionen	Wasser-löslichkeit	Fällung mit	Sedimentierung in Ultrazentrifuge	Hitze-beständigkeit	Adsorption
Plättchen-Faktor 1. (SEEGERS)	Plateletaccelerator (SEEGERS) [510] Platelet-Ac-Globulin (JOHNSON et al.) [247]	Wirkt auf die Umwandlung von Prothrombin auf Thrombin ähnlich z. B. Faktor V	löslich [510]	$(NH_4)_2SO_4$ 50% [510]	sedimentiert bei 32 000 g in 30 Min. [510]	weitgehend zerstört bei 53° [510]	*nicht* an $BaSO_4$ oder $Ca_3(PO_4)_2$ [510]
Plättchen-Faktor 2. (SEEGERS)	Thrombinaccelerator (SEEGERS) [510]	Wirkt auf die Umwandlung von Fibrinogen zu Fibrin (Unterstützung von Thrombin)	löslich [510]	$(NH_4)_2SO_4$ 50% [510]	sedimentiert *nicht* bei 32 000 g in 45 Min. [510] resp. 43 000 g in 20 Min. [258]	bei 53° in 30 Min. kein Verlust [258, 510]	adsorbiert an $BaSO_4$ und $Ca_3(PO_4)_2$ [510]
Plättchen-Faktor der Thrombokinase (JÜRGENS und DIALER)	Plättchen-Faktor 3 (SEEGERS) [111] Platelet-Thromboplastic-Factor (STEFANINI) [456] Thromboplastinogenase (QUICK) [395] TCC = Thromboplastic Cell Component (SHINOWARA) [445] Platelet-Factor 4 (BASERGA) [27]	Bildet mit einem oder mehreren Plasmafaktoren zusammen die aktive Plasma-Thrombokinase	unlöslich [85, 258, 456]	/	sedimentiert bei 32 000 g [456] in 30 Min. resp. 43 000 g in 20 Min. [258]	relativ beständig bei 56° [456] zerstört bei 53° in 30 Min. [258]	?
Heparin-Inhibitor (JÜRGENS und DIALER) [258]	Plättchen-Faktor 4 (SEEGERS) [111] Platelet-Factor 3 (VAN CREVELD) [84]	Phosphatid, das die Antithrombinwirkung von Heparin hemmt [85]	unlöslich [85, 258]	/	sedimentiert *nicht* bei 43 000 g in 20 Min. [258]	beständig bei 53° in 30 Min. [258]	*nicht* an $Ca_3(PO_4)_2$ oder $BaSO_4$ [85]

keit und Bildung der Plättchenthromben, welche — wahrscheinlich unter Mitwirkung eines Gefäßfaktors — die verlängerte Blutungszeit und die starken Nachblutungen bedingen. Bei Hämophilie liegen derartige zusätzliche Plättchenstörungen nicht vor. Agglutination, Haftfähigkeit und Bildung von Plättchenthromben sind normal, woraus auch die normale Blutungszeit aus kleinen Wunden folgt. Ob dagegen nicht auch Funktionsstörungen der Gefäße vorliegen, ist noch nicht völlig geklärt. Wenigstens sind die schwer stillbaren Blutungen aus Wunden bei Hämophilie in erster Linie durch plasmatisch bedingte, die Blutungen bei Thrombopathie durch thrombocytogene Gerinnungsstörungen verursacht.

Therapie

Über die Therapie möchte ich mich kurz fassen, um den klinischen Referenten nicht vorzugreifen, die eingehender über die Blutstillung bei hämorrhagischen Diathesen sprechen werden.

Für die Blutstillung bei den *Thrombopathien* im besonderen werden allgemein gerichtete und lokale Maßnahmen angewandt. Blut- oder Plasmatransfusionen sind bei parenchymatösen Blutungen namentlich aus den Genitalien oft notwendig. *Milzexstirpationen*, die bei Thrombopenien oft günstige Ergebnisse zeigen, sind wegen der starken Nachblutungen kontraindiziert. Ein derartiger Versuch hat tödlich geendet. Gute Wirkungen haben Thrombinlösungen (z. B. *Topostasin* „Roche"), namentlich bei anhaltenden lokalen Spontanblutungen (Nase, Zahnfleisch) oder bei kleineren Verletzungen. Günstig schien Vitamin C-Therapie, zweifelhaft Citrin bzw. Rutin zu sein.

Da die Thrombopathie eine schwere Erbkrankheit ist, ist vor Eheschließung mit Angehörigen aus Familien mit Bluteranlage abzuraten, namentlich, wenn beide Gatten aus Sippen mit Thrombopathieanlage stammen. Dies hat das Beispiel einer åländischen Familie gezeigt, in der von väterlicher und mütterlicher Seite die Bluteranlage weitergegeben wurde und von zwölf Kindern fünf verbluteten, andere an mehr oder weniger starker Blutungsneigung litten und diese an die nächste Generation weiter vererbten.

Klinik und Therapie der Thrombopenien

Von

R. Schoen

Aus der Medizinischen Universitätsklinik in Göttingen
(Vorstand: Prof. Dr. R. SCHOEN)

Mit 2 Textabbildungen

Die im Gegensatz zu den Thrombopathien mit normaler Plättchenzahl mit Verminderung der Plättchenzahl einhergehenden *Thrombopenien* werden, wie Sie wissen, in *idiopathische* (essentielle) und *symptomatische* (sekundäre) Formen eingeteilt. Bei beiden Gruppen gibt es akute und chronische, oft auch mit schubweisen Exacerbationen einhergehende Verlaufsformen. Ihr Auftreten ist nicht an ein bestimmtes Lebensalter gebunden, bevorzugt aber das jugendliche Alter. Die Blutungsbereitschaft wird meistens bei Plättchenzahlen unterhalb einer zwischen 30000 und 40000 gelegenen kritischen Grenze manifest. Die Blutungen sind nach Form und Lokalisation ziemlich charakteristisch, so daß die Diagnose „Thrombopenische Purpura" schon durch die äußerliche Betrachtung gewöhnlich zu stellen ist. Der Sammelname Morbus maculosus Werlhofii bezeichnet diesen Zustand, dessen erster Beschreiber gleichzeitig der geniale Organisator meiner Göttinger Fakultät und Universität bei ihrer Gründung 1737 gewesen ist und ALBRECHT VON HALLER für diese gewonnen hat.

Die Blutungen finden sich als Petechien an Haut und Schleimhäuten, daneben kommen sowohl mehr flächenhafte, oberflächliche Blutungen als tiefer liegende, blau schimmernde Sugillationen vor. Sie erstrecken sich über Stamm und Extremitäten. Es fehlen entzündliche Reaktionen oder Ödeme. Dazu kommen häufig Zahnfleisch- und Nasenblutungen sowie Blutungen aus Darm, Harnwegen und Genitale, besonders als unstillbare Menorrhagien. Das Kernsymptom ist die Verminderung der Thrombocyten bis zum nahezu völligen Fehlen: pathologische Plättchenformen (Riesenplättchen, Granulomer-Veränderungen) treten auf, wie sie JÜRGENS [*251*] zuerst beschrieben hat. Verlängerung der Blutungszeit, RUMPEL-LEEDEsches Phänomen, positive Kneif-, Saug- und Stichproben sind weitere charakteristische Zeichen. Der Gerinnungsvorgang verläuft ungestört, nur die Retraktion verspätet sich oder fehlt. Im Knochenmark finden sich häufig vermehrte und unreife Megakaryocyten ohne sichtbare Plättchenbildung. Die Erythropoese ist durch die Blutungen gesteigert, wenn eine Anämie vorhanden ist. Bei idiopathischer Thrombopenie ist die Milz mäßig vergrößert, aber häufig nicht palpabel.

Die idiopathische Thrombopenie kann — besonders im Kindesalter — *akut* in Erscheinung treten, wobei sich unter profusen Blutungen rasch eine schwere Anämie entwickelt. Ein Umschwung mit Plättchenanstieg kann sich ebenfalls rasch entwickeln, bis anscheinend Genesung eintritt. Ähnliche Attacken wiederholen sich in größeren oder kleineren Abständen, bis sich früher oder später das chronische Stadium ausbildet. Wenn eine akute Thrombopenie völlig ausheilt, dürfte sie nicht der idiopathischen Form angehören, welche zwar langdauernde Remissionen zeigen kann, aber letzten Endes unheilbar ist.

Die Bedeutung der *Megakaryocyten* für die essentielle Thrombopenie wird zu diskutieren sein. Ist ihre Vermehrung und ihre qualitative Veränderung ein regelmäßiger Befund, so charakteristisch, daß man daraus die Diagnose mit Wahrscheinlichkeit stellen kann, wie es von Dameshek [*94*], Rohr [*418*], Heilmeyer [*215*] u. a. im Gegensatz zu Markoff [*330*] angenommen wird ? Die Gegenüberstellung der normalen Zellen mit denjenigen bei Thrombopenie zeigt eine Zunahme junger Formen, ein Fehlen der Plättchenbildung an der Zellperipherie, Fehlen der Azurgranulierung im Außenbezirk der reifen Zellen und Degeneration von Kern und Cytoplasma der Megakaryocyten. Werden spärliche Plättchen gebildet, so haben sie bizarre, vergrößerte Formen [*382*] (Abb. 1). Von der regelmäßig vorkommenden Zunahme der Zahl der Megakaryocyten bei Thrombopenie haben wir uns nicht überzeugen können, wenngleich dies ebenso wie das Vorkommen unreifer Formen ein häufiger Befund ist.

Die Frage, ob die Schädigung des Megakaryocytenapparates ein wesentlicher pathogenetischer Faktor für die essentielle Thrombopenie ist, hat schon E. Frank [*157*] positiv beantwortet. Andere sahen in der abnormen Zerstörung der Plättchen in der Milz die wesentliche Ursache der Thrombopenie. Die dritte Möglichkeit könnte ein Verschwinden aus dem peripheren Blut sein, welches durch die Immunothrombopenie nahegelegt wird. Die Frage ist kaum mit einem aut-aut, sondern — wie so oft in der Pathogenese — mit einem et-et zu beantworten. Die Entfernung der Milz wirkt nur vorübergehend plättchensteigernd. Der Schwerpunkt dürfte in der mangelhaften Bildung minderwertiger und daher besonders angreifbarer Plättchen im Knochenmark liegen, wobei man sich allerdings vor Kunstprodukten hüten muß.

Das Zustandekommen der *Blutungen* ist mit der Plättchenfunktion eng verknüpft. Doch darf daneben der *Gefäßfaktor* nicht übersehen werden. Als Ausdruck der gestörten Plättchenfunktion ist ihre mangelhafte spontane Agglutination [*263*] und die ungenügende Retraktion des Blutkuchens anzusehen. Dagegen ist die Thrombokinaseabgabe wenig verändert [*512*], wie die normale Gerinnungszeit zeigt. Der Prothrombinverbrauch ist im Consumption-Test herabgesetzt [*364*].

Das Verständnis für eine mangelnde Blutstillung sagt noch nichts aus über die Ursache der plötzlich auftretenden *Blutungen*. Mikrotraumen vermögen vielleicht einen Teil derselben zu erklären, nämlich die großen „blauen Flecken" durch Kapillarzerreißungen. Die massenhaft auftretenden *Petechien* aber können nur durch mit dem Plättchenmangel verbundene Endothelläsionen verstanden werden. Die Voraussetzung zur Blutung ist, wie Jürgens [*252*] stets betont hat, an den Gefäßfaktor gebunden, ähnlich wie z. B. bei der Hämophilie. Die Kapillaren sind häufig bei Thrombopenie erhöht fragil. Roskam [*423*] zeigte, daß die Blutungszeit an einzelnen Körperstellen variiert. Die Blutungsneigung geht der Plättchenverminderung nicht streng parallel. (Kritische Grenze unsicher.)

Die *Ursache* der idiopathischen Thrombopenie ist, wie der Name sagt, unbekannt. Zwar ist durch die Entdeckung der Immunothrombopenie ein wichtiger, früher nicht bekannter ätiologischer Faktor geklärt worden, doch bleibt der Begriff der idiopathischen Thrombopenie dadurch unberührt, wenn auch manches, was früher **zu** dieser Gruppe gerechnet wurde, jetzt davon abgetrennt werden muß. Allergische Faktoren lassen sich für die idiopathische Thrombopenie nicht nachweisen. Erbliche Veranlagung kommt vor, ohne jedoch, wie etwa bei den Thrombopathien, regelmäßig nachweisbar zu sein. Infekte können gelegentlich als auslösendes Moment, aber ohne ursächliche Bedeutung mitwirken. Insbesondere sind Beziehungen zur Tuberkulose, vor allem zur Milztuberkulose [405] gefunden worden, wobei es sich aber um symptomatische Thrombopenien gehandelt haben dürfte. Endokrine Beziehungen zum Ovarium wurden wegen der physiologischen, praemenstruellen Thrombocytenverminderung vermutet, aber nicht erwiesen. Die *Milz* steht insofern zur chronischen essentiellen Thrombopenie in enger Beziehung, als ihre Entfernung sich speziell bei dieser Form als nützlich erweist. Der Eingriff bedeutet aber nur eine symptomatische Therapie,

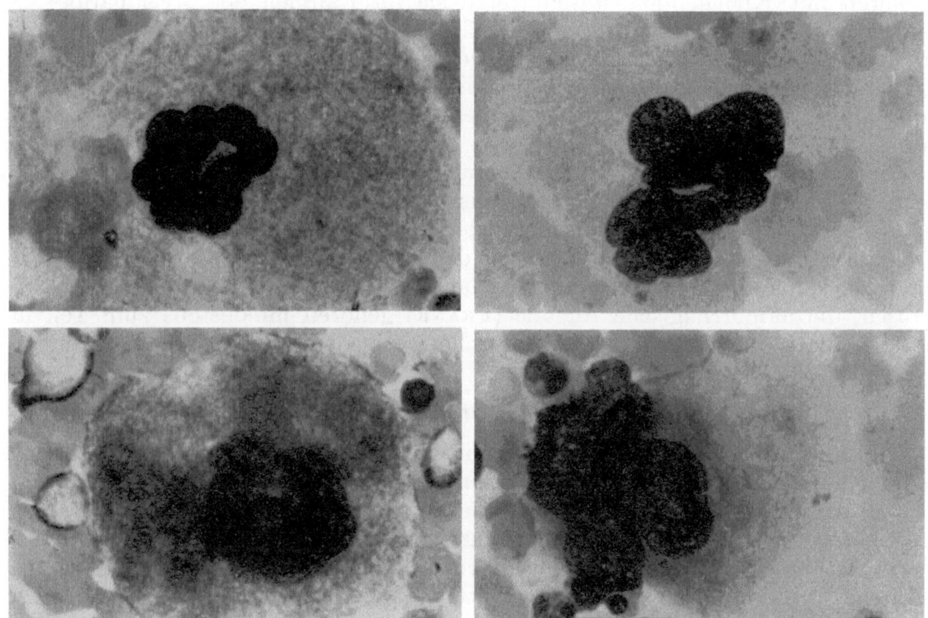

Abb. 1. Schwer veränderte inaktive Megakaryocyten bei Morbus Werlhof (rechts) im Vergleich mit normalen Riesenzellen (links). Die Abbildung zeigt links oben einen normal aktiven, links unten einen sehr lebhaft plättchenbildenden Megakaryocyten. Rechts oben einen absegmentierten, nicht plättchenbildenden Megakaryocyten, rechts unten einen Megakaryocyten mit Kernverklumpung.

indem die hemmenden Einflüsse der Milz auf die Thrombopoese sowie die Milz als Ort des gesteigerten Plättchenzerfalls ausgeschaltet werden und dadurch eine anfängliche Zunahme der zirkulierenden Thrombocyten eintritt. Die Zahl der Megakaryocyten soll nach Splenektomie im Gegensatz zum Normalen abnehmen [215]. Der Krankheitsverlauf wird weniger bedrohlich, aber nicht grundsätzlich verändert. Die Milzvergrößerung ist entweder Folge der Krankheit oder — wie HEILMEYER u. a. annehmen — durch eine hypersplenische Funktionsstörung ein begünstigendes Teilsymptom. Histologisch ergeben sich keine für die Entscheidung wichtigen Befunde. Als einzige Ursache der essentiellen Thrombopenie kommt die Milz kaum in Frage.

Über die *Diagnose* und *Differentialdiagnose* der essentiellen Thrombopenie braucht hier nichts weiter gesagt zu werden, soweit es sich nicht um die Abgrenzung gegenüber anderen Thrombopenieformen handelt, was noch zu erörtern sein wird. Die Unterscheidung benigner und maligner Formen hat keine grundsätzliche Bedeutung. Jede Thrombopenie kann in ein bedrohliches Stadium geraten, besonders bei jungen Frauen mit unstillbaren Menorrhagien oder in der Gravidität. Die chronische Anämie ist die Begleiterin aller schwerer verlaufenden Formen, während sie bei schubweisem Verlauf wieder zeitweise zurücktreten kann.

Symptomatische Thrombopenien

Diese ätiologisch verschiedenartige Gruppe soll hier nur genannt, aber nicht besprochen werden. Der Plättchenmangel ist dabei Symptom einer Grundkrankheit. Fast bei allen Infektionskrankheiten, die mit Schädigung des Knochenmarkes einhergehen, besonders den exanthematischen Krankheiten, bei malignen Tumoren mit Knochenmetastasen treten sie im Rahmen der Myelopathie als Zeichen eines schweren Verlaufes auf. Eine gewisse Sonderstellung nehmen die *splenopathischen* Thrombopenien ein, welche neben Anämie und Leukopenie bei splenomegalen Cirrhosen und Banti-Syndrom in seltenen Fällen vorkommen und wohl als Ausdruck der hypersplenischen Knochenmarkshemmung anzusehen sind.

Die Thrombopenie als Teilerscheinung einer *Panmyelopathie* oder einer *Leukämie*, hauptsächlich der Lymphadenosen, hat vor allem deshalb symptomatische Bedeutung, weil die begleitenden Blutungen stets eine unerwünschte, oft letale Komplikation darstellen. Auf die Differentialdiagnose, die manchmal schwierig ist, kann ich hier nicht eingehen. Die Panmyelophthisen, Agranulocytosen, die hämorrhagische Aleukie (Frank) gehören mindestens zum Teil in die folgende Gruppe der durch allergische Reaktionen ausgelösten Störungen.

Immunothrombopenien

Dieses wichtige Gebiet kann ich nur insoweit erwähnen, als es zum Gesamtbild der Klinik der Thrombopenien hinzugehört, ohne den Herren Miescher und Reimer vorgreifen zu wollen, welche die schwierige technische Seite der Diagnostik und der klinischen Abgrenzung ausführlich erörtern werden. Harrington [*192—196*] hat in St. Louis 1951 im unbeabsichtigt heroischen Selbstversuch das Vorhandensein von agglutinierenden Plättchenantikörpern dargetan, als er nach Injektion von Plasma eines Thrombopenikers bei sich selbst eine schwerste Thrombopenie mit lebensgefährlichen Blutungen bekam. Dieser Versuch, natürlich mit viel vorsichtigerer Dosierung, kann durch Abnahme der Plättchenzahl des injizierten Probanden zum groben Nachweis von Plättchenantigenen gebraucht werden. Die Anwendung moderner immunologischer Methoden, die noch weiterer Verfeinerung bedürfen, hat eine gewisse Differenzierung, aber zugleich durch die nicht einheitliche Technik sehr erhebliche Unterschiede in den Befunden verschiedener Laboratorien ergeben. Ich gehe nur auf die *klinische Bedeutung* der Plättchenantikörper kurz ein.

Harrington [*192, 193*] fand unter 72 Fällen idiopathischer Thrombopenien unter Ausschluß sekundärer Formen 50 Fälle mit nachweisbaren Plättchenagglutininen, 22 ohne solche. Bei 144 Kontrollfällen ohne Thrombopenie wurden 16mal Agglutinine gefunden, wovon nur zwei Fälle keine Bluttransfusionen oder Schwangerschaften in der Anamnese aufwiesen. Unter 57 Fällen sekundärer Thrombopenien waren 28 mit Agglutininen, davon nur drei *ohne* vorherige Transfusion und Schwangerschaft. *Autoagglutination* der Plättchen ist der Reaktion von Plättchenantigenen mit Antikörpern im Serum der Patienten zuzuschreiben. Dabei ließ sich keine Komplementfixation feststellen. Wenn aber ein Conglutinationssystem verwendet wurde, also durch Zusatz von komplementreichem Pferdeserum, so wurde die Plättchenagglutination verstärkt.

Isoagglutination wird als Folge wiederholter Bluttransfusionen und nach Schwangerschaften beobachtet (HARRINGTON). Der Mechanismus der Isoimmunisation der Mutter ist derselbe wie bei Rh-positiven Kindern und Rh-negativen Müttern. Es bestehen drei Möglichkeiten:

a) Mutter thrombopenisch, Kind gesund: Dann hat die Mutter eine echte idiopathische, nicht immunologisch bedingte Thrombopenie.

b) Beide sind thrombopenisch: Dann ist anzunehmen, daß die mütterlichen Plättchenagglutinine diaplacentar auf das Kind übertragen wurden (Autoagglutinine).

c) Mutter gesund, Kind thrombopenisch: Hierbei gehören die mütterlichen und kindlichen Plättchen serologisch verschiedenen „Gruppen" an, wobei sich Isoagglutinine bei der Mutter entwickelt haben, welche durch Übertragung beim Kind wirksam werden (Rh-Mechanismus).

Die wichtigste Ursache der Bildung von Isoagglutininen liegt in mehrfachen Bluttransfusionen mit serologisch verschiedenen Plättchengruppen. Es werden davon entsprechend den Blutgruppen vier Typen, nach HARRINGTON sogar acht Typen unterschieden. Die Isoimmunisierung ist deshalb ein häufiges Geschehen bei Menschen, die mehrfach transfundiert wurden, und eine besonders große Gefahr gegenüber Plättchentransfusionen. Das Blut von isoimmunisierten Spendern — auch durch Schwangerschaften — kann beim normalen Empfänger Thrombopenie erzeugen. Deshalb sollten Transfundierte und Frauen, die gravid waren, nicht als Spender benützt werden. Doch haben auch etwa 6% der „Normalen" unerwartet Isoagglutinine gegen Plättchen. Die Frage hat eine grundsätzliche Bedeutung für die Behandlung der Thrombopenien mit Blut- oder Plättchentransfusionen und die Blutübertragung im allgemeinen.

Wichtige Gruppen der Immunothrombopenien sind die allergischen *Arzneimittelthrombopenien*, die eine zunehmende Bedeutung mit der Einführung neuer Mittel bekommen haben. In seltenen Fällen sind auch Thrombopenien durch Nahrungsmittelallergien verschiedener Art, meistens bei Kindern, beschrieben worden. Die Zahl der Mittel, welche solche allergische Reaktionen, nicht selten kombiniert mit Agranulocytose, die einem ähnlichen Mechanismus folgt, hervorrufen, ist sehr groß; man kann fast sagen *unbegrenzt*. Ich will auch hier auf Einzelheiten nicht eingehen, sondern nur einige allgemeine Fragen besprechen. Diese Fälle von Arzneimittelüberempfindlichkeiten gehören durchwegs der *akuten* Thrombopenie an. Die Überempfindlichkeit wird meist nach längerer Behandlung mit einem Mittel erworben. Innerhalb kürzester Zeit treten bei erneuter Verabreichung unter Schwund der Plättchen schwerste Erscheinungen der Blutungsbereitschaft ein. Zuerst Schleimhautblutungen aus Mund und Nase, dann allgemeine Purpura und innere Blutungen, Zunahme der Blutungszeit. Am folgenschwersten sind intracraniale und cerebrale Blutungsherde. Gleichzeitig besteht ein schwerer Schockzustand mit Absturz des Blutdrucks und Kreislaufkollaps, so daß ein bedrohliches Bild sich rasch aus vorherigem Wohlbefinden entwickeln kann. Sogar Todesfälle sind dabei vorgekommen, z. B. nach *Sedormid*. Wird der bedrohliche Zustand spontan oder durch Therapie überwunden, so steigen die Plättchen alsbald wieder an und die Blutungen sistieren, bis völlige Heilung erreicht ist. Durch erneute Einnahme des Mittels nach längerer Zeit läßt sich der gleiche Vorgang reproduzieren. Er läßt sich auch passiv übertragen, indem ein Gesunder, welcher das gleiche Mittel einnimmt, eine schwere thrombopenische Purpura entwickelt, wenn man ihm Plasma des gegen das Mittel Sensibilisierten überträgt. Diese *passive Anaphylaxie* beweist, daß es sich um ein spezifisches Antigen gegen das sensibilisierende Mittel handelt. Ähnliche Reaktionen lassen sich bei Tieren durch Injektion eines heterologen Antiplättchenimmunserums erzeugen.

Der *Mechanismus* der immunologischen Reaktion ist bei den thrombopenischen Arzneimittelallergien verschieden. Ich deute hier nur an, daß z. B. nach *Sedormid* nach ACKROYD [2, 4, 8] eine Plättchenlysis in Gegenwart von Antikörper und Komplement eintritt, bei *Antistin* das Complement durch das Arzneimittel infolge eines Präcipitins fixiert wird und die Plättchen an die Oberfläche gebunden werden. Der *Chinidin-Typ* beruht in einer Agglutination der Plättchen und anschließender Zerstörung. Übertragung von Plasma auf Normalblut hat keinen thrombolytischen Effekt [25, 306]. Somit ist der Mechanismus der thrombopenischen Reaktionen auf Arzneimittel verschieden, er beruht auf spezifischen Lysinen, Präcipitinen und Agglutininen. Die Thrombopenien bei Knochenmarkerkrankungen verlaufen ohne immunbiologische Mitwirkung [495]. Der Megakaryocytenapparat ist bei den immunbiologischen Reaktionen nicht primär, wohl aber sekundär mitbeteiligt. Weitere Untersuchung an diesen Paradigmen für immunbiologische Abläufe sind von großem Interesse.

Eine noch zu besprechende seltene Sonderform ist die *thrombotische thrombopenische Purpura*, die zuerst von SINGER und Mitarbeitern [446] beschrieben wurde. Neben dem Vollbild der Thrombopenie gehören Milz- und Leberschwellung, hämolytische Anämie, Leukocytose, neurologische und psychische Symptome verschiedener Art zu dem nosologischen Bild. Der wichtigste anatomische Befund sind generalisierte Plättchenthrombosen in den Arteriolen und Kapillaren zahlreicher Organe infolge vermehrter Agglutinabilität der Plättchen. Die Ursache der Krankheit wird noch nicht einheitlich beurteilt. Es liegt nahe, einen Immunmechanismus anzunehmen.

Als *Thrombopenia haemophilica* wird ein Krankheitsbild mit Mangel an Heparinneutralisierender Substanz bezeichnet (Plättchenfaktor 3 nach VAN CREVELD).

Die neueren Erkenntnisse über die Immunothrombopenien haben die Frage entstehen lassen, ob der alte Begriff der idiopathischen Thrombopenie überhaupt noch berechtigt ist. Die Antwort lautet: ja.

Es gibt zweifellos eine essentielle Thrombopenie *ohne* Mitwirkung von Plättchenantikörpern, wie sie eingangs besprochen wurde, aber ihre Häufigkeit ist geringer, nach HARRINGTON [192, 193] etwa ein Drittel der Zahl, die früher angenommen wurde. Charakteristisch für die idiopathische Gruppe ist ihr oft akuter Beginn, aber chronischer schubweiser Verlauf, die Beteiligung des Megakaryocytenapparates und der Milz. Es handelt sich dabei wohl am ehesten um eine endogene Minderwertigkeit der Thrombocytenbildung durch Reifungshemmung der Megakaryocyten und erhöhte Plättchenzerstörung in der Milz. Daß die Milz die überwiegende Ursache der Thrombopenie darstellt, ist unwahrscheinlich. Untersuchungen bei Vornahme der Splenektomie ergaben keinen Unterschied in der Zahl der Plättchen in Milzarterie und Vene, auch nicht nach Injektion plättchenreichen Blutes. Auch morphologische Veränderungen der Plättchen (Sequestration) ließen sich nach der Passage durch die Milz nicht nachweisen [459, 460]. Vergleichende Untersuchungen derselben Autoren an Patienten mit idiopathischen und sekundären Thrombopenien ergaben, daß die Plättchen nach Injektion von Polycythämikerblut (plättchenreich) bei idiopathischer Thrombopenie in $^1/_2$ bis 12 Stunden, bei sekundären Formen erst in 48 bis 96 Stunden verschwanden. Die Retraktion des Thrombus und die Prothrombinaktivität im Serum gingen parallel der Plättchenzahl, während die Besserung der Blutungszeit und Kapillarenfragilität den Plättchenanstieg überdauerten. Der von DAMESHEK angenommene humorale Zerstörungsmechanismus bei der idiopathischen Thrombopenie ist seiner Art nach unbekannt und entsteht nicht splenogen. So sind wir auch heute noch gezwungen, von idiopathischer oder essentieller Thrombopenie zu sprechen, da ihre eigentlichen Ursachen noch großenteils im Dunkeln sind. MATOTH und MUNDEL [335] teilen einen Fall idiopathischer Thrombopenie auf Grund einer isolierten Megakaryocytopenie ohne nachweisbare Antithrombocyten-Faktoren im Plasma mit und sehen darin das Wesen der Thrombopenie ohne vermehrten Plättchenuntergang.

Für die *Therapie der verschiedenen Formen der Thrombopenie* sind drei Wege je nach der vorliegenden Störung aussichtsreich:

1. Die Blut- und Plättchenersatzbehandlung (Blut- und Plättchentransfusion).

2. Die Entfernung der Milz.

3. Die Abdämpfung der immunologischen Reaktion durch ACTH und Cortison.

1. Die *Ersatztherapie* hat zum Ziel, funktionstüchtige Plättchen den thrombopenischen Patienten durch Frischblut oder plättchenreiches Polycythämieblut zu transfundieren, wobei gleichzeitig die Anämie mitbehandelt wird, oder reine Plättchenaufschwemmungen zu verwenden. Es ist bekannt, daß Bluttransfusionen, besonders bei mehrfacher Wiederholung, schlecht vertragen werden und dann den Zustand verschlechtern können. Dieses ist bei allen Immunothrombopenien der Fall. Im Konservenblut sind funktionstüchtige Plättchen meist nicht mehr in genügender Zahl vorhanden, bei Verwendung von Frischblut ist die Gefahr unliebsamer Reaktionen größer. Trotzdem sind Bluttransfusionen häufig bei schweren Anämien infolge thrombopenischer Purpura unentbehrlich und bei sekundären und idiopathischen Formen auch durchaus nützlich.

Die *Plättchentransfusion* erfordert eine besondere Ausrüstung. Die Überlebenszeit der Thrombocyten beträgt 4 bis 6 Tage, sofern keine Antigene vorhanden sind. Die gleiche Zeit fanden ODELL und Mitarbeiter [368] bei Transfusion etikettierter Plättchen (C^{14} oder S^{35}) bei Ratten. Die ausgezeichneten konservierenden Eigenschaften von Polyvinylgefäßen und -schläuchen ermöglichen, Blut mit Acidum citricum-Glukoselösung als Anticoagulans zu gewinnen, am besten plättchenreiches Blut von Polycythämikern. Die Plättchen ändern sich bei diesem Vorgehen nicht nennenswert. Aus dem Blut wird plättchenreiches Plasma und aus diesem durch Zentrifugieren eine konzentrierte Plättchenaufschwemmung hergestellt. Die Transfusion wird mit Silicontechnik durchgeführt. GARDNER und Mitarbeiter [163] fanden allerdings, daß die Gesamtbluttransfusion, welche die kürzeste Vorbereitung erfordert, hinsichtlich der Plättchenzahl und Überlebenszeit etwa ebenso ergiebig war, wie die Konzentrate, welche zwar kleinere Flüssigkeitsmengen darstellten, aber eine längere, für die Plättchen schädliche Vorbereitungszeit beanspruchten. Die Plättchentransfusion kann bei schwerer Purpura einen kritischen Zustand überwinden helfen und als kurzfristige Vorbereitung für eine Operation dienen. Eine Verbesserung der Methodik kann durch geeignete Differentialzentrifugen [82] erzielt werden, welche die Plättchen unmittelbar aus dem Zentrifugat abzutrennen gestatten. 60 bis 75% der Plättchen des Blutes (Polycythämie) gehen in die Suspension über. Die Häufigkeit von Plättchenantikörpern und die Verschiedenheit der Plättchengruppen lassen die Indikationen für Plättchentransfusionen noch engerer scheinen als für die Ganzblutübertragung. Alle Immunothrombopenien sind nicht geeignet. In unsicheren Fällen kann versucht werden, mögliche Reaktionen durch ACTH-Vorbehandlung zu mildern. VAN CREVELD [87] verwendet gruppengleiches Blut einschließlich Rh-Faktoren wegen mangelnder Kenntnis der antigenen Struktur der Plättchen. Doch ist nicht sicher, ob die Plättchengruppe Beziehung zur

Blutgruppe besitzt, so daß diese Vorsicht nicht ausreichend erscheint. In der Suspension entfällt ein Erythrocyt auf etwa 1000 Plättchen. Mehrfache Plättchen-übertragungen werden zunehmend gefährlich, solange die Gruppenspezifität nicht erforscht ist (Stefanini [461]).

Van Creveld [87] konnte die Plättchen bei 4° einige Tage ohne morphologische Veränderungen oder Agglutination konservieren. Das Retraktocym der Plättchen verschwand innerhalb von drei Tagen, während der Plättchenfaktor 3 mehrere Wochen lang nachweisbar blieb.

2. Die *Entfernung der Milz* — bereits 1916 von Kaznelson [270] empfohlen — hat sich für die *chronischen idiopathischen Thrombopenien* als wirksamste Maßnahme zur Milderung des Krankheitsverlaufes erwiesen. Die Milz produziert Cytolysine und Agglutinine [129, 131], sie übt hemmende hormonale Einflüsse auf das Knochenmark aus, deren Aufhebung die ruhenden Megakaryocyten zu größerer Thrombopoese gelangen läßt. Der Effekt der Splenektomie besteht bei den chronischen idiopathischen Formen in einer raschen Zunahme der Plättchen und Besserung der Folgen des Plättchenmangels (Abb. 2). Der Erfolg hält aber nicht immer an und Rückfälle sind nach kürzerer oder längerer Zeit häufig. Ähnlich wie beim erblichen hämolytischen Ikterus ist aber die Gefahr der Krankheit verringert, besonders hinsichtlich schwerer Krisen. Bei der akuten Phase der Thrombopenie ist die Splenektomie zu gefährlich, sie wird bei häufigen Schüben besser im Intervall durchgeführt. Jedoch ist sorgfältig zu prüfen, ob eine Immunothrombopenie vorliegt. Harrington [196] fand bei idiopathischer Thrombopenie ohne Agglutinine unter 16 Fällen nach Splenektomie in zehn Fällen keinen Erfolg, während in 38 Fällen mit Agglutininen nur neun Fälle erfolglos blieben. Somit ist auch die Gruppe chronischer Thrombopenie mit Agglutininen, deren Abgrenzung von der echten idiopathischen Thrombopenie heute oft noch unsicher bleibt, zur Splenektomie geeignet. Bei den akuten Formen der Immunothrombopenie und bei allen sekundären Formen ist jedoch die Splenektomie kontraindiziert. In einer sehr interessanten Arbeit zeigten Stefanini und Dameshek [462], daß ein starkes Plättchenagglutinin nach Splenektomie nicht abgeschwächt war, obwohl die Plättchenzahl etwas anstieg. Die Operation muß also mit sorgfältiger Indikation und Auswahl des richtigen Zeitpunktes durchgeführt werden und bleibt auch unter diesen Voraussetzungen eine nicht zuverlässig wirksame Maßnahme. Deshalb soll nicht ohne dringende Indikation zu früh splenektomiert werden, jedoch auch nicht zu spät, wenn der schwere Zustand Komplikationen befürchten läßt. Das Risiko kann durch Transfusionen und ACTH verringert werden.

3. *Behandlung mit Cortison und ACTH.* Die große Bedeutung immunologischer Vorgänge in der Pathogenese von Thrombopenien hat neuerdings die Therapie mit Cortison und indirekt mit Corticotrophin stark in den Vordergrund gerückt. Der Angriffspunkt ist die Überempfindlichkeit, allgemein gesprochen, die Abbremsung der Reaktionsstärke bei der Antigen-Antikörperreaktion. Wir wissen heute, daß die Antikörperbildung nicht durch Cortison beeinflußt wird. Die Wirkung von Cortison bleibt im wesentlichen auf die Immunothrombopenie beschränkt. Zwar wird angenommen, daß die Thrombopoese und die Reifung der Megakaryoblasten durch Cortison angeregt werden [120], doch ist diese Wirkung zu einem greifbaren therapeutischen Erfolg kaum ausreichend. Pariser und Wassermann [376] behandelten sieben chronische idiopathische Thrombopenien mit hohen Cortisongaben ohne jede nachweisbare Plättchenzunahme. Jedoch zeigte sich eine Zunahme der Kapillarresistenz und damit eine Abnahme der Blutungsneigung schon innerhalb kurzer Zeit. Schon vorher war von Scarborough [433] ein günstiger Einfluß verschiedener Stress-Phänomene auf

die Blutungsneigung gefunden worden. Robson und Duthie [416] erklärten
diese mit dem Nachweis vermehrter Ausscheidung von C_{11}-Oxysteroiden als
Hypophysen-Nebennieren-Wirkung.

Bei neun akuten Fällen von Thrombopenie, meist im Kindesalter, erfolgte
in der Mehrzahl erst ein Plättchenanstieg, nachdem bereits vorher eine Remission
der Blutungsbereitschaft eingetreten war. Nach Absetzen der Behandlung
traten häufig Rezidive ein. Die erneute Gabe von Cortison war dann nicht
immer erfolgreich. Es ist demnach besser, eine Dauertherapie mit Erhaltungs-
dosen durchzuführen. Die Beurteilung der Erfolge muß natürlich die Möglichkeit von Spontanremissionen berücksichtigen, welche bei akuter Thrombopenie früher oder später zu erwarten sind. Die angewandten Dosen von
Cortison waren mit 200 mg, bei ACTH mit 75 bis 100 E als Anfangsdosis bei
Kindern ziemlich hoch. Stefanini [465] bevorzugt intramuskuläre ACTH-
Injektionen vor peroralen Cortisongaben. Im Rezidiv geht der Plättchenschwund der Wiederkehr der Kapil-
larfragilität voraus. Die Erfolge
bei akuten Thrombopenien sind
durch eine Unterdrückung der
humoralen und vasculären Effekte
zu erklären; sie haben lediglich
symptomatischen, keinen kura-
tiven Wert und sind an die Dauer
der Therapie gebunden. Trotzdem
sind Cortison und ACTH als wesentliche therapeutische Hilfen zu
werten, zumal bei den schweren
kritischen Stadien akuter Thrombopenien auf allergischer Grundlage,
also der großen Zahl der thrombopenischen Arzneimittelallergien.
Bei der idiopathischen chronischen
Thrombopenie ist zwar der Effekt

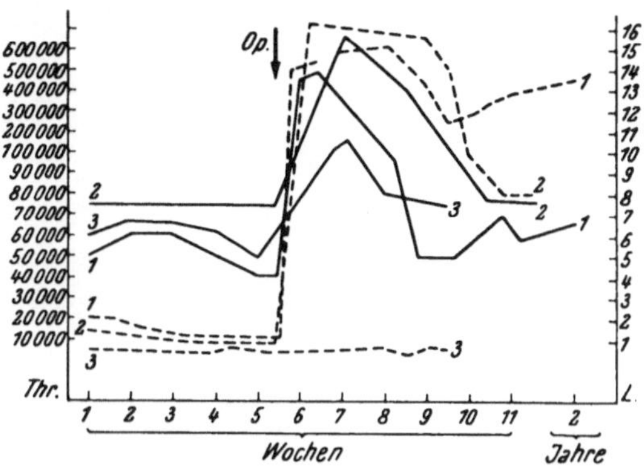

Abb. 2. Wirkung der Splenektomie bei zwei Fällen idiopathischer (*1, 2*) und einem Fall von Immunothrombopenie
(*3*) auf Plättchen- und Granulocytenzahlen
(------- Plättchen, ——— Granulocyten).

auf die Abnahme der Kapillarfragilität und Blutungsneigung beschränkt, jedoch
ist diese Wirkung oft entscheidend, um die Splenektomie durchführen zu
können, welche in diesen Fällen den Anstieg der Plättchenzahl prompt herbei-
führt. Auch nach der Operation soll die Hormonbehandlung als Erhaltungs-
dosis weitergeführt werden. Allerdings läßt sich aus dem Erfolg der Hormonbehandlung der Nutzen der Splenektomie vorher nicht abschätzen.

Unsere eigenen Erfahrungen liegen in gleicher Richtung. Doch muß betont
werden, daß der Erfolg der Cortisontherapie gelegentlich ausbleibt. Sie hat diese
Unsicherheit mit der Milzexstirpation gemeinsam. Die Indikation zur Operation
kann durch die Hormonbehandlung eingeschränkt oder ihre Durchführung auf
einen günstigen Zeitpunkt verlegt werden. Somit stellt die Cortison-ACTH-
Behandlung einen großen Fortschritt sowohl für die akuten Immunothrombopenien als auch für die chronischen idiopathischen Thrombopenien dar. Die
sekundären Thrombopenien bleiben unbeeinflußt, außer wenn der zugrunde
liegende Prozeß, z. B. eine lymphatische Leukämie, selbst durch Cortison beeinflußt wird.

Schließlich sei noch zweier besonderer Komplikationen der schweren Thrombopenie gedacht: der *Metrorrhagien* junger Mädchen und der Thrombopenie in Verbindung mit einer *Gravidität*. Eine enge Zusammenarbeit mit den Gynäkologen
ist dringend notwendig. Das Vorgehen im einzelnen wird davon abhängen. Miß-

erfolge sind häufig. Auch hier kann die Cortisonbehandlung die Schwierigkeiten der Situation überbrücken helfen. Die lokale Behandlung (Uterustamponade) wird durch Thrombinlösung *(Topostasin)* unterstützt.

Die Therapie der thrombopenischen Purpura ist in vieler Beziehung noch problematisch und unbefriedigend. Doch wird, sobald die Pathogenese, der spezielle Entstehungsmechanismus des einzelnen Falles noch besser mit modernen Methoden geklärt sein wird, sich eine klarere therapeutische Indikation ergeben. Wir sind uns bewußt, daß wir trotz der Fortschritte der letzten Jahre noch in den Anfängen stehen. Das ist nicht verwunderlich, solange die Anschauungen über die Pathogenese der Thrombopenien noch in vollem Fluß sind.

Bedeutung der Milz für die Genese der Thrombopathien

Von

A. Hittmair

Aus der Medizinischen Universitätsklinik Innsbruck
(Vorstand: Prof. Dr. A. HITTMAIR)

Die Bedeutung der Milz für die Genese der Thrombopathien geht aus zwei Problemen am deutlichsten hervor. Das eine ist die Frage der Abgrenzung des Morbus Werlhof, das andere die Frage nach den Funktionen und Funktionsstörungen der Milz. Sind als essentieller oder als sekundärer Morbus Werlhof mit LAUDA nur jene chronischen Fälle mit peripherer Thrombopenie zu bezeichnen, bei welchen im Knochenmark eine Vermehrung und eine Reifungshemmung der Megakaryocyten nachweisbar sind, oder gehören alle klinisch als Werlhof imponierenden Thrombopenien, die akuten, die allergischen mit Thrombocytolyse und auch die mit Megakaryocytenschwund in einen Sammeltopf mit der Etikette: Morbus Werlhof?

Zur zweiten Frage will ich gleich eine These aufstellen: Die meisten Funktionen der Milz sind an ihr RES bzw. Mesenchym gebunden. Dieses ist in der Milz noch mit Funktionsmöglichkeiten ausgestattet, welche das Mesenchym anderer Organe nicht hat und bei Ausfall der Milz erst langsam wiedergewinnen muß. Unter besonderen Umständen kann das Mesenchym der Milz daher rasch und leicht Funktionen reaktivieren, welche ihm zu gewissen embryonalen Zeiten normalerweise zukommen, dann aber ruhen. Für unsere Fragestellung ist diesbezüglich wichtig zu wissen, daß zur Zeit der Milzhämopoese das Knochenmark gebildet wird, wobei ein gewisser Antagonismus zwischen der lienalen Hämopoese und der Markhämopoese zu bestehen scheint. Die Markhämopoese beginnt nur zögernd, oft mit der Bildung lediglich von Riesenzellen, dann wird die Erythro- und schließlich die Granulopoese immer lebhafter, die Milzhämopoese jedoch immer weniger, bis schließlich die Myelopoese allein übrigbleibt und das normale Blutbild das embryonale Blutbild abgelöst hat.

Es scheint die embryonale Milz einen hemmenden Einfluß auf die Myelopoese im Mark auszuüben und, allerdings nur vorübergehend, die Riesenzellbildung anzuregen. Eine mäßige Myelopoesehemmung bleibt auch nach Sistieren der embryonalen lienalen Hämopoese als Restfunktionszustand dem Milzmesenchym erhalten.

Diese Voraussetzung vermag bereits manche pathogenetische Frage zu erklären, ebenso den oft überraschenden Erfolg einer Milzexstirpation.

Wir wollen aber alle Möglichkeiten in Betracht ziehen, welche zu einer splenogenen Thrombopathie führen können. Das sind 1. die Funktion der Milz als Speicher, d. h. sie fängt die Plättchen aus der Zirkulation heraus und hält sie fest, 2. die Thrombocytolyse und 3. die von der Milz ausgehende und daher durch die Splenektomie zu beseitigende Störung der Plättchenbildung oder -ausschwemmung.

Funktionsstörungen der Plättchen selbst scheinen nicht durch die Milz verursacht zu werden, es liegen keinerlei darauf hindeutende Befunde bei den verschiedenen Thrombopathien sensu strictiori (Glanzmann, Jürgens, Willebrand-Jürgens usw.) vor.

Auch die reine Plättchenausschwemmungssperre, gekennzeichnet durch Thrombopenie bei massenhaft vorhandenen Thrombocyten im Knochenmark, kommt so gut wie nie vor.

Wohl aber will ich auf den auch unser Paradigma, den Morbus Werlhof, komplizierenden Gefäßendothelfaktor hinweisen. Seine engen Beziehungen zur Milz erweist er, wenn post splenectomiam die Plättchen wieder auf die alten thrombopenischen Werte absinken, es aber trotzdem zu keinen Blutungen mehr kommt.

Man versuchte natürlich, den oder die Gefäßendothelfaktoren in der Milz nachzuweisen; sie sind jedoch so kompliziert verankert, daß sie von den sexualhormonellen und vor allem von vegetativen Einflüssen nicht zu trennen sind.

Besonders diese letzteren verdienen unsere Aufmerksamkeit, wie die ausgezeichneten experimentellen Arbeiten Komiyas [288] erweisen, oder die doch bemerkenswerte Tatsache, daß wir bei Lymphadenosen durch die Vago-Sympathektomie nach Kux eine auffällige Besserung mit Rückgang der Drüsentumoren und der Leukocytenzahlen wie nach Strahlen- oder cytostatischer Behandlung sahen.

Was nun die oben angeführten lienalen Ursachen einer Thrombopenie anlangt, so werden wir die Verschiebung der Plättchen in die Milz meist mit einer erhöhten Thrombocytolyse gekoppelt finden. Daran ändert die Behauptung nichts, die Plättchen würden in der Milz resistenter, denn ein gegen Zerfall resistentes Plättchen ist funktionsuntüchtig, unbrauchbar und wird daher sicherlich vom Organismus ausgeschieden. Die Milz wird wohl als das Thrombocytengrab bezeichnet, sie ist aber nicht das einzige Organ, in dem die Plättchen abgefangen und wohl auch zerstört werden, sondern sie teilt diese Aufgabe, wie wir vom anaphylaktischen Schock wissen, mit der Lunge und der Leber. Ich erinnere in diesem Zusammenhang daran, daß auch transfundierte Leukocyten und Megakaryocyten in der Lunge abgefangen werden. Die Bildung der Antikörper, der Leuko- bzw. Thrombocytolysine und -agglutinine, wie sie Moeschlin [354] für die Leukocyten und Hemmeler [216] für die Thrombocyten nachwies, mag, wie auch Kölbl [279] annimmt, vorwiegend in der Milz erfolgen.

Die Thrombocytolyse in der Milz sah Kaznelson als *die* Ursache des Morbus Werlhof an. Die Erfolge der Splenektomie schienen ihm recht zu geben. Ebenso der gelegentliche Befund von massenhaften Thrombocyten in der Milz. Eingehende Untersuchungen und die zunehmende Erfahrung zeigten jedoch, daß die Thrombocytolyse wohl bei den anaphylaktischen und allergischen Thrombopenien die Hauptrolle zu spielen vermag, daß ihr aber sonst nur untergeordnete Bedeutung zukommt. Und selbst bei diesen, wie bei der bekannten Sedormid-Purpura, gehen sicherlich viele, wenn nicht die meisten Thrombocyten, wie Klima [277] annimmt, in der Peripherie bei der Gefäßabdichtung zugrunde. Erwähnenswert erscheint mir diesbezüglich noch die Ansicht Evans' und seiner Mitarbeiter [129], welche die vermehrte Thrombocytolyse als Folge eines Hypersplenismus auffassen. Parallelen zu den erworbenen hämolytischen Anämien drängen sich auf, nicht nur im Hinblick auf ihre Entstehung, sondern auch in bezug auf die Erfolge und Mißerfolge der Splenektomie.

Von wesentlich größerer Bedeutung für die Thrombopenie scheint der Einfluß der Milz auf das Knochenmark. Dies vielleicht nur deshalb, weil wir hievon bereits mehr zu wissen glauben.

Eine splenogene Thrombopenie kann verschiedene Ursachen haben, wie die Untersuchungen des Knochenmarkes zeigen.

1. Es kann eine *Zellbildungshemmung*, eine Aplasie, das Entstehen von Megakaryocyten schon bei der Stammzelle verhindern oder

2. ihre *Entwicklung* stören, d. h. die vorhandenen Zellen zeigen mehr oder weniger schwere morphologische Veränderungen und sind funktionsuntauglich.

3. Die Megakaryocyten entwickeln sich normal, reifen aber nicht aus. Diese *Reifungshemmung* ist meist mit einer mehr oder weniger ausgeprägten Entwicklungsstörung verbunden, desgleichen sehr häufig mit einer möglicherweise kompensatorischen, möglicherweise auch splenogenen Vermehrung der Knochenmarkriesenzellen.

4. Die reine *Ausschwemmungssperre* — gekennzeichnet durch normale, reife Megakaryocyten, reichliche Thrombocyten im Mark bei peripherer Thrombopenie — kommt kaum einmal vor. Meist ist sie mit einer vermehrten Thrombocytolyse gekoppelt oder wird von ihr vorgetäuscht.

Die Zellbildungshemmung, wie wir sie oft bei Begleitthrombopenien finden, kann splenogen sein. Dies nicht nur bei splenogenen Panmyelopathien bzw. -phthisen, sondern auch isoliert oder als erstes Symptom einer beginnenden Markaplasie. Solche splenogene Thrombocytopenien mit dem dazugehörigen Knochenmarkbefund der Megakaryocytenverminderung und -entwicklungsstörung fand ich relativ häufig bei krankheitsdominanter Milz. Ob es dabei zur hämorrhagischen Diathese kommt, das hängt von den zusätzlichen Faktoren ab, welche in ihrem Zusammenwirken erst die Blutaustritte und Blutflüsse gestatten. Die Milzexstirpation bringt Heilung. Nur wenn die splenogene Markhemmung zu lange andauert, kann es zur Dauerschädigung des Knochenmarkes und letzten Endes zur unheilbaren Aplasie kommen. Ich stimme mit LAUDA [*308*] überein, daß solche Formen der splenogenen Thrombopenie durch Markhemmung mit meist sehr deutlichem oder sogar großem Milztumor nicht als Morbus Werlhof bezeichnet werden sollen.

Der echte Werlhof bietet das bekannte Bild der Entwicklungsstörung und Reifungshemmung an den Knochenmarkriesenzellen. Diese selbst sind quantitativ stark vermehrt, qualitativ zu einem Großteil verändert. HEILMEYER [*215*] ließ ein qualitatives Megakaryocytenbild auszählen und damit nachweisen, daß nur mehr ein geringer Teil der Knochenmarkriesenzellen zur Plättchenbildung fähig ist. Die Milzexstirpation beseitigt sowohl die Entwicklungs- wie die Reifungsstörung der Megakaryocyten. Dies scheint mir darauf hinzuweisen, daß es sich bei diesen Markveränderungen nicht um einen einfachen Hypersplenismus handelt. Wenn man DAMESHEK [*93*] folgt, ist Hypersplenismus nur eine auf das Doppelte, Dreifache und noch mehrfach gesteigerte normale Milzfunktion; man kann den Hypersplenismus zahlenmäßig als Vielfaches der Norm ausdrücken. Man mag die Regulation der Reifung der Megakaryocyten als normale Milzfunktion ansehen, keinesfalls aber gilt dies für die Entwicklungsstörung, die krankhaften morphologischen Veränderungen an den Knochenmarkriesenzellen. Sie sind — wie die Thrombopenie — bei Versuchen mit normaler Milz nicht zu erzielen, wohl aber in Versuchen mit Werlhof-Milzen. Es muß demnach auch hier eine Dysfunktion der Milz und nicht nur eine Überfunktion derselben angenommen werden. Dafür sprechen auch einzelne Beobachtungen von sekundärem Morbus Werlhof auf Grund einer krankheitsdominanten Milz.

Wir können demnach sagen, daß die thrombopenischen Thrombopathien in verschiedener Weise von der Milz mitausgelöst zu werden vermögen, wie durch komplexe Einwirkungen auf den oder die Gefäßendothelfaktoren, durch immunologische Einflüsse, durch Thrombocytolysesteigerung und durch die verschiedenen Formen der Störung der Thrombocytogenese.

Ich sagte „mitausgelöst", weil oft mehrere Faktoren zusammenwirken müssen, um eine Thrombopathie in Erscheinung treten zu lassen. Wo diesbezüglich der Milz die Hauptrolle zukommt, dort wird die Milzexstirpation vollen Erfolg bringen. Das oft breite Spektrum der ursächlichen Faktoren jedoch kann nur eine genaue Analyse jedes Einzelfalles aufdecken.

Immunothrombopenien

Von

P. Miescher

Aus der Medizinischen Universitäts-Poliklinik Basel
(Direktor: Prof. Dr. O. Gsell)

Mit 2 Textabbildungen

Die Forschung der letzten Jahre hat bei einer ganzen Anzahl thrombopenischer Zustände einen immunologischen Prozeß aufgedeckt, der für den Plättchenschwund verantwortlich gemacht werden kann. In ihrem pathogenetischen Mechanismus unterscheiden sich diese Thrombopenien durch die Immunoreaktion, welche dem Krankheitsgeschehen zugrunde liegt. Wir möchten des-

Tabelle 1. *Einteilung der Immunologie*

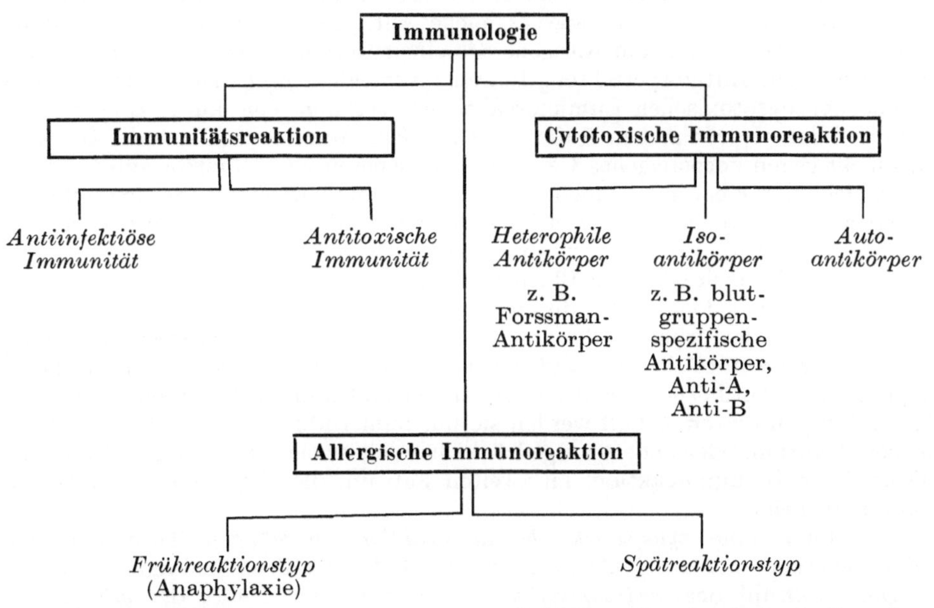

halb kurz vorausschicken, welche Immunoreaktionen die Immunologie prinzipiell kennt, und dann an Hand dieser allgemeinen Aufstellung die einzelnen Immunoreaktionen der Thrombocyten besprechen (Tab. 1).

Unter *Immunoreaktionen* verstehen wir ganz allgemein Antigen-Antikörper-Reaktionen. Diese sind in der Regel für den Organismus nützlich; beruht doch die erworbene *Immunität* auf Antigen-Antikörper-Reaktionen. Je nachdem, ob die Antikörper sich gegen Bakterien bzw. gegen deren Toxine richten, sprechen wir von antiinfektiöser oder antitoxischer Immunität. — Antigen-Antikörper-Reaktionen können aber auch zu Krankheitserscheinungen führen (pathogene Antigen-Antikörper-Reaktionen nach VON ALBERTINI [*14*]). In erster Linie möchten wir hier die *Allergie* nennen, wobei darunter die Überempfindlichkeit des Organismus auf körperfremde Antigene oder Haptene verstanden werden soll (Medikamente, Bakterien, Nahrungsmittel usw.). Sind dagegen körpereigenes Gewebe bzw. zellständige Antigensubstrate im Spiele, so handelt es sich um einen ganz anderen, in seiner Phänomenologie von dem üblichen allergischen ganz verschiedenen Vorgang, welchen man unter den Begriff der *cytotoxischen Immunoreaktion* zusammenfassen kann. Historisch scheint uns dieser Ausdruck dadurch gerechtfertigt, daß schon METSCHNIKOFF [*341*] Ende des letzten Jahrhunderts in diesem Zusammenhang von „cytotoxischen Immunseren" spricht.

Die *Allergie* wird heute in zwei Untergruppen eingeteilt, je nachdem, ob es sich um den Früh- oder Spätreaktionstypus der allergischen Ausdrucksform handelt. Im ersten Falle handelt es sich um sogenannte anaphylaktische Überempfindlichkeitsreaktionen, im zweiten Fall um die sogenannten Infektionsallergien (Prototyp: Tuberkulinallergie) und um die allergischen Ekzemformen.

In der *cytotoxischen Immunoreaktion* unterscheiden wir drei verschiedene Varianten, je nachdem, ob es sich um speziesverschiedene Gewebeantigene handelt *(heterophile Antikörper)*, um speziesgleiche Antigene verschiedener Individuen *(Isoantikörper)* oder gar um Antigene desselben Individuums, welche im eigenen Organismus zur Antikörperbildung führen *(Autoantikörper)*. Diese letzte Untergruppe der cytotoxischen Immunoreaktionen verlangt eine kurze Erläuterung. Entgegen der ursprünglichen Auffassung von EHRLICH, wonach sich der Organismus nicht gegen körpereigenes Gewebe sensibilisieren kann (horror autotoxicus), ließen sich später bei immer mehr klinischen Krankheitsbildern Serumstoffe mit Antikörpernatur nachweisen, welche sich gegen körpereigenes Gewebe richten und daher als Autoantikörper zusammengefaßt werden.

Was nun im speziellen die Blutplättchen anbelangt, so können sie auf zwei prinzipiell verschiedene Arten durch eine Immunoreaktion betroffen sein: entweder sind sie der primäre, direkte Angriffspunkt einer Antikörpereinwirkung, oder sie werden nur sekundär und indirekt in Mitleidenschaft gezogen als Folge einer Antigen-Antikörper-Reaktion. Im ersten Fall sind die Thrombocyten selbst das Antigen, im zweiten Fall werden sie nur zum Indikator einer Antigen-Antikörper-Reaktion, oder anders ausgedrückt handelt es sich im ersten Fall um eine cytotoxische Immunoreaktion, im zweiten Fall um die Folge einer allergischen Immunoreaktion.

Die durch eine *cytotoxische Immunoreaktion* ausgelösten Thrombopenien beim Menschen sind durch *Auto-*, selten durch *Isoantikörper* bedingt.

Die Großzahl der *medikamentösen* Thrombopenien gehört der *allergischen Immunoreaktion* an und zwar dem Frühreaktionstypus. Wir sprechen daher nach dem Vorschlag von ROHR [*418*], HEILMEYER [*215*] und anderen Autoren von „*anaphylaktischen Thrombopenien*". — Es ist möglich, daß gewisse *postinfektiöse* Thrombopenien Ausdruck einer Infektionsallergie sind (z. B. Thrombopenie nach Scharlach, nach Rubeolen, Masern usw.); jedoch ist die Abgrenzung gegen eine Thrombopenie infolge reaktiver Hypersplenie recht schwierig. Die mitunter beobachtete Verminderung der Thrombocytenzahl bei der SCHÖNLEIN-HENOCHschen Purpura ist Teilsymptom der dieser vasculären Purpura zugrunde liegenden bakteriellen Allergie [343, 410, 467].

Nach dieser kurzen Eingliederung der Immunothrombopenien, entsprechend der ihnen zugrunde liegenden Immunoreaktion, werden wir die einzelnen Formen genauer analysieren.

Die allergischen Thrombopenien

Seit über 20 Jahren sind uns thrombopenische Zustände infolge Arzneimittelüberempfindlichkeit bekannt. Wir erwähnen in diesem Zusammenhang aus der Fülle der Literatur nur DENNIG [103], der 1933 den ersten Fall einer Sedormid-Purpura beschrieben hat, und BEIGLBÖCK [30], der 1937 bei einem Fall von Chinin-Purpura die Thrombopenie mit einer kleinen Testdosis auslöste und den schockartigen, febrilen Folgezustand mit totalem peripherem Plättchenschwund und Leukopenie treffend mit dem anaphylaktischen Schock verglich. ROHR [418], HEILMEYER [215] und andere Autoren nehmen ebenfalls für die Thrombopenie bei einer medikamentösen Überempfindlichkeit ein der Thrombopenie des anaphylaktischen Schocks analoges Geschehen an.

Die klinische Forschung brachte bis 1948 keine wesentlichen Fortschritte zu diesem Problem. In diesem gleichen Jahr jedoch gelang es GRANDJEAN [180] und ACKROYD [2, 3, 7] an Hand von verschiedenen serologischen Reaktionen, den Mechanismus der medikamentösen Thrombopenie weiter abzuklären. Wird eine $^1/_5$-gesättigte Lösung von Chinin in vitro Normalblut zugefügt, so verursacht es keine Veränderungen an den Thrombocyten. Dagegen konnte GRANDJEAN [180] eine Thrombocytolyse beobachten, wenn er Chinin in der gleichen Konzentration dem Blut eines Patienten in vitro beimengte, der eine Chinin-Purpura

Tabelle 2. *Übersicht der beschriebenen serologischen Reaktionen bei medikamentösen, allergischen Thrombopenien*

Jahr	Autor	Medikament	Retraktion	Agglutination	Lyse
1952	BIGELOW und DESFORGES [41]	Chinidin		+	
1952	MIESCHER [346]	Sedormid	+	−	−
1953	LARSON [306]	Chinidin	+	+	
1953	KERR GRANT [181]	Sedormid	+		
1953	BOLTON und YOUNG [51]	Chinin Chinidin Sulphamezathin		+ + +	+ − +
1954	BARKHAM und TOCANTINS [25]	Chinidin	+	+	+
1954	BIRKENHÄGER [50]	Streptomycin Neoteben	+ +	+ +	
1954	DAUSSET und Mitarbeiter [99]	Pyrazolon-Derivat		+	
1954	DAUSSET und Mitarbeiter [97]	Sedormid	+	+	−

durchgemacht hatte. 1948/49 stellte Ackroyd [2, 3, 7] ausgedehnte serologische Versuche mit dem Blut von drei Patienten an, die eine Sedormid-Purpura durchgemacht hatten. Es zeigte sich, daß Sedormid, dem Blut dieser Patienten beigemischt, eine *Verminderung der Retraktion* des Blutkuchens bewirkt. Im ungerinnbar gemachten Blut kam es bei zwei Patienten zu einer *Thrombocyten-agglutination* nach Zusatz von Sedormid. Bei diesen beiden Fällen konnte Ackroyd zudem eine *Plättchenlyse* unter Komplementbindung beobachten. Verantwortlich für diese Reaktionen ist ein spezifischer Serumfaktor, der bei 56° nicht zerstört wird. Ackroyd deutet seine Beobachtungen folgendermaßen: Sedormid verbindet sich mit normalen Thrombocyten zu einem sogenannten Komplexantigen. Dieses vermag bei einer gewissen Anzahl Individuen die Produktion spezifischer Antikörper auszulösen. Diese Antikörper reagieren mit dem Komplexantigen; da die Blutplättchen einen Teil des Komplexantigens darstellen, werden sie bei dieser Reaktion zerstört.

Die Feststellungen von Ackroyd konnten bald von verschiedenen Autoren bestätigt werden (Tab. 2), nicht nur bei Fällen mit Sedormid-Purpura, sondern auch bei allergischen Thrombopenien, die durch Chinin, Chinidin, Sulphamezathin, Streptomycin und Neoteben ausgelöst worden waren. Wir hatten ebenfalls Gelegenheit, die von Ackroyd beschriebenen serologischen Teste an einem Fall von Sedormid-Purpura auszuführen [346]. Die Retraktion des Blutkuchens wurde durch Zusatz von Sedormid zum Vollblut signifikant vermindert. Dagegen waren der Agglutinationstest und der Lysetest negativ. — Ferner konnten wir an der Berührungsfläche zwischen dem Serum dieses Patienten und einer gesättigten Sedormidlösung einen feinen Präcipitinring beobachten. Die Sedormidüberempfindlichkeit konnte auf das Meerschweinchen übertragen werden.

Angeregt durch diese Feststellungen gingen wir der Frage nach, ob die von Ackroyd beschriebenen Reaktionen nicht auch bei der einfachen Serumüberempfindlichkeit auslösbar sind. Diese Vermutung stützt sich auf die Tatsache, daß der anaphylaktische Schock immer begleitet ist von einer Thrombopenie und zwar, wie Rocha e Silva [417] zeigen konnte, infolge Plättchenagglutination mit nachfolgender Destruktion. Zu diesem Zweck untersuchten wir das Blut eines Patienten, der eine Serumkrankheit gegenüber Pferdeserum durchgemacht hatte, sowie das Blut von Kaninchen, die mit Humanserum sensibilisiert worden waren. In beiden Fällen zeigte es sich, daß durch Zugabe des entsprechenden Antigens die Retraktion des Blutkuchens nach erfolgter Gerinnung vermindert ausfiel, sowie daß im Citratblut die Antigen-Antikörper-Reaktion zu einer Agglutination der Plättchen führte (Abb. 1). — Bei dieser Gelegenheit möchte ich auf eine Arbeit von Achard und Aynaud [1] verweisen: Diese Autoren hatten schon 1909 festgestellt, daß eine Antigen-Antikörper-Reaktion in Gegenwart von Thrombocyten zu einer Plättchenagglutination führen kann und haben sogar vorgeschlagen, diese Beobachtung als diagnostischen Test auszuwerten. In den letzten Jahren haben tatsächlich Storck und Mitarbeiter [224, 225, 227, 468, 470] einen diagnostischen „Allergietest" ausgearbeitet, der auf dem Prinzip der Thrombocytenagglutination bei Antigen-Antikörper-Reaktionen fußt.

In Zusammenarbeit mit Straessle und Neukom untersuchten wir nun tierexperimentell den Verlauf einer Antigen-Antikörper-Reaktion an Hand eines mit radioaktivem Jod markierten Antigens [348, 349]. Das Resultat dieser Versuche hat uns den Schluß nahegelegt, daß das Antigen im zirkulierenden Blut mit dem Serumantikörper reagiert und in Form von Antigen-Antikörper-Komplexen im Plasma zu finden ist. Diese Antigen-Antikörper-Komplexe lagern sich an die zellulären Blutelemente an und werden zusammen mit diesen aus dem strömenden Blut entfernt. Wir konnten ferner feststellen, daß in vitro hergestellte Antigen-Antikörper-Komplexe, einem Kaninchen intravenös injiziert, bei diesem eine kurzdauernde Leukopenie und Thrombocytopenie auslösen.

Es scheint uns deshalb naheliegend, daß der allergischen, medikamentösen Purpura der gleiche Mechanismus wie der Thrombopenie des klassischen anaphylaktischen Schocks zugrunde liegt. Eine Beobachtung von STEFANINI [454] weist ebenfalls in diese Richtung: Werden dem Serum eines auf Chinidin über-

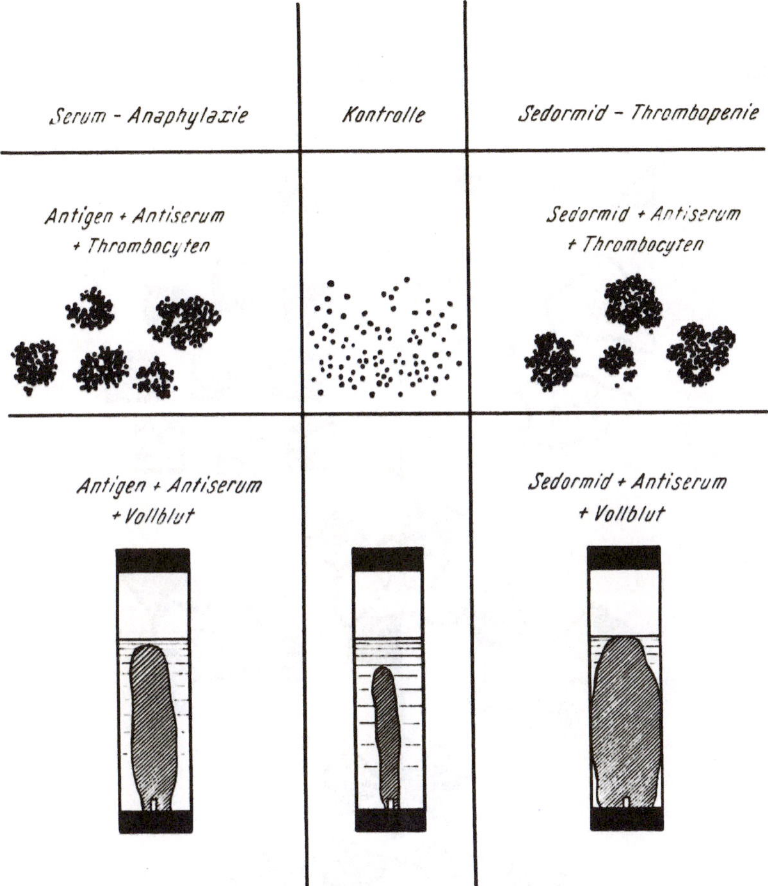

Abb. 1. Plättchenagglutinationstest und Retraktionstest bei der Serumanaphylaxie und der allergischen medikamentösen Thrombopenie (Beispiel: Sedormid-Purpura).

empfindlichen Patienten in vitro Chinidin und anschließend normale Thrombocyten zugegeben, so kommt es zu einer Plättchenagglutination. Werden hingegen Thrombocyten mit Chinidin in Kontakt gebracht und anschließend gewaschen, so vermag das Patientenserum diese Blutplättchen nicht zu agglutinieren. Ein der ACKROYDschen Theorie entsprechendes Komplexantigen sollte wohl durch einfaches Waschen nicht so leicht dissoziiert werden.

Wir kommen damit zur Annahme, daß Antigen-Antikörper-Komplexe für die bei den allergischen, medikamentösen Thrombopenien beobachteten serologischen Reaktionen verantwortlich sind (Abb. 2).

Warum sind aber gerade die Plättchen bei den Überempfindlichkeitsreaktionen mit den erwähnten Medikamenten besonders stark befallen? Wenn wir dem

42 P. Miescher:

Antigen-Antikörper-Komplex eine biologische Wirkung zuschreiben dürfen, so ist diese wahrscheinlich abhängig von den einzelnen Komponenten des Komplexes und auch von deren mengenmäßiger Verteilung. Der Antikörper selbst wird wohl kaum für eine ausschlaggebende spezifische Wirkung des Antigen-

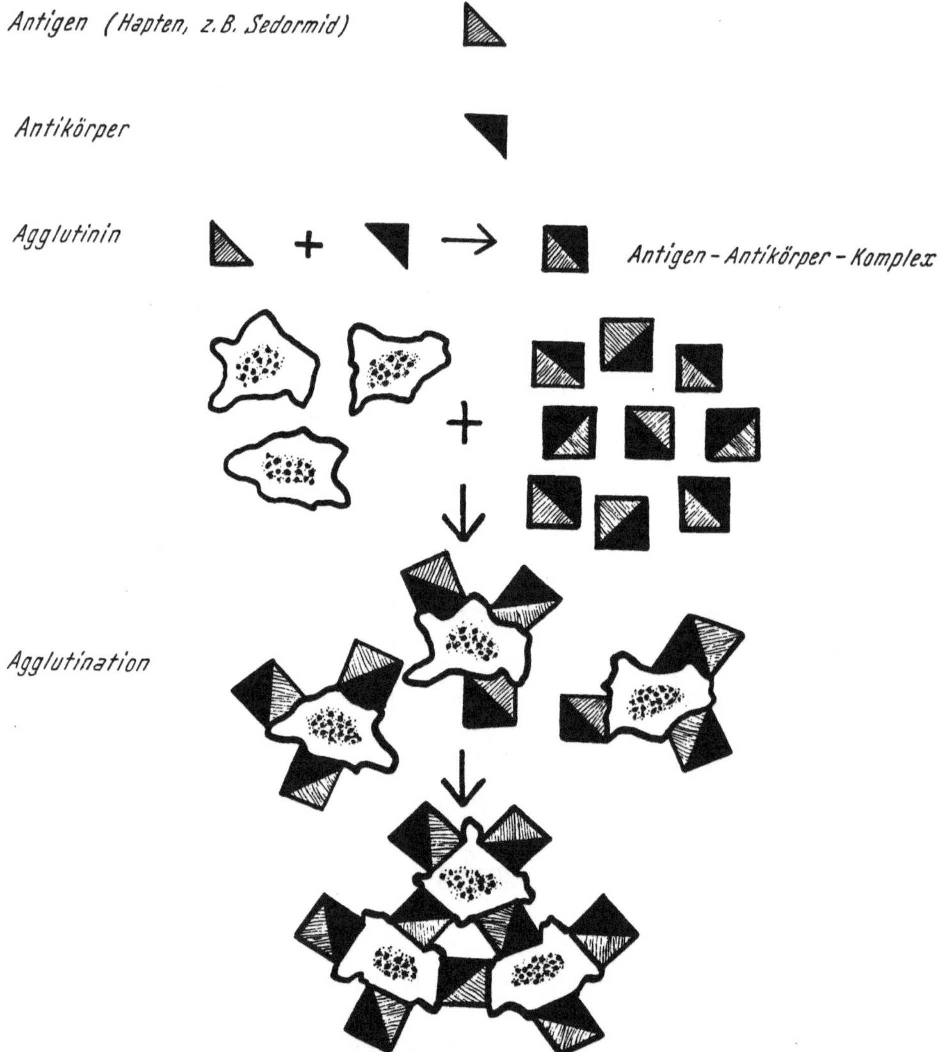

Abb. 2. Mechanismus der Thrombocytenagglutination bei der allergischen Thrombopenie. Theorie von Miescher und Larson.

Antikörper-Komplexes verantwortlich gemacht werden können, da es sich ja in der Regel um ein Globulin handelt. Hingegen kommen als Antigene die verschiedensten Substanzen in Betracht.

Bei den Antigenen, mit denen die klassischen, experimentellen Forschungen der Immunologie angestellt wurden, handelt es sich zwar ausschließlich um Eiweißkörper. Diese unterscheiden sich in ihrem physiko-chemischen Aufbau nicht sehr wesentlich und so unterscheiden sich auch die daraus hervorgegangenen verschiedenen Antigen-Antikörper-Komplexe nicht besonders voneinander. Allerdings machen sich bei genauerer Nachforschung schon hier Unterschiede geltend (z. B. mit Ovalbumin oder Rinderserum als Antigen). Diese Verschiedenheiten bleiben aber klein, und so ist es verständlich, daß man damals, mit dem Vorbehalt einiger Ausnahmen, nur Schlußfolgerung gelangte, die Natur des Antigens sei gleichgültig für die klinische Symptomatologie der Antigen-Antikörper-Reaktion. Erst die Schule von LANDSTEINER [302] hat uns mit ihrer Forschung über chemisch einfache Körper als Antigene den Weg gezeigt zur *Pharmakologie der medikamentösen Allergie* im Sinne der medikamentgebundenen *Spezifität der serologischen Reaktion.* Im Antigen-Antikörper-Komplex erscheint das erste Mal ein differenter Stoff, der von Fall zu Fall außerordentlich variieren kann: Nämlich das die antigene Spezifität verkörpernde Pharmakon.

Die Annahme ist nun durchaus berechtigt, daß das Pharmakon als Antigen (oder Hapten) bestimmend sein kann für die pharmakodynamische Wirkung des Antigen-Antikörper-Komplexes. Im Rahmen der Hämatologie würde dies bedeuten, daß das Pharmakon im Antigen-Antikörper-Komplex bestimmt, ob selektiv bzw. vorwiegend die Thrombocyten, die Leukocyten oder die Erythrocyten durch den Komplex geschädigt werden. Für diese Hypothese spricht auch die Tatsache, daß dasselbe Medikament in der Regel konstant die gleiche Symptomatologie im Falle einer Überempfindlichkeitsreaktion auslöst. Wir können geradezu von einer medikamentgebundenen *Spezifität der allergischen, klinischen Ausdrucksform* sprechen. Als Beispiel erwähnen wir die Pyramidon- und die Sedormid-Anaphylaxie: Im ersten Fall besteht die medikamentgebundene Spezifität der allergischen, klinischen Ausdrucksform in einer Agranulocytose, im zweiten Fall in einer thrombopenischen Purpura.

In der Abb. 2 haben wir den Mechanismus der Thrombocyten-Agglutination der allergischen, thrombopenischen Purpura schematisch darzustellen versucht: Das Agglutinin wird durch die Reaktion des Antigens mit dem entsprechenden Antikörper gebildet. Die agglutinierten Blutplättchen werden zusammen mit dem Antigen-Antikörper-Komplex aus dem strömenden Blut eliminiert. —

Auf Grund der Annahme, die das Schema zu illustrieren versucht, werden die serologischen Reaktionen bei der allergischen Thrombopenie verständlich. Enthält das Patientenblut nur den Antikörper, dann muß in vitro das Antigen zugefügt werden, um eine positive Reaktion zu erhalten. Dieses Resultat ist aber nur zu erwarten und möglich, wenn das Medikament bereits das Hapten darstellt. Wird es hingegen erst im Organismus in ein Hapten und Antigen umgewandelt, ist eine in vitro-Reaktion mit dem Antikörper ausgeschlossen. Zirkuliert noch der Antigen-Antikörper-Komplex in genügend hoher Konzentration im Blut, so vermag das entsprechende Serum normale Plättchen ohne jeden weiteren Zusatz zu agglutinieren. Wenn im Patientenblut keine freien Antikörper enthalten sind, so ist keine Reaktion in vitro möglich, was allerdings noch nicht besagt, daß eine medikamentöse Überempfindlichkeit damit ausgeschlossen ist.

Die cytotoxischen Thrombopenien

Neben den besprochenen allergischen Thrombopenien kennen wir „idiopathische" Formen, bei denen ebenfalls Thrombocyten-agglutinierende Stoffe vorkommen. Es handelt sich dabei in erster Linie um die *chronische* WERLHOFsche Thrombopenie. Während aber das Vorkommen der sogenannten allergischen Plättchenagglutinine von exogenen Faktoren abhängt, d. h. von dem entsprechenden Antigen, so finden wir die „idiopathischen" Plättchenagglutinine zu einem beliebigen Zeitpunkt im Blut, unabhängig von zusätzlichen Faktoren.

Tabelle 3. *Entwicklung der Forschung über die Natur des thrombocytopenogenen Faktors bei der essentiellen Thrombopenie*

		Cytotoxische Thrombopenien
1938	TROLAND und LEE [*494*]	*„Thrombocytopen"* (Aceton-Milzextrakt)
1949	EVANS und DUANE [*130*]	Vermuten erstmals das Vorhandensein von *Thrombocyten-Autoantikörpern* in Analogie zu den Erythrocyten-Autoantikörpern
1950	EPSTEIN und Mitarbeiter [*124*]	*Thrombopenie von Neugeborenen*, deren Mütter an einer chronischen idiopathischen Thrombopenie erkrankt sind (Immunkörper)
1951	EVANS und Mitarbeiter [*131*]	Nachweis eines *Thrombocytenagglutinins*
1951	HARRINGTON und Mitarbeiter [*194*]	Transfusionsversuche: *thrombocytopenogener Faktor*
1951	STEFANINI und CHATTERJEA [*458*]	*Verkürzte Lebensdauer* transfundierter Thrombocyten bei Fällen von idiopathischer Thrombopenie
1952	MIESCHER, CRUCHAUD, HEMMELER [*345*]	*Spezifität des Plättchenagglutinins* bei idiopathischer Thrombopenie durch *Absorptionsversuch* bewiesen. Wirkung auf *Kaninchen-Thrombocyten* analog der Aktion eines experimentellen Antithrombocytenserums
1953	STEFANINI und Mitarbeiter [*462*]	Anwendung des *Coombs-Testes* für Thrombocyten-*Absorptionsversuche*. Wirkung auf Kaninchen-Thrombocyten. *Antikörper in β_2-Fraktion*

1938 wiesen erstmals TROLAND und LEE [*494*] einen gegen Thrombocyten von Tieren gerichteten Faktor in einem mit Aceton hergestellten Milzextrakt von Patienten nach, die an idiopathischer Thrombopenie litten. Zehn Jahre später vermuteten EVANS und DUANE [*130*], daß es, in Analogie zu den Erythrocyten-Autoantikörpern, Thrombocyten-Autoantikörper gebe. Die Tatsache, daß Neugeborene, deren Mütter an einer chronischen idiopathischen Thrombopenie erkrankt sind, ebenfalls für eine beschränkte Zeit eine Thrombopenie aufweisen können, veranlaßte EPSTEIN und Mitarbeiter zur Annahme eines humoralen Faktors von Immuncharakter, der für diese Thrombopenie verantwortlich sein soll [*124*]. Die folgenden Jahre brachten nun Schlag auf Schlag Beweise für die aufgestellten Vermutungen: 1951 gelang es EVANS und Mitarbeitern, im Serum von Patienten mit idiopathischer Thrombopenie Thrombocytenagglutinine nachzuweisen [*131*]. Kurz darauf zeigten HARRINGTON und Mitarbeiter [*194*] in Transfusionsversuchen am Menschen die thrombocytopenogene Wirkung von Blut solcher Werlhof-Fälle. Noch im gleichen Jahre stellten STEFANINI und CHATTERJEA [*458*] eine verkürzte Lebensdauer normaler, transfundierter Thrombocyten bei Patienten mit idiopathischer Thrombopenie fest. 1952 gelang es uns, in Zusammenarbeit mit CRUCHAUD und HEMMELER [*344, 345, 347, 350, 351*], die Spezifität des Antiplättchenfaktors bei idiopathischer Thrombopenie durch Absorptionsversuche zu beweisen. Wir konnten ferner zeigen, daß dieser Faktor beim Kaninchen eine thrombopenische Wirkung ausübt, die in Analogie zu derjenigen eines experimentellen Antiplättchenserums steht. 1953 gelang es STEFANINI und Mitarbeitern [462], den COOMBS-Test für die Thrombocyten anzuwenden. Der spezifische Serumfaktor konnte in die β_2-Fraktion der Globuline lokalisiert werden. Diese Autoren konnten ebenfalls eine Wirkung des Patientenserums auf die Thrombocyten von Kaninchen nachweisen. FLÜCKIGER, HÄSSIG und KOLLER haben den Thrombocyten-COOMBS-Test weiter ausgearbeitet [150].

Ich möchte hier nur kurz die Resultate zusammenfassen, die uns von der *Antikörpernatur des Antiplättchenfaktors* im Serum unserer Werlhof-Patienten überzeugt haben.

Das Serum von Patienten, die an einer chronischen, idiopathischen Thrombopenie leiden, kann einen Serumfaktor enthalten, der normale Thrombocyten agglutiniert. Mit dem Serum eines unserer Kranken konnte in vitro eine Thrombocytenphagocytose durch polymorphkernige Leukocyten beobachtet werden. Beim Kaninchen intravenös injiziert, bewirkt dieser Serumfaktor eine 24 bis 48 Stunden, selten länger dauernde Thrombopenie. In einer gewissen Dosis, die vom Titer des Serumfaktors abhängt, verursacht das Serum einen anaphylaktoiden, tödlichen Schock beim Kaninchen. Dieser Schock kann durch Antihistaminica verhindert werden (Antistin, Phenergan usw.). Werden die Versuchstiere vor der Seruminjektion splenektomiert, so vertragen sie eine sonst tödliche Dosis ohne Schock, und die Thrombocyten fallen während nur kurzer Zeit auf wenig tiefe Werte. Wird das Serum mit normalen Thrombocyten abgesättigt, so verliert es alle seine beschriebenen, spezifischen Eigenschaften *(Absorptionstest)*. Die Tatsache, daß der pathologische Serumfaktor an normale Thrombocyten quantitativ adsorbiert werden kann, stellt das wichtigste Argument für die Hypothese dar, daß es sich hier um einen Faktor von der Art eines Antithrombocyten-Antikörpers handle.

Auf Grund der zitierten Arbeiten können wir heute festhalten, daß es Immunothrombopenien gibt, die durch einen Serumfaktor von der Art eines Antithrombocyten-Antikörpers bedingt sind. Die durch diesen Serumfaktor alterierten Plättchen werden vorzugsweise in der Milz eliminiert. Die *Splenektomie* vermag aus diesem Grund den Krankheitsverlauf wesentlich zu beeinflussen. Allerdings muß mit der Möglichkeit einer sekundären Hypertrophie des extralienalen retikuloendothelialen Apparates mit Übernahme der Milzfunktionen gerechnet werden, was zu erneuter massiver Plättchendestruktion führen kann (eventuell auch Hypertrophie von Nebenmilzen). Der günstige Einfluß der Splenektomie auf diese Krankheit ist ferner vielleicht auch mitbedingt durch eine Abnahme der Antikörperproduktion. Wir besitzen allerdings vorläufig keine zwingenden Beweise für diese Auffassung. Da alle „Autoantikörper-Krankheiten" in Schüben mit wechselndem Antikörpertiter verlaufen, besagt eine gelegentliche Abnahme des Antikörperspiegels nach der Splenektomie nichts Sicheres.

Wenn wir hier von „Autoantikörpern" zu sprechen beginnen, so müssen wir definieren, was wir darunter verstehen. Da wir nicht wissen, was den Anstoß zu ihrer Entstehung gibt, d. h. da uns die sogenannte Sensibilisierungsphase nicht bekannt ist, fehlt uns der eigentliche Beweis, ob es sich um einen wahren Antikörper handelt. Wir kommen nicht umhin, die Möglichkeit zu berücksichtigen, daß es sich gar nicht um eine Antikörperbildung, sondern nur um eine Fehlleistung der Eiweißproduktion im Sinne der Paraproteine (WUHRMANN) handelt. Wir definieren deshalb einen Autoantikörper als einen Serumfaktor, der sich *serologisch* wie ein Antikörper verhält. — Die durch Autoantikörper bedingten Thrombopenien stellen die Hauptgruppe der cytotoxischen Thrombopenien dar.

Ich möchte im Rahmen dieses kurzen Überblickes über Immunothrombopenien nur noch rasch erwähnen, daß auch durch *Isoantikörper* bedingte Thrombopenien möglich sind. Stefanini und Mitarbeiter [463] sowie Harrington und Mitarbeiter [196] haben erstmals über Isoantikörper der Thrombocyten berichtet, und zwar unabhängig von den Blutgruppen der Erythrocyten. — Thrombocyten können auch in ganz schwachem Ausmaß die Isoantigene A und B enthalten, doch hat diese Tatsache keine pathogenen Folgen. — Stefanini [461] berichtete von einem Patienten, der nach vielen Transfusionen ein Thrombocytenagglutinin gebildet hat und eine leichte Thrombopenie aufwies. Auf Grund dieser Beobachtung stellt er die Möglichkeit zur Diskussion, daß Autoantikörper aus Isoantikörpern entstehen könnten. Schließlich vermutet Harrington [192] das Vorkommen einer Thrombopenie Neugeborener bei Sensibilisierung der Mutter gegen die kindlichen Blutplättchen und diaplacentarer Übertragung dieser Isoantikörper auf den kindlichen Organismus. Alle diese Möglichkeiten spielen vorläufig praktisch noch keine Rolle.

Die größte Schwierigkeit in der derzeitigen Forschung auf dem Gebiet der cytotoxischen Thrombopenien stellt der Nachweis der Antithrombocyten-Antikörper dar. Ohne hier auf die diversen Methoden im einzelnen eingehen zu können, müssen wir doch die verschiedenen diagnostischen Wege kurz besprechen.

Die einfachste Methode besteht im Nachweis einer Plättchenagglutination durch das fragliche Serum. Schon 1951 warnte Stefanini [465] vor den Fehlerquellen und vor unspezifischen Agglutinationen, hauptsächlich bedingt durch ungenügend verbrauchte Koagulationsfaktoren. Im speziellen zeigte er, daß ein zu hoher Prothrombinspiegel eine unspezifische Agglutination der Blutplättchen verursachen kann. Den „falsch positiven" Testen müssen die „falsch negativen" gegenübergestellt werden, nämlich dann, wenn wir es mit inkompletten Antikörpern zu tun haben.

Stefanini [462], Harrington [193] und Dausset [98] haben den Agglutinationstest weiter ausgebaut mit dem Ziel, einerseits die Fehlerquellen auf ein Minimum zu verringern, anderseits den Test möglichst sensibel zu gestalten. Die Fehlerquellen werden vermindert durch Decalcifizierung des Serums oder durch Verwendung geeigneter Anticoagulantien, z. B. Sequestren-Natrium. Der Test wird in seiner Sensibilität durch leichtes Zentrifugieren der Plättchen-Serum-Mischung oder durch sachtes, kontinuierliches Schütteln gesteigert. Harrington verwendet ferner proteolytische Enzyme und heterologes Eiweiß, um den Test empfindlicher zu gestalten. Wenn der Patient genügend eigene Thrombocyten hat, kann der direkte Coombs-Test mit diesen Thrombocyten versucht werden. Der indirekte Coombs-Test hat bis jetzt noch in keinem Laboratorium mit Erfolg Verwendung gefunden. Die Fehlerquellen werden durch die allzulangen Manipulationen an den Blutplättchen zu groß. Kissmeyer-Nielsen [274] hat das Prinzip der passiven Hämagglutination von Boyden auf die Blutplättchen angewandt. In den Händen von van Loghem [318, 429] hat sich dieser Test als recht sensibel erwiesen. Bei der chronischen, essentiellen Thrombopenie hat dieser Forscher in einem Verhältnis von zirka 60 von 100 Fällen mit dieser Methode ein positives Resultat erzielt, während die direkte Agglutination nach der Methode von Dausset bei den meisten derselben Fälle negativ war. Wir selbst haben Patientenseren auf das Vorhandensein von Antithrombocyten-Antikörpern untersucht und diese Sera nach ihrer Wirkung auf die Thrombocyten des Kaninchens beurteilt. War die Injektion des Serums von einer starken und anhaltenden Thrombopenie gefolgt, während die simultane Injektion des gleichen Serums nach vorangegangener Absorption durch normale Humanplättchen ohne Wirkung auf die Kaninchen-Thrombocyten blieb, so konnten wir auf das Vorhandensein von Thrombocyten-Antikörpern schließen. Diese Methode hat uns befriedigende Resultate gebracht; es konnten damit bei elf Patienten mit chronischer, essentieller Thrombopenie Autoantikörper gefunden werden. Der einfache Agglutinationstest war bei diesen elf Fällen nur viermal positiv. Ferner konnten wir mit dieser Methode bei einer Reihe von Hyperspleniothrombopenien das Vorhandensein von Autoantikörpern gegen Thrombocyten ausschließen, trotz gelegentlich positiver Agglutinationsteste [347]. Die Schwierigkeit unseres Testes liegt aber einerseits in der großen Serummenge, die dazu notwendig ist, anderseits im unterschiedlichen Verhalten von verschiedenen Kaninchenrassen gegenüber Humanserum. Wird mit einer Rasse gearbeitet, die ohne Schaden nur die Injektion von kleinen Serummengen verträgt, so beeinträchtigt dies die Empfindlichkeit dieses Testes. Um zuverlässige Ergebnisse zu erzielen, sollten die verwendeten Kaninchen die Injektion von 4 bis 4,5 cm³ Humanserum pro kg Körpergewicht ohne allgemeine Symptome und ohne anhaltende Wirkung auf die Thrombocytenwerte vertragen. Eine nur 2 bis 3 Stunden lang dauernde Verminderung der Thrombocytenzahl nach der Injektion von Normalserum ist dabei noch nicht für die Brauchbarkeit dieses Testes störend.

Ich kann im Rahmen des heutigen Vortrages nicht auf die technischen Einzelheiten der Methoden eingehen. Von Interesse ist einzig noch das Resultat, das verschiedene Autoren mit ihren Methoden bei Testung des gleichen Serums erzielt haben: DAUSSET [96] schickte an mehrere Forscher in Europa und Amerika eine Serie von Seren zur Untersuchung auf Thrombocytenagglutinine. Das Resultat war wenig ermutigend: Die verschiedenen Ergebnisse stimmen in keiner Weise überein. Diese Feststellung ist außerordentlich wichtig, nicht nur in bezug auf die Diagnostizierung von Auto- und Isoantikörpern, sondern auch für die Sicherstellung der Diagnose allergischer Agglutinine. Sie mahnt zu äußerst kritischer Stellungnahme. Ein positiver Agglutinationstest muß mit größter Vorsicht bewertet werden und darf nicht ohne weiteres als Beweis für das Vorliegen von Autoantikörpern im Falle fraglicher cytotoxischer Thrombopenien oder als Beweis einer medikamentösen Allergie im Falle von fraglichen allergischen Thrombopenien gedeutet werden.

Diagnose der Immunothrombopenien

Neben der serologischen Abklärung eines Krankheitsfalles (Agglutination, Komplementbindungsreaktion, Plättchenlyse, Retraktionsmethode usw.) soll das *klinische Bild* keinesfalls vernachlässigt werden. Die *allergischen Thrombopenien* verlaufen im allgemeinen akut bis dramatisch und heilen nach Eliminierung des exogenen Allergens in relativ kurzer Zeit vollkommen aus. Neben einer mehr oder weniger generalisierten Purpura kann es zu Nasenbluten, zu intestinalen und urogenitalen Hämorrhagien kommen. Mit zunehmendem Alter wird die Gefahr cerebraler Hämorrhagien größer. Rückfälle sind dann möglich, wenn das fragliche Antigen erneut eingenommen wird. Bei der *Infektionsallergie* haben wir es meist mit subakuten thrombopenischen Zuständen zu tun mit einer Dauer von Wochen bis wenigen Monaten. Die Symptome sind weniger heftig und beschränken sich auf eine feinfleckige Purpura mit Prädilektionssitz an den Extremitäten. Andere hämorrhagische Komplikationen sind selten.

Demgegenüber verläuft die durch *Autoantikörper bedingte Purpura* außerordentlich chronisch und in Schüben. Der einzelne Schub kann dabei so heftig sein und so plötzlich auftreten, daß eine allergische oder eine „akute idiopathische Thrombopenie" (was in der Regel eine Verlegenheitsdiagnose ist) vorgetäuscht wird. Aber dann gibt uns entweder die Anamnese Anhaltspunkte für eine schon längere Zeit dauernde, hämorrhagische Diathese, oder der weitere Verlauf erlaubt uns, die Chronizität der Krankheit zu erkennen. Die essentielle Form der chronischen, durch Autoantikörper bedingten Thrombopenie ist weiter ausgezeichnet durch das obligate Fehlen eines Milztumors. Neben dieser essentiellen Form kennen wir noch sekundäre, durch Autoantikörper bedingte Thrombopenien: Wir erwähnen hier die gelegentlich beim Lupus erythematodes vorkommende Thrombopenie mit Vorhandensein von Thrombocytenantikörpern und diejenige, die wir bei der durch Autoantikörper bedingten hämolytischen Anämie bisweilen beobachten können.

Differentialdiagnostisch müssen die Immunothrombopenien vor allem von den Hyperspleniethrombopenien abgegrenzt werden, was im Einzelfall nicht immer ganz leicht ist, besonders für die infektiösen und postinfektiösen Thrombopenien. Dagegen dürfte es weniger schwierig sein, die aregeneratorischen Thrombopenien von den Immunothrombopenien abzutrennen. Das Studium des Knochenmarkes erlaubt meist, sofort in dieser Beziehung eine Diagnose zu stellen. Einzig Anlaß zu Verwechslungen geben noch die relativ seltenen Thrombopenien infolge Vitaminmangels, bei denen erst der Therapieerfolg auf die richtige Fährte führt.

Zum Schluß möchten wir nochmals betonen, daß nach dem heutigen Stand der serologischen Methoden ein positiver Thrombocytenagglutinationstest mit außerordentlicher Vorsicht beurteilt werden muß: Es kann sich um einen Auto- oder Isoantikörper handeln oder um ein „allergisches Agglutinin" oder auch nur um eine Dysproteinämie des untersuchten Serums (z. B. bei Lebercirrhose ohne Thrombopenie). Es müssen alle zur Verfügung stehenden serologischen Möglichkeiten herangezogen werden. Wir brauchen sämtliche übrigen diagnostischen Hilfsmittel, auf die wir hier nicht näher eingehen können, um im Einzelfall eine genaue Diagnose stellen zu können.

Beitrag zur Thrombocytengruppenbestimmung

Von

E. E. Reimer, E. Mannheimer und **E. Windhager**

Aus der II. Medizinischen Universitätsklinik in Wien
(Vorstand: Prof. Dr. K. Fellinger)

Seit der Einführung von Plättchentransfusionen bzw. Infusionen von plättchenreichem Plasma kommt den Versuchen der Plättchengruppenbestimmung eine erhöhte Bedeutung zu. Bisher waren diesbezügliche Untersuchungen im wesentlichen nur von zwei Untersuchergruppen durchgeführt worden, wobei diametral entgegengesetzte Resultate veröffentlicht wurden. Stefanini und Mitarbeiter [464] haben 1953 eine Technik der Plättchengruppenbestimmung angegeben, die darin besteht, daß zu plättchenreichem Plasma (Plättchenkonzentrat) plättchenarmes Plasma in verschiedenen Kombinationen hinzugefügt und dann nach einer Stunde bei Raumtemperatur das Vorhandensein von eindeutigen Thrombocytenagglutinaten abgelesen wurde. Diese Autoren kamen zum Schlusse, daß es wahrscheinlich vier verschiedene Plättchengruppen gibt, die immunologisch ähnlich dem A B O-System sind, aber mit diesem in keinerlei Verbindung stehen.

Zu völlig anderen Resultaten sind Gurevitch und Nelken 1954 [186] gekommen, die eine exakte Koinzidenz der Plättchengruppen mit den Blutgruppen des A B O-Systems nachzuweisen glaubten. Ihre Technik differierte von der Stefaninis et al. insofern, als hier Plättchensuspensionen und inaktiviertes Serum verwendet wurden. Diese Resultate wurden in mehrstündigen Intervallen abgelesen. Das Rh-System war dabei vernachlässigt worden; auch wurden nur solche Patienten berücksichtigt, die nie Bluttransfusionen erhalten hatten.

In eigenen Untersuchungen wurden beide Methoden einander gegenübergestellt und die darüber hinaus sich weiterhin ergebenden Fragestellungen, wie Einfluß des Isoagglutinintiters, Abhängigkeit vom Rh-System, die Temperaturkomponente, sowie der Einfluß mehrfacher Transfusionen und verschiedener Systemerkrankungen, besonders der Thrombopenien, auf die Plättchengruppenbestimmung geprüft. Unser Material umfaßt insgesamt 100 Fälle; neben 28 gesunden Personen, Fälle der verschiedenen Krankheitsgruppen, darunter

Tabelle 1. *Übersicht der untersuchten Fälle*

Gesunde Fälle	28
Thrombopenien	10
Thrombopenien (Coombs Pos.)	4
Erworbene hämolytische Anämien	3
Leukämien	14
Diverse Bluterkrankungen	25
Fälle mit mehr als fünf Transfusionen	16
Gesamtzahl	100

14 Patienten mit Thrombopenien verschiedener Ätiologie und 16 Patienten mit mehr als fünf Transfusionen. Bei allen Untersuchungen war neben der Blutgruppe, dem Rh-Faktor auch der Isoagglutinintiter bestimmt worden (Tab. 1).

Der Untersuchungsgang hat sich an die von beiden Voruntersuchern angegebenen und voneinander abweichenden Techniken gehalten. Darüber hinaus haben wir bei beiden Methoden jeweils sowohl Plättchensuspensionen als auch Plättchenkonzentrat verwendet und sowohl inaktiviertes Serum als auch Plasma herangezogen. In 4400 Arbeitsgängen wurde die Abhängigkeit der Plättchengruppen vom A B O-System, den Rh-Untergruppen, sowie von Temperaturen bei 20° (Zimmertemperatur) und bei 4° untersucht. Um Kälteagglutinationen zu vermeiden, die bekanntlich die Resultate beeinflussen können, wurden die in silikonisiertem Material abgenommenen Blutproben durch zwei Stunden einer Temperatur von 4° ausgesetzt.

An Hand einer Tabelle, in der die zwei differenten Untersuchungsmethoden gegenübergestellt sind, werden an einem Beispiel die erhaltenen Ergebnisse dargestellt (Tab. 2). Es ergibt sich, daß nach der Methode von Gurevitch und

Tabelle 2. *Vergleich der Methoden von* Gurevitch *und Mitarbeitern und von* Stefanini *und Mitarbeitern*

Methode nach Gurevitch et al.

	Serum A$_2$+		Serum A$_1$B+		Serum O+		Serum A$_1$+	
Thromb. Suspens. A$_2$+	−	−	−	−	±	+	−	−
	−	−	−	−	+	+	−	−
Suspens. A$_1$B+	±	±	−	−	+	±	−	±
	+	+	−	−	+	+	+	+
Suspens. O+	−	−	−	−	−	−	−	−
	−	−	−	−	−	−	−	−
Suspens. A$_1$+	−	−	−	±	+	+	−	−
	−	−	−	−	+	+	−	−

Ablesung nach

1^h	3^h
12^h	24^h

Methode nach Stefanini et al.

	Plasma A$_2$+	Plasma A$_1$B+	Plasma O+	Plasma A$_1$+
Thromb. Konztrt. A$_2$+	−	−	−	−
Konztrt. A$_1$B+	+	−	−	+
Konztrt. O+	−	+	−	−
Konztrt. A$_1$+	−	−	−	−

Ablesung nach   1^h

Nelken ein eindeutiger Zusammenhang zwischen dem A B O-System und den Plättchengruppen besteht, wobei der Dauer der Inkubation insofern eine Bedeutung zukommt, als erst die Ablesung nach mindestens drei Stunden eine eindeutige Bestimmung zuläßt. Mit Thrombocytenkonzentrat, das bekanntlich eine Aufschwemmung der Plättchen im Plasma darstellt, konnten wir mit der Bestimmung mit nicht inaktiviertem Plasma keine Blutgruppenübereinstimmung bei Ablesung nach einer Stunde vorfinden, wie ebenfalls aus der Tabelle eindeutig hervorgeht.

Von weiterem Interesse war der Einfluß des Rh-Systems auf die Plättchengruppen. Aus Tab. 3 ist ersichtlich, daß das Rh-System bei der Thrombocytengruppenbestimmung vernachlässigt werden kann. Von wesentlicher Bedeutung ist unserer Erfahrung nach der Isoagglutinintiter der entsprechenden Testseren. Liegt der Isoagglutinintiter unter 1 : 8, so ist ein negativer Agglutinationseffekt

Tabelle 3. *Einfluß des Rh-Systems auf die Plättchengruppen*

	Methode nach GUREVITCH et al.									Methode nach STEFANINI et al.			
	Serum A_1+		Serum $B+$		Serum $O+$ *		Serum O **			Plasma A_1+	Plasma $B+$	Plasma $O+$	Plasma $O-$
Thromb. Suspens. A_1+	—	—	+	+	±	±	±	+	Thromb. Konztrt. A_1+	—	+	—	—
	—	—	+	+	+	+	+	+					
Suspens. $B+$	+	+	—	—	—	—	+	+	Konztrt. $B+$	±	—	—	—
	+	+	—	—	—	—	+	+					
Suspens. $O+$	—	±	—	±	—	—	—	—	Konztrt. $O+$	—	—	—	—
	—	—	—	—	—	—	—	—					
Suspens. $O-$	—	±	—	—	—	—	—	—	Konztrt. $O-$	—	—	—	—
	—	—	—	—	—	—	—	—					

$$* \, O+ \binom{\text{Anti-A } 1:32}{\text{Anti-B } 1:2}. \quad ** \, O- \binom{\text{Anti-A } 1:16}{\text{Anti-B } 1:32}$$

nicht zu verwerten, da erst ein Titer von 1 : 16 eindeutige Resultate verspricht. Weiterhin kann man durch eine Inkubation von inaktiviertem Serum die Agglutinine an Erythrocyten absorbieren. Dieses Serum hat dann die Fähigkeit der Thrombocytenagglutination verloren. Außerdem gelingt es, die Agglutinationsfähigkeit des Serums durch Thrombocytenabsorption mengenmäßig zu verringern, ja sogar völlig aufzuheben; mit diesen Sera kann dann keine Blutgruppenbestimmung mehr durchgeführt werden. Ferner konnten wir aus unserer Versuchsreihe entnehmen, daß Temperaturen von 4° oder 20° (Zimmertemperatur) keinen integrierenden Einfluß auf die Bestimmung der Plättchengruppen ausüben.

Ergebnis und Zusammenfassung

1. Die Thrombocyten haben ähnliche Gruppenmerkmale wie die roten Blutkörperchen. Die Gruppenspezifität geht mit dem A B O-System der Erythrocyten konform. Die Bestimmung wird mit frischen Plättchensuspensionen und inaktiviertem Serum mit bekannter Spezifität durchgeführt.

2. Für die Thrombocytengruppenbestimmung sind nur solche Testsera geeignet, deren Isoagglutinintiter mindestens 1 :16 beträgt.

3. Die Bestimmung ist zweifellos von der Dauer der Inkubation, jedoch nicht von der Temperatur (4° oder 20°) abhängig.

4. Das spezifische Agglutinin im Serum kann durch Absorption gebunden werden. Das Serum verliert dadurch seine Gruppenspezifität.

5. Gehäufte Bluttransfusionen haben unserer Erfahrung nach auf die Bestimmung keinen Einfluß.

6. Bei Thrombopenien verschiedener Ätiologie kann die Gruppenbestimmung ebenso wie bei Normalfällen durchgeführt werden, wenn eine technisch einwandfreie Plättchensuspension vorliegt.

7. Zum Nachweis des Plasmafaktors bei Immunothrombopenien in vitro ist eine gruppengleiche Thrombocytensuspension Voraussetzung.

8. Bei Plasmatransfusionen ist zur Vermeidung von Autoimmunisierung nur gruppengleiches Plasma zu verwenden.

Elektronenmikroskopische Untersuchungen
bei Thrombopathien

Von

H. Braunsteiner und **F. Pakesch**

Aus der II. Medizinischen Universitätsklinik in Wien
(Vorstand: Prof. Dr. K. FELLINGER)

Mit 5 Textabbildungen

Wir hatten bisher Gelegenheit, drei Patienten mit einer besonderen Art von Thrombopathie elektronenmikroskopisch zu untersuchen. Zwei dieser Fälle

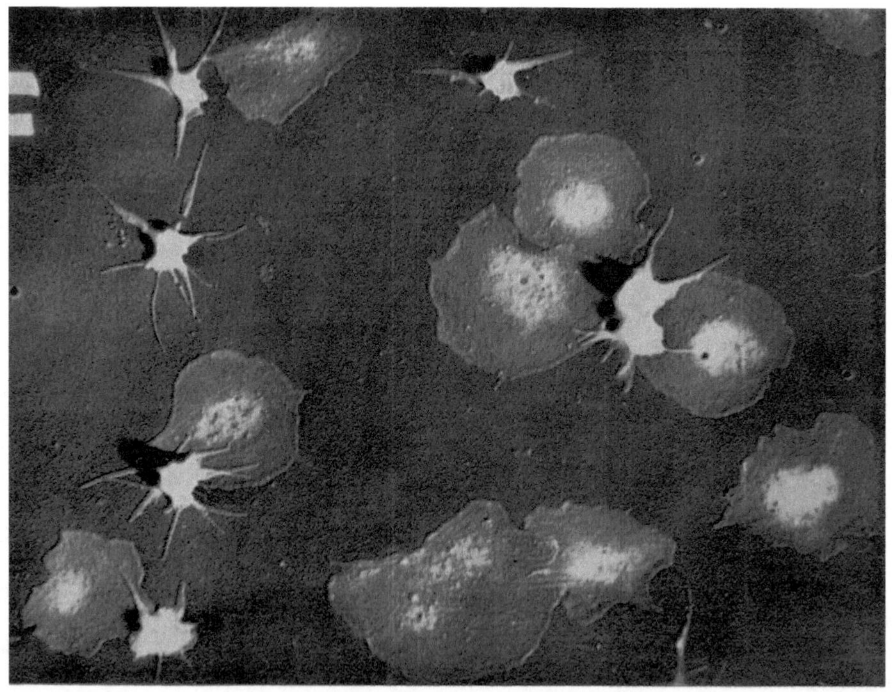

Abb. 1. Normale Thrombocyten mit Pseudopodien und in Ausbreitung.

werden an der II. Medizinischen Universitätsklinik nunmehr über annähernd drei Jahre verfolgt, wobei der eine Fall, über dessen besonders eingehende Untersuchung wir im Verlaufe dieser Mitteilung berichten werden, in dankenswerter Mitarbeit ständig zur Verfügung steht.

Einleitend möchten wir kurz die normale funktionelle Morphologie der Thrombocyten zusammenfassen, wie man sie elektronenmikroskopisch durch die von uns angegebene Standardmethode zur Darstellung bringt [55]. Die Untersuchung wird so ausgeführt, daß polierte Objektträger in eine 0,2%ige Lösung von „Formwar" in Chloroform getaucht und kurz getrocknet werden, wodurch sich eine feine, etwa 0,01 μ dicke Membran bildet. Etwa 10 ml Blut werden direkt in einem paraffinierten Gefäß aufgefangen, mit 500 E. Heparin versetzt. Die Objektträger werden in das Blut gestellt und 8 Minuten bei 37° C belassen. Sie werden sodann einmal kurz in Ringerlösung getaucht, wobei Erythrocyten und störende Plasmaproteine abgeschwemmt werden, während Leukocyten und Thrombocyten an der Membran haften. Sodann wird 10 bis 20 Minuten im Osmiumdampf fixiert, die Membranen werden unter Wasser vom Objektträger abgelöst und auf feine Kupferdrahtgitter zur direkten Beobachtung im Elektronenmikroskop montiert. Die konstante zeitliche und methodische Einhaltung dieser Bedingungen ist ausschlaggebend.

Abb. 1 zeigt normale Thrombocyten. Im strömenden Blut sind die Thrombocyten runde oder ovale Gebilde; in Kontakt mit einer Membran bilden sich jedoch normalerweise sofort zahlreiche Pseudopodien aus. Bereits nach 5 bis 6 Minuten ist die Mehrzahl der Thrombocyten an der Membran ausgebreitet, wobei das Hyalomer eine extrem dünne Schicht bildet und das Granulomer in der Mitte des Plättchens zusammenrückt. Wir wollen vorausschicken, daß diese Ausbreitung geringfügig nach Art der verwendeten Anticoagulantien wechselt. Nahezu 100% der Thrombocyten sind nach Heparinzusatz wie angegeben nach 8 Minuten vollständig ausgebreitet, während nach Oxalat- bzw. Sequestren-Zusatz nur etwa 60% ausgebreitet sind, der Rest jedoch in der „Sternform" mit zahlreichen Pseudopodien verharrt. Der Heparinzusatz ist auch deshalb am günstigsten, weil dabei die Leukocyten gleichfalls ungehindert an der Membran haften und zu Vergleichszwecken benützt werden können. Normalerweise kommen auf einen Leukocyten etwa 20 bis 50 Thrombocyten. Prinzipiell ist das Verhalten der Thrombocyten ohne Anticoagulantienzusatz dasselbe, wobei natürlich die Beobachtungszeit durch die eintretende Gerinnung abgekürzt wird. Das in der Mitte des Plättchens befindliche Granulomer (Pseudokern) bildet die Stützpunkte der späteren Retraktion, während sich das Hyalomer anscheinend unter Einfluß des überschüssig gebildeten Thrombins auflöst. Besonders gut läßt sich die Ausbreitung ohne Anticoagulantienzusatz bei

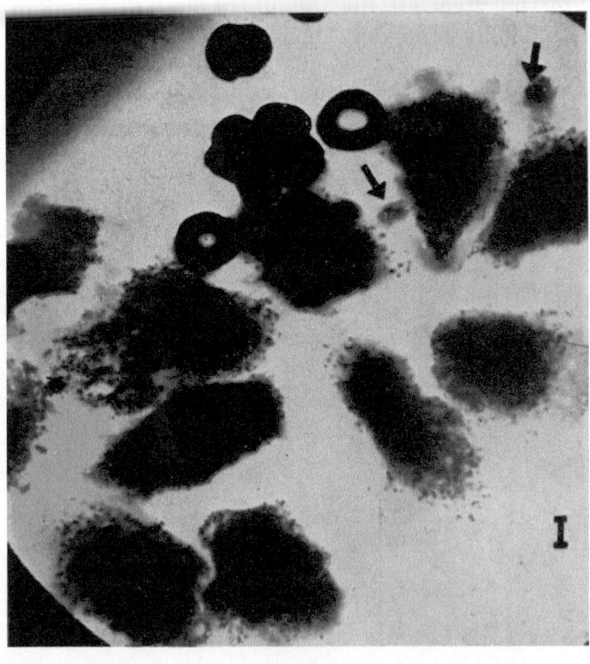

Abb. 2. Thrombopathische Thrombocyten, zahlreiche Leukocyten auf der Membran.

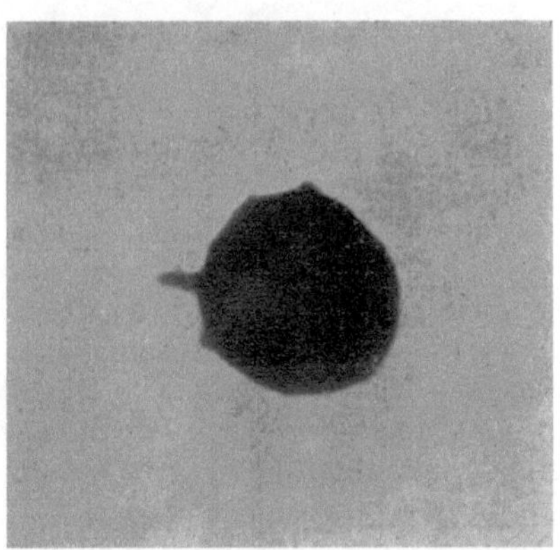

Abb. 3. Thrombopathischer Thrombocyt.

Hämophilen verfolgen. Wir haben bisher vier Fälle beobachtet, bei denen die Plättchen vollkommen normales Verhalten zeigten.

Bei den von uns beobachteten Fällen von Thrombopathie konnten wir jedoch davon vollkommen abweichende Befunde erheben [58]. Es bleiben viel weniger Thrombocyten an der Membran haften, so daß nunmehr annähernd gleich viele Leukocyten und Thrombocyten, bei längerem Verweilen der Objektträger sogar mehr Leukocyten als Thrombocyten zu finden sind (Abb. 2). Bei diesen in verminderter Zahl zu beobachtenden Thrombocyten kommt es nicht oder nur zu sehr geringer Pseudopodienbildung. Ausgebreitete Formen fehlen vollkommen (Abb. 3). Das Granulomer bleibt zum Teil diffus im ganzen Plättchen

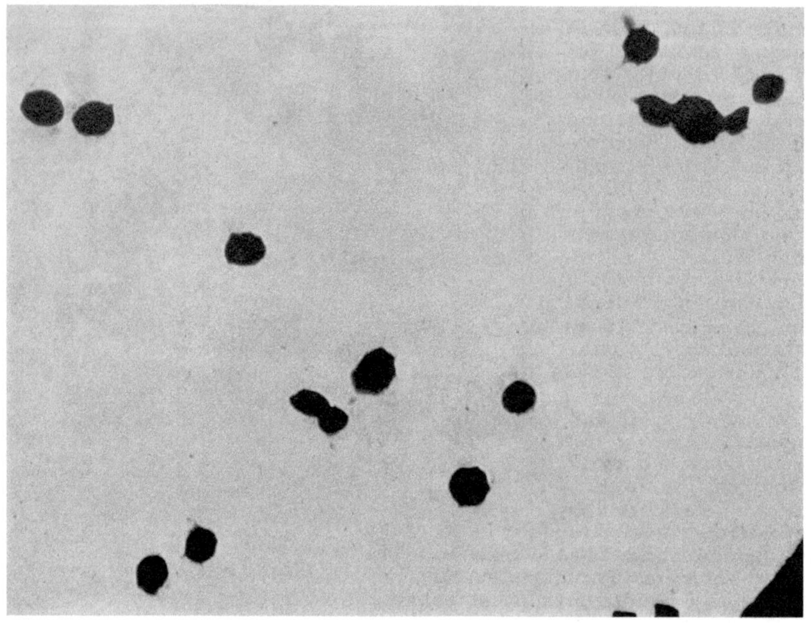

Abb. 4. Thrombopathische Thrombocyten in Normalplasma.

verteilt, d. h. das Plättchen bietet funktionell-morphologisch ein Bild, wie man es sonst normalerweise nur im strömenden Blut vorfindet. Diese Veränderungen der Plättchen waren bei den drei Fällen in gleicher Weise immer, sowohl ohne als auch nach Zusatz verschiedener Anticoagulantien vorhanden. Es war außerdem bemerkenswert, daß die Retraktion ausblieb, wenn das Granulomer bei der großen Mehrzahl der Plättchen vollkommen locker verstreut war; fand sich jedoch bei einer gewissen Anzahl von Plättchen ein Pseudokern, so kam es, allerdings manchmal verzögert, zur Retraktion. Von unseren drei Fällen retrahierte einer (nur kurz beobachtet) normal, einer retrahierte zumeist nicht, hatte jedoch Perioden relativer Remissionen, in denen es zu inkompletter Retraktion kam. Der dritte Fall, bei dem die Mehrzahl der folgenden Untersuchungen durchgeführt wurde, retrahierte lange Zeit etwas mangelhaft oder normal, seit einigen Monaten fehlt die Retraktion jedoch.

Auf Grund dieser konstant zu beobachtenden Veränderungen im funktionell morphologischen Verhalten der Plättchen bei Thrombopathie erhob sich nunmehr die Frage, ob die Ursache dieser Veränderungen in den Plättchen selbst zu suchen ist oder durch äußere Faktoren bewirkt wird. Bei zwei Fällen hatten wir Gelegenheit, die Plättchen der Patienten isoliert in normales Plasma (Abb. 4) bzw. normale Plättchen in das Plasma der Patienten zu bringen. In beiden Fällen ergaben sich keine signifikanten Veränderungen, d. h. die pathologischen Plättchen blieben auch im Normalplasma pathologisch, die normalen Plättchen hingegen breiteten sich im Patientenplasma normal aus.

Auf eine Patientin soll ausführlicher eingegangen werden. Die Klinik des Falles wurde von REIMER und VETTER [408] veröffentlicht. Es handelt sich um eine 45jährige Frau, die seit Kindheit immer wieder schwere Haut- und Schleimhautblutungen, gelegentlich auch Gelenkblutungen sowie schwere Menorrhagien durchmacht. In der

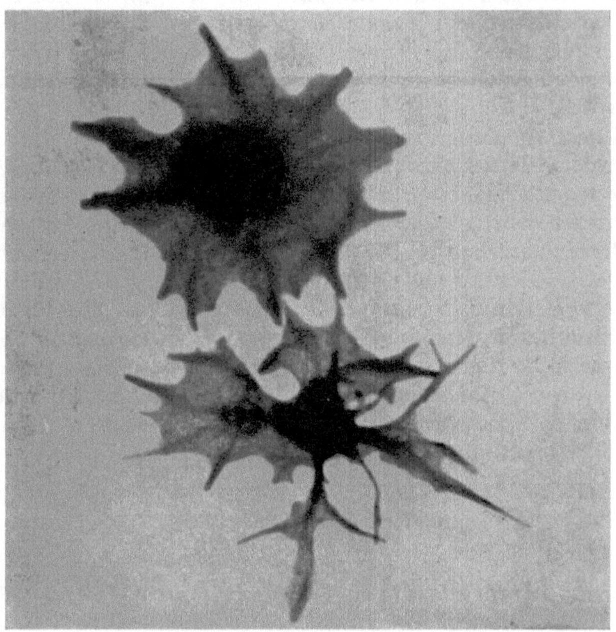

Abb. 5. Thrombopathische Thrombocyten in physiologischer Kochsalzlösung.

Familie sind leichtere Fälle bekannt. Die Nachblutungszeit ist höhergradig verlängert, Gerinnungszeit normal, Retraktion zeitweise normal, zeitweise defekt. Prothrombin nach QUICK 87 bzw. 70%, Faktor V 102%, Faktor VII 65%. Die Heparintoleranz geringgradig vermindert (2′ 10″/9′ 12″/15′ 50″/21′ 12″), der Prothrombinverbrauch in mehreren Untersuchungen mäßig pathologisch oder an der unteren Grenze der Norm. Der Thrombocytenfaktor 1 zeigt keine sichere Abweichung von der Norm. Die Gerinnungszeit von hämophilem Plasma wird durch das Plasma der Patientin normalisiert.

Die Thrombocyten zeigen bei elektronenmikroskopischer Untersuchung das pathologische Verhalten in ihrem eigenen Nativplasma, in ihrem Plasma nach Zusatz verschiedener Anticoagulantien sowie in ihrem Serum, in allen getesteten fremden Plasmen und Seren, in bei 56° inaktiviertem Serum, in mit Bariumsulfat ausgeschütteltem Serum und in mit Äther extrahiertem Serum. Der Thrombocytendefekt konnte nicht durch Zusatz von normalem Plättchenextrakt beseitigt werden. Die Hemmung fand sich weiterhin in (bis zu 1 : 8 mit physiologischer Kochsalzlösung) verdünntem Plasma.

Außerordentlich überraschend war jedoch der Befund, daß die isolierten pathologischen Plättchen vollkommen normal zur Ausbreitung kamen, wenn sie gewaschen in physiologische Kochsalzlösung oder in 5% Polyvinylpyrrolidinlösung gebracht wurden (Abb. 5). Eine teilweise Ausbreitung erfolgte in 5% Albuminlösung, nicht jedoch in 4% γ-Globulinlösung.

Eine Interpretierung dieses Befundes fällt derzeit noch schwer. Einerseits muß der Defekt bei der Thrombopathie in den Plättchen selbst liegen, da sich diese auch in normalem Plasma immer pathologisch verhalten. Es kann sich auch nicht um einen Mangel an einem exogenen Faktor handeln, da sich die pathologischen Plättchen gerade bei vollständigem Mangel jedes Zusatzes, d. h. in physiologischer Kochsalzlösung bzw. Polyvinylpyrrolidin normal auszubreiten beginnen. Das pathologische Ereignis liegt anscheinend im Zusammentreffen der Plättchen mit einem normalen Eiweißfaktor. Wir hoffen, daß es uns gelingen wird, zumindest den exogenen Zusatzfaktor näher zu definieren. Er dürfte den Globulinen angehören und läßt vorläufig keine Beziehung zu den Gerinnungsfaktoren erkennen. Auch seine Stellung zum Adhäsionsfaktor (Savitsky [432]) ist noch ungewiß.

In diesem Zusammenhang möchten wir darauf hinweisen, daß wir eine ähnliche Hemmung der Ausbreitung normaler Thrombocyten durch exogene Faktoren bei Anwesenheit spezifischer Plättchenagglutinine bei essentiellen Thrombopenien beobachtet haben [59]. Hier war der Effekt für die Plättchen spezifisch, Leukocyten blieben unbeeinflußt. Gleiche Beobachtungen konnten wir nach Zusatz von Tween 80 oder Cocain, sowie bei erhöhter Viskosität (Cryoglobulin, höherprozentige Polyvinylpyrrolidinlösungen) machen. Hier war jedoch der Effekt unspezifisch, d. h. auch die Leukocyten wurden betroffen.

Wir hoffen, daß es uns auf Grund der mitgeteilten Befunde gelingt, eine Gruppe von Thrombopathien mit gestörter „Ausbreitungsfunktion" der Plättchen pathogenetisch besser abzugrenzen und von anderen thrombopathischen Erscheinungsbildern zu unterscheiden.

Zur Diskussion aufgefordert:

Ein experimenteller Nachweis der Thrombocytopoese der Megakaryocyten

Von

S. Witte

Aus der Medizinischen Universitätsklinik Erlangen
(Direktor: Prof. Dr. N. Henning)

Mit 1 Textabbildung

Da die Knochenmarkveränderungen, wie sie bei Thrombocytopenien beobachtet werden, nur gleichsam Momentaufnahmen darstellen, wurden die Veränderungen der Megakaryocyten im Verlaufe der experimentellen thrombocytopenischen Purpura, die durch Injektion eines Antiplättchenserums bei Ratten ausgelöst werden kann, untersucht. Im Knochenmarkausstrich gesunder Ratten sind 4% aller Riesenzellen als plättchenbildend anzusprechen. Diese zeigen einen unregelmäßig faserig ausgezogenen Cytoplasmaleib, in dem die Granulation eine gefelderte Anordnung erkennen läßt. Nach Injektion des Antiplättchenserums entsteht eine akute Purpura mit Thrombocytopenie, die in 1 bis 3 Tagen zum Tode führen oder in 6 bis 10 Tagen in klinische Heilung ausgehen kann. Die plättchenbildenden Riesenzellen vermehren sich von 4% auf 13% am 3. Krankheitstag. Diese Vermehrung ist für den 3. und 6. bis 7. Krankheitstag statistisch gesichert.

Im peripheren Blut fallen die Thrombocyten sofort nach Injektion des Antiserums steil ab und erreichen am 3. Tag ihren tiefsten Wert (Abb. 1). Zu dieser Zeit sind aber im Knochenmark die plättchenbildenden Riesenzellen schon vermehrt. Das macht sich an den folgenden Tagen in einem Thrombocytenanstieg im peripheren Blut bemerkbar. Die Blutplättchen scheinen also dem Knochenmarkbefund um einen Tag nachzuhinken.

Man kann aus diesen Befunden wohl schließen, daß die geschilderten Riesenzellformen mit Recht als Vorstufen der Plättchenbildung anzusehen sind. Die Reifung der Thrombocyten von diesem Stadium bis zum Auftreten im peripheren Blut scheint ungefähr einen Tag zu dauern.

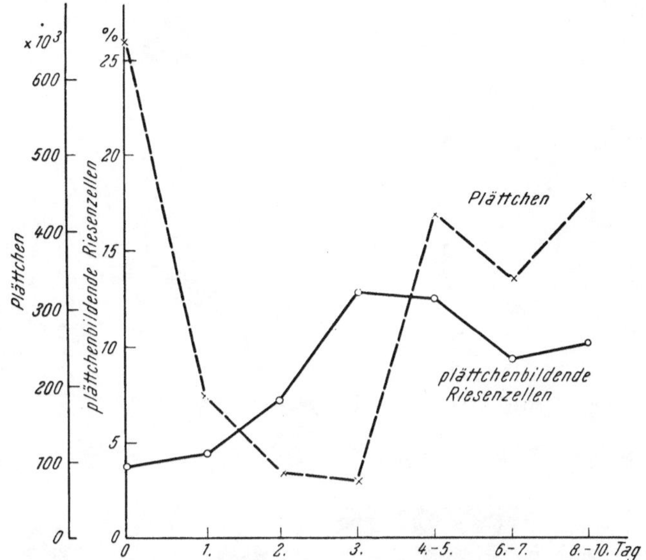

Abb. 1. Vergleich zwischen den Thrombocyten im peripheren Blut und den gleichzeitig bestimmten plättchenbildenden Riesenzellen im Knochenmark im Verlauf der akuten experimentellen thrombocytopenischen Purpura der Ratte. Durchschnittswerte von 70 Untersuchungen.

Glykogengehalt der Megakaryocyten
unter normalen und pathologischen Bedingungen

Von

F. Heckner

Aus der Medizinischen Universitätsklinik Göttingen
(Vorstand: Prof. Dr. R. Schoen)

Mit 2 Textabbildungen

Aus der quantitativen und qualitativen Beschaffenheit des Glykogens in den Megakaryocyten können direkte Schlüsse auf deren plättchenbildende Funktionen gezogen werden. Sowohl die Blutplättchen als auch das Plasma der Megakaryocyten sind normalerweise durch einen starken Glykogengehalt ausgezeichnet. Die unmittelbaren Beziehungen zwischen dem Cytoplasma der Megakaryocyten und der Thrombopoese erlauben es, die thrombopoetischen Leistungen der Megakaryocyten aus der Morphologie des Zellglykogens abzulesen. Die cytochemische Glykogendarstellung erfolgte mit eigener Methode [213]. Es überwiegen bezüglich des Glykogen-

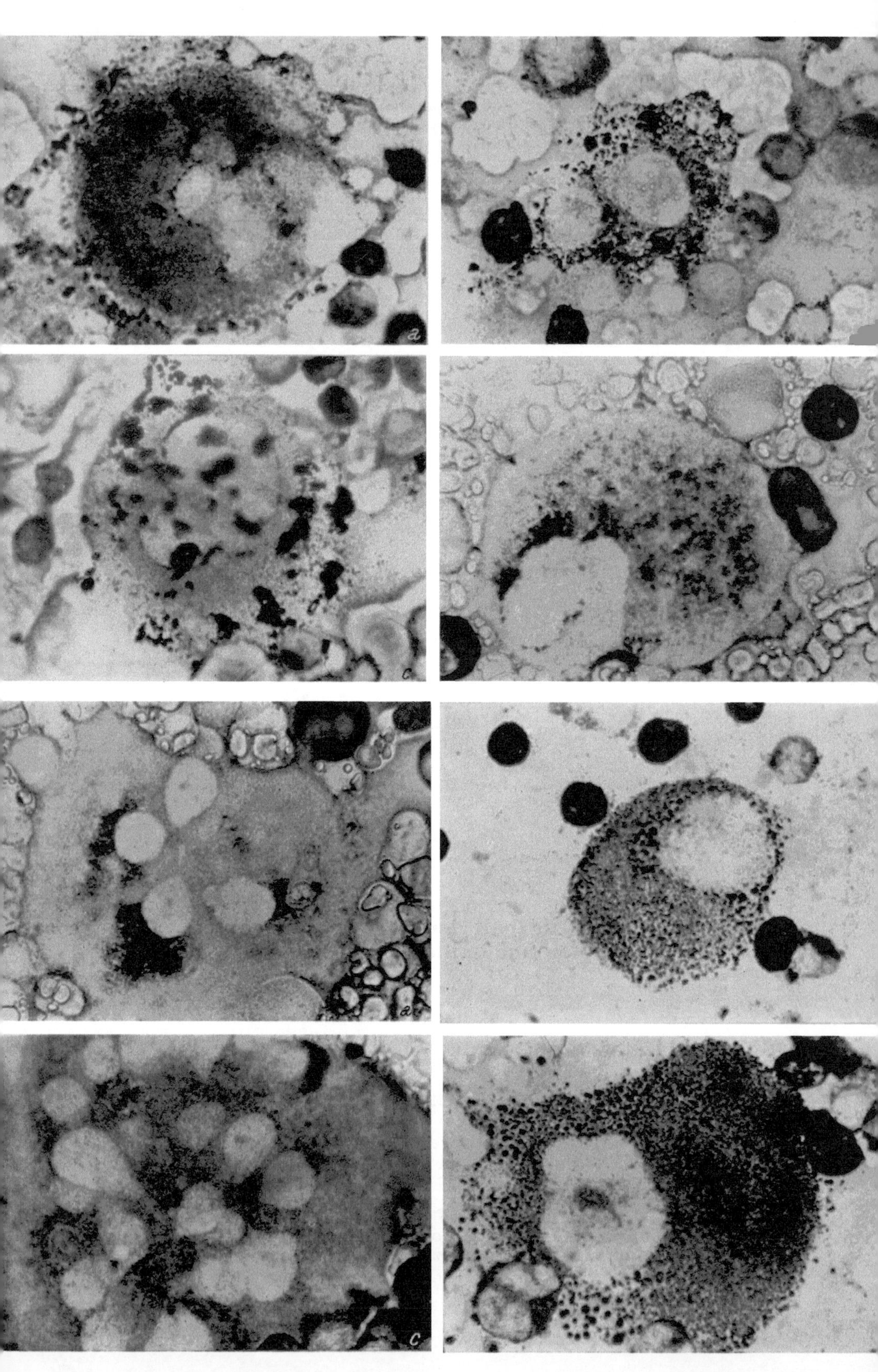

gehaltes zwei Typen von Riesenzellen: 1. Solche, in denen Glykogen sehr reichlich in feinverteilter Form vorliegt (Abb. 1a); 2. solche mit verschieden großen Glykogen-agglomeraten, wobei diese Umgruppierung im Zellglykogen am ehesten als Ausdruck der eigentlichen Plättchenbildung zu werten ist (Abb. 1c). Neben diesen findet man normalerweise Megakaryocyten, aus denen offenbar die Plättchen ausgeschüttet werden (Abb. 1b), und solche, die nur wenig Glykogen enthalten, also sich im Stadium der thrombopoetischen Inaktivität befinden (Abb. 1d). Die Thrombocyten selbst enthalten auch unter pathologischen Bedingungen viel Glykogen.

Bei Morbus Werlhof und auch bei Immuno-Thrombopenien ist das Verhältnis der aktiven zu den inaktiven Megakaryocyten sehr zugunsten der inaktiven, also gly-kogenarmen Formen verschoben (Abb. 2a). Das identische Verhalten der Mega-karyocyten bei Morbus Werlhof und Immuno-Thrombopenien spricht für eine gleich-zeitige Schädigung der Thrombocyten im peripheren Blut und des plättchenbildenden Substrates in den Megakaryocyten durch den Thrombocyten-Antikörper. Nehmen bei Morbus Werlhof nach Splenektomie die normalen, thrombopoetisch aktiven Megakaryocyten im Knochenmark nur wenig zu, so ist ein Fortbestehen des minder-wertigen Megakaryocytenapparates anzunehmen. Bei der Thrombasthenie findet sich zwar durchwegs ein reichlicher Glykogengehalt der Megakaryocyten, jedoch verläuft die Plättchenbildung nicht über das Stadium der intraplasmatischen Glyko-genagglomeration, weshalb in den Megakaryocyten das Glykogen ausschließlich in Form isolierter Granula gefunden wird (Abb. 2b und d). Eine Verminderung des Glykogengehaltes der Megakaryocyten findet sich bei Frühformen akuter Myelosen (Abb. 2c), bei perniciöser Anämie und bei splenopathischer Markhemmung. Bei den akuten Myelosen fassen wir diesen Befund als Ausdruck einer Beteiligung des plättchenbildenden Zellsystems am Krankheitsgeschehen auf.

Erworbene Funktionsstörungen der Thrombocyten

Von

R. Gross

Aus der Medizinischen Universitätsklinik Marburg/Lahn
(Vorstand: Prof. Dr. H. E. Bock)

Die erworbenen oder symptomatischen Funktionsstörungen der Thrombocyten werden zwar in den systematischen Einteilungen berücksichtigt [281], aber nicht ein-gehend behandelt. Budtz-Olsen [66] fand noch 1951 weder in der Literatur noch in seinen eigenen Versuchen gesicherte Fälle dieser Art, was wohl durch die methodischen Schwierigkeiten bei der Untersuchung bedingt sein dürfte. Wir prüfen die Thrombo-

Tabelle 1. *Thrombocyten*

Erkrankung	Fall-zahl	Über 300000	300000 bis 150000	150000 bis 50000	Unter 50000
Akute Leukosen	22	1	1	2	18
Chronische Myelosen ...	28	11	10	5	2
Lymphadenosen	11	1	4	4	2
Zusammen...	61	13	15	11	22

Legenden zu den nebenstehenden Abbildungen:

Abb. 1 (oben). Normale Megakaryocyten.

Abb. 2 (unten). Pathologische Megakaryocyten: *a* Einzelner Megakaryocyt bei Morbus Werlhof, die Glykogen-reste sind gut zu erkennen. *b* und *d* Megakaryocyten bei Thrombasthenie mit isolierter Granula. *c* Hochgradig übersegmentierter Megakaryocyt bei Frühstadien einer akuten Myelose mit starker Reduktion des Glykogens.

Tabelle 2. *Thrombocytenfunktionen bei Leukosen*

Erkrankung	Fall-zahl	Konsumption		Fall-zahl	Retraktionszeit	
		normal	pathologisch		normal	pathologisch
Akute Leukosen .	22	3	19	21	1	20
Chronische Myel.	28	13	15	28	23	5
Lymphadenosen .	11	7	4	11	7	4
Zusammen...	61	23	38	60	31	29

cytenzahl nach FONIO [152] bzw. FEISSLY und LÜDIN [141], die modifizierte
HIRSCHBOEKsche Retraktionszeit [221], den Prothrombinverbrauch nach der Ein-
und Zweiphasenmethode, die Gerinnungs- oder Recalcifizierungszeit mit und ohne
Heparinzusatz, den Thrombokinasebildungstest nach BIGGS [48] sowie das Thrombelastogramm nach HARTERT [199].

Wir hatten schon früher eine Dissoziation zwischen der Thrombocytenzahl und
der Retraktion bei raschen Thrombocytenstürzen oder bei Thrombocytosen nach
Milzexstirpation [10, 184] und gelegentlich bei Urämie festgestellt. Hier sei auf das
Verhalten bei unbehandelten Myelosen eingegangen: Bei einem großen Teil der
chronischen Myelosen ist die Thrombocytenzahl normal oder vermehrt (Tab. 1).
Bei diesen Fällen finden sich gleichwohl nicht selten Störungen der Thrombocytenfunktion. Tab. 2: Der Prothrombinverbrauch ist bei einer beträchtlichen Zahl
chronischer Myelosen mit normalen und sogar vermehrten Thrombocytenzahlen unvollständig, während die Retraktionszeit weniger häufig von der Norm abweicht.
Besonders bei hohen Thrombocytosen beobachten wir ganz verschiedene, überwiegend
partielle Funktionsstörungen, die Thrombokinasebildung, die Retraktion oder die
Heparininaktivierung betreffend. Die Veränderungen sind sehr konstant und
nicht durch Veränderung plasmatischer Gerinnungsfaktoren bedingt. Die partielle
Funktionsstörung ist somit unseres Erachtens nicht nur für die hereditären Thrombopathien charakteristisch [391], sondern auch für erworbene und symptomatische
Formen.

Tabelle 3

	Thrombopenie			Thrombopathie im engeren Sinn			
	Thrombocyten in 1000						
	< 50	50—100	100—150	150—200	200—250	250—300	> 300
Vorkommen von Funktionsstörungen	regel-mäßig	wechselnd		selten			nicht selten!
Art der Funktions-störungen	meist komplett	oft partiell					

Die Ergebnisse können folgendermaßen zusammengefaßt werden (Tab. 3): Im
Bereich stark erniedrigter Thrombocytenzahlen sind meist alle Funktionen gestört.
In einem relativ weiten Grenzbereich finden wir häufiger partielle Störungen, können
aber im Hinblick auf die zahlenmäßigen Bedingungen noch nicht von Thrombopathien im engeren Sinne sprechen. Im Normalbereich sind Funktionsstörungen
relativ selten. Unsere besondere Aufmerksamkeit verdienen aber erhöhte Thrombocytenzahlen, die immer wieder nicht nur mit einer relativ schwachen, sondern mit
einer absolut unzureichenden Plättchenfunktion einhergehen.

Diskussion zu den Vorträgen von R. Jürgens und R. Schoen:

Herr QUATTRIN, Neapel, nimmt zur Einteilung der Thrombopathien Stellung [392].
Er möchte die Bezeichnung „hämorrhagische Krankheiten infolge von Plättchen-
fehlern" oder „thrombocytär bedingte hämorrhagische Krankheiten" vorziehen und
diese Krankheitsgruppe folgendermaßen einteilen:

A. Thrombopenien (quantitative Störungen).

B. Thrombopathien (nur qualitative Störungen).

1. Reine Formen (hereditäre bzw. sporadisch-konstitutionelle Thrombopathien):
a) Thrombopathie VON WILLEBRAND-JÜRGENS,
b) Thrombopathien infolge von Global- und Subglobalfehlern,
c) Thrombopathien infolge von Einzelfehlern.

2. Gemischte Formen:
a) Thrombo-teleangiopathien,
b) Thrombo-plasmopathien,
c) Thrombo-teleangio-plasmopathien.

3. Zusätzliche Formen:
a) Thrombopathie bei hämolytischen Anämien,
b) Thrombopathien bei hyper- und aplastischen Myelosen (Leukämien, Erythrämien usw.).

Die tatsächliche Existenz von Thrombopathien durch Einzelfehler ist nicht gesichert. Bei der Thrombasthenie von GLANZMANN [170], bei der Thrombopathia haemophilica (VAN CREVELD und PAULSSEN [86]), bei der isolierten Störung der Konglutination [392], bei der Thrombopathia granulopenica (FONIO [153]) und dem Fall von hypocoagulopenischer Thrombopathie von SUSSMAN [474] wurde nur eine einzige Störung der Plättchenfunktion gefunden, was nicht besagt, daß keine andere bestanden hat. Zahlreiche kleine Plättchen mit fehlender Agglutination finden sich bei Patienten mit infektiöser Mononucleose, zahlreiche polymorphe Plättchen, Riesenplättchen, teils mit fehlender oder unregelmäßiger Granulation, teils mit hyperchromem Plättchenchromomer werden bei angeborener sporadisch-konstitutioneller Thrombopathie sowie bei konstitutioneller familiärer tödlicher Thrombopathie infolge Globalfehlers beobachtet.

Herr KOCH, Gießen, berichtet über drei Fälle von *sporadischer Thrombopathie* WILLEBRAND-JÜRGENS. Bei sämtlichen Patienten verhielten sich die Thrombocyten im Thrombokinaseaufbautest pathologisch. Bei einem Patienten fand sich außerdem eine Verminderung von Faktor VII auf 25 bis 30%; bei einem anderen eine anhaltende Thrombopenie. Ein Mädchen hatte so heftige Periodenblutungen, daß bis zu 3 Liter Blut an einem Tage übertragen werden mußten. Eine Verödung der Uterusschleimhaut mit dem Thermokauter brachte die Blutung zum Stehen. Nach Abstoßen des Schorfes kam es erneut zur Blutung, doch stand diese nach mehrmaliger Thrombin-Tamponade des Uterus. Nach der Injektion von 10 ml Tachostyptan kam es zu einem Thrombocytenanstieg um 100 bis 300%, der bis zu 4 Tagen anhielt. Diese Wirkung blieb bei gesunden Versuchspersonen sowie bei Patienten mit essentieller und symptomatischer Thrombopenie aus.

Herr MARX, München, weist darauf hin, daß zur Stellung der Diagnose Thrombopathie nicht nur der Patient selbst, sondern auch alle erreichbaren Familienmitglieder mit allen Methoden der Gerinnungsanalyse, der Thrombocytencharakterisierung und der Gefäßdiagnostik untersucht werden müssen. MARX berichtet über eine Familie mit reiner *hereditärer Thrombopenie*. Bei der Proposita standen Menorrhagien neben heftigen Nasen-, Zahnfleischblutungen und Petechien im Vordergrund. Es bestand eine Thrombopenie von 37000, ein positiver RUMPEL-LEEDE, eine Verlängerung der Blutungszeit auf 6 bis 7 Minuten und eine gestörte Thrombocytenagglutination. Elektronenoptisch fanden sich pseudopodienarme (Abb. 1a) neben pseudopodienreichen (Abb. 1b) und normal ausgebreiteten Thrombocyten (Abb. 1c). Nach Splenektomie waren alle Kriterien normal. Gleiche Veränderungen fanden sich auch bei dem Vater der Patientin und bei vier Geschwistern.

In einer Familie mit *Thrombopathie vom Typ* NÄGELI fand sich bei einem 18jährigen Mädchen eine verlängerte Prothrombinzeit, die durch Synkavit normalisiert wurde. Bei normaler Thrombocytenzahl bestanden Störungen der Agglutination, der Adhäsion, der Retraktion (nach AGGELER) bei normaler Kurve im Retraktometer, ein positiver RUMPEL-LEEDE und JÜRGENS, eine verlängerte Blutungszeit, im TEG waren r und k verlängert bei normalem g und m_ε. Bei der Schwester der Patientin waren die Blutungszeit ebenfalls verlängert, die Adhäsion weniger gestört, im TEG r, k, g und m_ε pathologisch, der Prothrombinverbrauch normal. Im Elektronenmikroskop fanden sich Thrombocyten ohne Pseudopodien neben normalen Ausbreitungsformen, ferner Pyknosen der Granula.

Eine Frau mit *thrombopenischer Thrombopathie vom Typ* VON WILLEBRAND-JÜRGENS hatte 30000 bis 60000 Thrombocyten, eine mittelschwere Agglutinationsstörung und eine Störung des Prothrombinverbrauches bei normaler Adhäsion der

Plättchen. Morphologisch waren die Plättchen im Elektronenmikroskop normal (Abb. 1 *d*). Nach Splenektomie wurde die Thrombocytenzahl normal, die Blutungszeit verkürzte sich, der Prothrombinverbrauch blieb jedoch pathologisch. Agglutination, Retraktion und TEG waren jetzt normal, die Menorrhagien verschwanden, die übrigen Blutungen persistierten jedoch. Bei dem Sohn der Patientin war bei normaler Thrombocytenzahl der Prothrombinverbrauch gestört. Wichtig erscheint, daß unter 12 Patienten mit Thrombopathie bei zwei Fällen das TEG trotz Störung der Agglutination oder des Prothrombinverbrauches normal war, so daß ein normales TEG nicht unbedingt für eine reine Vasopathie spricht.

In einer anderen *Thrombopathiefamilie* fanden sich bei einem Kinde eine normale Blutungszeit und Retraktion bei schwerer Störung des Prothrombinverbrauches, der Thrombocytenagglutination und gesteigerte Plättchenadhäsion. Im TEG waren *r* und *k* verlängert, *g* und m_ε normal. RUMPEL-LEEDE und JÜRGENS waren negativ.

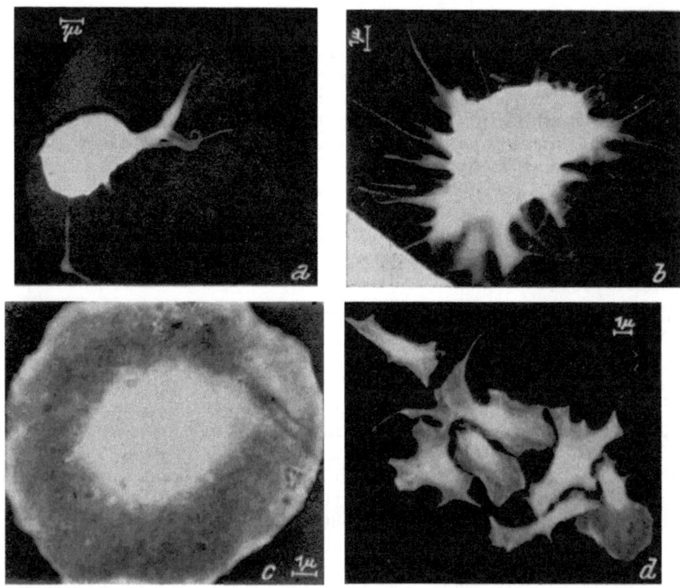

Abb. 1. Elektronenoptische Aufnahmen von Thrombocyten bei hereditärer Thrombopenie und bei Thrombopathie VON WILLEBRAND-JÜRGENS. *a* Pseudopodienarmer Thrombocyt bei hereditärer Thrombopenie, *b* pseudopodienreicher Thrombocyt bei hereditärer Thrombopenie, *c* normal ausgebreiteter Thrombocyt bei hereditärer Thrombopenie, *d* Thrombocyten bei Thrombopathie VON WILLEBRAND-JÜRGENS.

Bei der Mutter waren Agglutination, *r*, *k* und *g* im TEG sowie RUMPEL-LEEDE pathologisch, m_ε normal. Abschließend weist MARX auf die therapeutischen Schwierigkeiten bei der *Kephalgia thrombopathica* und auf kleine Gelenkkapselblutungen bei *thrombopathischen Arthralgien* hin. Die Unterscheidung verschiedener Typen der Thrombopathien besteht zu recht, die Abgrenzung wird entsprechend den methodischen Fortschritten in Zukunft leichter möglich sein.

Herr HENNING, Erlangen, weist darauf hin, daß im Gegensatz zu den Ansichten neuerer Autoren auch Fälle *chronischer thrombopenischer Purpura* gelegentlich ausheilen können und belegt diese Ansicht durch die Mitteilung der Krankengeschichte einer Patientin, die nach ihrer ersten Gravidität nun schon seit 8 Jahren geheilt ist. Die akuten Fälle hingegen können im akuten Stadium trotz aller Therapie zugrundegehen. Es können neben dem Plättchenschwund eine Hyperheparinämie und ein Faktor-V-Mangel bestehen, die nach klinischer Heilung noch viele Jahre nachweisbar bleiben können. Aus der Morphologie der Riesenzellen auf verschiedene Krankheitsbilder schließen zu wollen, scheint nach den Untersuchungen von WITTE unzulässig zu sein.

Herr KLIMA, Wien: Bei *Thrombopenien* finden sich auch degenerative Veränderungen der Megakaryocyten. Bei ihrer Beurteilung in Knochenmarkausstrichen und histologischen Präparaten ist wegen ihrer Vulnerabilität große Vorsicht geboten. Riesenplättchen können auch bei banalen protrahierten Blutungen gefunden werden und sind als unreife Plättchenformen bei vermehrter Beanspruchung des megakaryocytären Apparates nach Art einer Linksverschiebung aufzufassen.

Der unmittelbare Stillstand der Blutungen nach Milzexstirpation noch ohne Anstieg der Thrombocytenzahlen ist durch Einwirkung auf den Gefäßapparat vielleicht als vegetative Umschaltung zu erklären.

Herr FEISSLY, Lausanne, erinnert an die eindrucksvolle blutstillende Wirkung von Adrenalin (mehrmals 1 ml $1^0/_{00}$-Lösung s. c.) bei einem äußerst schweren Fall von thrombopenischer Purpura, bei dem alle anderen Maßnahmen versagt haben.

Herr HARTERT, Heidelberg: Das TEG erfaßt besonders Thrombusaufbaustörungen, die mit einer Minderung der Festigkeit des Blutgerinnsels einhergehen. Diese können durch Fibrinogenmangel sowie durch Störung der Zahl und der Funktion der Plättchen bedingt sein. Die thrombusaufbauende Fähigkeit der Plättchen steht in Zusammenhang mit dem retraktionsauslösenden Thromboglutin, während Adhäsions- und Agglutinationstendenz der Plättchen das TEG nicht beeinflussen. Bei den Thrombopathien entstehen unabhängig von der Plättchenzahl nur äußerst weiche und schlaffe Thromben, die leicht von den Wunden abgespült werden. Frischbluttransfusionen sind wirkungslos, weil offenbar die normalen Plättchen mit den kranken agglutinieren. Milzbestrahlung führt bei Morbus Werlhof manchmal zu einer erheblichen zahlenmäßigen Vermehrung der Plättchen, aber nicht zu einer Verbesserung ihrer Funktion. Bei erfolgreicher Milzexstirpation findet sich schon vor dem Plättchenanstieg innerhalb von 7 Stunden eine Normalisierung der Thrombusfestigkeit im TEG (Abb. 2). Möglicherweise werden hier zunächst wenige neue, aber funktionstüchtige Plättchen ausgeschwemmt.

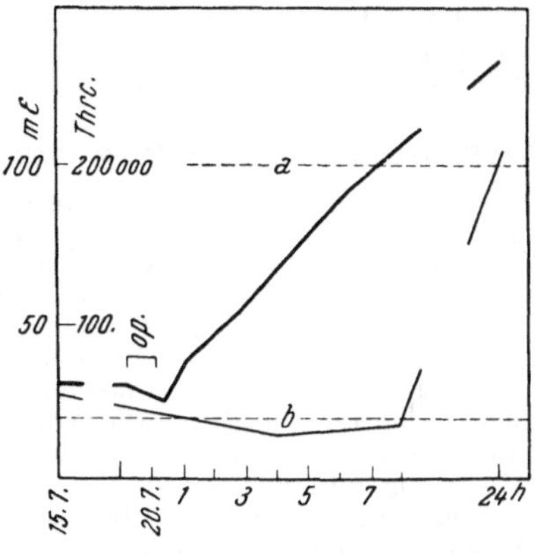

Eine Minderung der Thrombusfestigkeit findet man auch bei hämorrhagischen Leukämien und bei Thrombopathien ohne Thrombopenie. Die Zuordnung der spontanen Kapillarblutungen im Sinne der Purpura zu einer der Funktionen der Plättchen ist schwierig. Eine ausgesprochene

Abb. 2. Verhalten der Thrombusfestigkeit und der Thrombocytenzahl nach Milzexstirpation. Kurve a: Thrombusfestigkeit. Kurve b: Thrombocytenzahl. Abszisse: Zeit nach der Operation in Stunden. Ordinate: m_ε bzw. Thrombocytenzahl.

Purpura scheint es jedenfalls bei Thrombopathien nur dann zu geben, wenn die möglicherweise gemeinsame Noxe auch eine stärkere Thrombopenie verursacht hat. Bei einigen Fällen von Anaemia perniciosa und Plättchenzahlen um 10000/mm³ und auch bei Myelosklerosen mit niedrigen Plättchenzahlen sahen wir häufig völliges Fehlen hämorrhagischer Erscheinungen bei fast normalem TEG.

Herr LINKE, Heidelberg, berichtet über *Werlhof-Fälle*, die bis zu 10 Jahre nach der Milzexstirpation beobachtet werden konnten und geheilt geblieben sind. Nach Abtrennung der immunologischen Formen bleibt eine Gruppe von Werlhof-Patienten übrig, die primär als Milzerkrankung aufzufassen sind. Hierfür sprechen die schlagartigen Normalisierungen sowohl des quantitativen als auch qualitativen Blutplättchenbildes und der Morphologie des Megakaryocytenapparates, als auch der Thrombocytenfunktion, die wenige Stunden nach der Milzexstirpation nachweisbar sind. In diesen Fällen findet man stark vergrößerte Lymphfollikel in der Milz, in denen wahrscheinlich vermehrt ein humoral wirksames Prinzip gebildet wird, das die Bildung, Reifung und Ausschwemmung der Thrombocyten im Knochenmark hemmt [315]. Auch bei akutem Morbus Werlhof kann die Milzexstirpation in einzelnen Fällen lebensrettend sein.

Herr REIMER, Wien, teilt die *essentiellen Thrombopenien* in folgender Weise ein: 1. Immunologisch bedingte Fälle, bei denen ein Plasmafaktor nachgewiesen werden kann, der eigene und fremde Plättchen zur Agglutination bringt. Die Megakaryocyten sind spärlich und zeigen morphologische Veränderungen. Der Verlauf ist chronisch, selten akut. 2. Solche immunologisch bedingte Fälle, bei denen die Plättchen einen positiven COOMBS-Test geben. Die Riesenzellen sind ebenfalls spärlich. 3. Solche Formen, bei denen die Plättchenbildung im Knochenmark gestört ist.

Die Megakaryocyten sind zahlreich, weisen aber morphologische Veränderungen auf. Die Ursache ist ein noch nicht näher charakterisierter Hemmfaktor, der sich auch in der Milz findet.

Herr Schön, Göttingen, Schlußwort: Das zentrale Problem der Thrombopenie ist der Anteil der Immuno-Thrombopenien an den sogenannten idiopathischen Formen. Die Forschung darüber ist noch völlig im Fluß und durch die Uneinheitlichkeit und Schwierigkeiten der Methodik behindert. Neben der Agglutination durch Antikörper sollte auch die Agglomeration durch Potentialveränderungen der Oberflächen der Plättchen und die Adhäsion beachtet werden. Eine weitere Erschwerung ist, daß sich bei in vitro Versuchen nicht immer die im Organismus erfolgenden Reaktionen reproduzieren lassen. Da es nach Marx auch erbliche Thrombopenien mit Agglutinationsstörungen gibt, darf nicht allzusehr schematisiert werden. Die Übergänge zu den Immuno-Thrombopenien sind fließend. Der Plättchenverbrauch wird durch eine Vielzahl von Faktoren erhöht, nicht allein durch Plättchenantigene. Plättchen und Megakaryocyten werden offenbar durch gleiche Noxen geschädigt. Der Nutzen der Splenektomie ist nicht nur nach dem Anstieg der Plättchenzahlen, sondern hauptsächlich nach der Abnahme der Blutungsbereitschaft zu beurteilen. Ein wichtiges Problem ist die Differenzierung von Plättchengruppen und ihre Nutzbarmachung für die Plättchentransfusion.

Diskussion zum Vortrag von A. Hittmair:

Herr Rohr, Zürich: Im allgemeinen werden alle möglichen Funktionen der Milz dem RES zugeschrieben, ohne daß es jedoch gelingt, das morphologische Substrat näher zu fassen. Bis vor wenigen Jahren galt dies auch für die Antikörper, bzw. die Gammaglobulinbildung, die man dem reticulo-histiocytären System zuschrieb. Heute ist man in diesem Punkte doch einen Schritt weitergekommen, da es wohl bereits unbestritten ist, daß die Gammaglobulinbildung an das Plasmazellsystem gebunden ist. Der Beweis ist dafür sowohl experimentell als auch klinisch erbracht worden, sowie in letzter Zeit durch die Aufdeckung des neuen Syndroms der Agammaglobulinämie, bei der tatsächlich die Plasmazellen im Knochenmark und in den Lymphdrüsen vollständig fehlen.

Wenn man die Milz auf die Veränderungen hin untersucht, die man bei chronischen Cytopenien, insbesondere Thrombopenien, wie dem Werlhof-Syndrom, findet, dann fallen doch einige Veränderungen auf, die meines Erachtens ein eingehenderes Studium rechtfertigen: Sofern die Milz vergrößert ist, ist dies meist durch eine Vermehrung und Vergrößerung der Malpighischen Körperchen bedingt, und hier wiederum fallen die vergrößerten Flemmingschen Keimzentren auf. Diese Vergrößerung der Keimzentren ist durch eine Wucherung großer Reticulumzellen bedingt. Einige solche Veränderungen sollen durch die folgenden Abbildungen illustriert werden, wobei es sich in dem einen Fall um einen essentiellen Morbus Werlhof (Abb. 3), in dem anderen Fall um einen symptomatischen Morbus Werlhof bei einem infektiös toxischen Zustand mit nephrotischem Syndrom (Abb. 4) handelt. In der Literatur finden sich, wenn auch verstreut, nicht so selten ähnliche Mitteilungen. Die Interpretation dieser Befunde ist noch weitgehend ungeklärt. Einige Hinweise zu einem Deutungsversuch seien mir jedoch gestattet:

Man sollte sich darüber im klaren sein, daß das lymphatische und das myeloische System in enger Wechselbeziehung zueinander stehen, und zwar derart, daß zwischen beiden ein polar antagonistisches Verhältnis besteht. Die sogenannte depressive hypersplenische Milzfunktion auf das Knochenmark beruht wahrscheinlich auf dem lymphatischen Anteil der Milz und ist selbstverständlich bei einer Hyperplasie der Milzfollikel verstärkt. Die Wucherung der reticulären Elemente, die einerseits in den Flemmingschen Zentren und auch in unterschiedlicher Stärke in der roten Pulpa zu beobachten ist, hat offenbar eine genetische Beziehung zur Antikörperbildung, sei es der antithrombocytären oder antileukocytären Antikörper. Die strukturellen Milzveränderungen scheinen bei gewissen Thrombopenien und Leukopenien sehr ähnlicher Natur zu sein; der Unterschied dürfte weniger in den Veränderungen des lymphoreticulären Apparates als in einer elektiven Sensibilisierung der Thrombo- oder Granulopoese liegen. Tierexperimentelle Untersuchungen an geeigneten Laboratoriumstieren mit lymphatischer Milzstruktur könnten hier wohl weiter helfen.

Diskussion zu den Vorträgen von P. Miescher und E. Reimer:

Herr Wolf, Wien: *Zur Problematik des Thrombocyten-Coombstestes.* Der Moreschi-Coombs-Test ist heute bei der Klärung antikörperbedingter, erworbener, hämolytischer Anämien zu einem gesicherten Bestandteil unseres diagnostischen Rüstzeuges geworden. Die einfache Ausführung und die geradezu pathognomonische

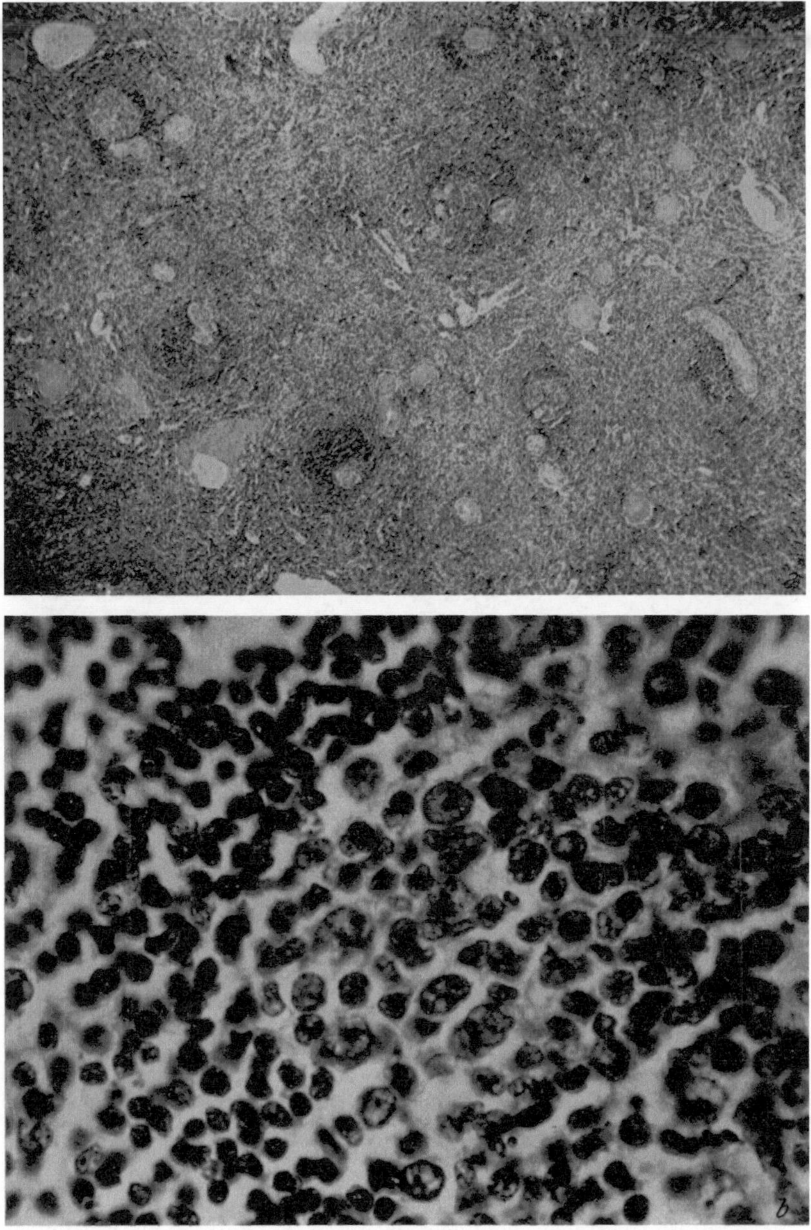

Abb. 3. Milzhistologie bei Morbus maculosus Werlhof, 39jähriger Patient, seit 25. Jahr Thrombopenie. Seit der Operation beschwerdefrei, Plättchenzahl normal. *a* Übersicht. Vermehrte und auffallend große Follikel mit großen hellen Zentren. *b* Retikulär aufgebaute, vergrößerte FLEMMINGsche Zentren.

Verwertbarkeit dieser Reaktion sichert ihr einen bleibenden Platz in jedem serologischen Laboratorium. Nicht so einfach liegen die Verhältnisse bei der Verwendung dieses Testes in der Thrombocyten- und Leukocytenpathologie. Bei den Leukocyten ist ein COOMBS-Test bisher noch nicht gelungen [*100, 354, 362* u. a.].

Bei Thrombopenien haben vor allem FLÜCKIGER, HÄSSIG und KÖLLER [*150*] diese Methode verwendet. Bei einem Fall von anaphylaktoider Purpura mit Thrombopenie haben wir ebenfalls einen positiven Thrombocyten-COOMBS-Test erhoben. Da wir je-

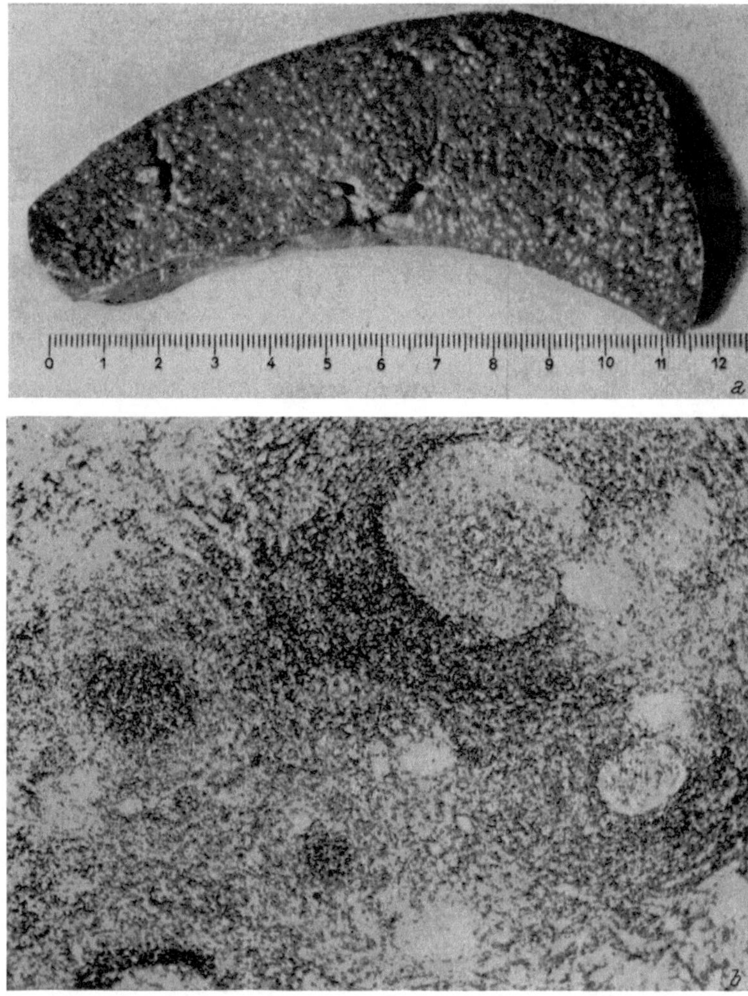

Abb. 4. Symptomatischer Morbus Werlhof bei 27jähriger Frau (infektiös-toxischer Zustand mit nephrotischem Syndrom). *a* 140 g schwere Milz, ausgesprochen vermehrte Follikelzeichnung. *b* Vermehrung und Vergrößerung der Follikel mit sehr großen Keimzentren. Nach Splenektomie rasche Heilung [*231*].

doch bis dahin keine Erfahrung mit diesem Test bei Thrombocyten hatten, untersuchten wir die Blutplättchen von acht weiteren Kindern ohne Blutungen oder Thrombopenie, wobei fünfmal der COOMBS-Test positiv war. Die von den oben genannten Autoren angegebene Methode wurde genau eingehalten und insbesondere auf Silikonisierung des gesamten verwendeten Materials (Nadeln, Zentrifugierröhrchen, Pipetten usw.), ferner auf eine Temperatur von zirka 4° und schließlich auf ein Minimum von 25000 Plättchen pro Kubikmillimeter plasmafreier Thrombocytensuspension geachtet. Bei Anstellung einer Verdünnungsreihe des COOMBS-Serums erhielten wir die in Tab. 1 wiedergegebenen Werte.

Tabelle 1. *Coombs-Serum-Verdünnungen*

Zahl der Fälle	1:2	1:4	1:8	1:16	Erythrocyten-COOMBS-Test
1	+	+	±	0	negativ
2	+	±	0	0	positiv
3	+	0	0	0	negativ
3	0	0	0	0	negativ

Es zeigt sich also, daß positive Teste bis zu Verdünnungen von 1:4 auch beim gesunden Kind mit normalen Thrombocytenwerten gefunden werden können. Der erste Fall betrifft die angeführte Thrombopenie, die beiden Fälle der zweiten Reihe sind eine Retikulose und eine erworbene hämolytische Anämie vom Typ LOUTIT, während die letzten drei Patienten an LITTLEscher Krankheit, bzw. an Nephritis und an Pneumonie litten. Drei weitere Kinder zeigten negative Teste. Indirekte COOMBS-Teste verliefen bei allen untersuchten Fällen negativ.

Mit den Thrombocytensuspensionen der drei ersten Fälle führten wir einen Gamma-globulin-Neutralisationstest durch, analog dem Verfahren, das DACIE [89] für die Differenzierung von Wärme- und Kälteantikörpern bei erworbenen hämolytischen Anämien angegeben hat. Das Resultat (Tab. 2) zeigt im Gegensatz zu vergleichsweise dargestellten Erythrocytenantikörpern, daß die Reaktion keine Veränderung, außer durch die mit der Zufügung des Gammaglobulins zum COOMBS-Serum verbundene Verdünnung, erfährt.

Tabelle 2. *Gammaglobulin-Neutralisationstest*

Antikörper-Typ		Verdünnungen von 4% Gammaglobulin				Kontrolle (NaCl)
		1:4	1:16	1:64	1:256	
Erythro-cyten	Wärmeantikörper...	0	0	0	+	+++
	Kälteantikörper....	+	++	+++	+++	+++
Thrombocyten-COOMBS-Test positiv		±	±	±	±	+

Insgesamt ergibt sich aus diesen Versuchen:

1. Positive Thrombocyten-COOMBS-Teste können mit unverdünntem oder nur wenig verdünntem COOMBS-Serum auch bei Kindern mit normalen Thrombocyten-werten gefunden werden. Erst ab einer Verdünnung von 1:8 ist dieser Test bei gesunden Kindern negativ.

2. Der Gammaglobulin-Neutralisationstest liefert bei der Untersuchung von COOMBS-positiven Thrombocytenbefunden keine verwertbaren Ergebnisse. Dies er-scheint uns als ein Hinweis auf die Notwendigkeit, bei der Interpretation positiver Thrombocyten-COOMBS-Teste besonders vorsichtig zu sein, um so mehr, als in der Literatur immer wieder das Mißlingen des Testes in seiner indirekten Form betont wird [362, 429].

Die Darstellung der Wirkung eines Plättchenagglutinins auf elektronenoptischem Wege [57], ferner biologische Teste im Tierexperiment [351] und Transfusions-resultate stellen unseres Erachtens heute die exakteste Beweisführung des Vorliegens von thrombocytenschädigenden Serumsubstanzen dar, sofern nicht extrem hohe Titer im direkten Plättchenagglutinationstest [462] gefunden werden.

Herr STEFFEN, Wien: Der Nachweis von Autoantikörpern bei Immunothrombo-penie erfolgt im allgemeinen derzeit 1. indem nach HARRINGTON [194] Thrombopeniker-blut Gesunden transfundiert wird und hierbei einen Thrombocytensturz von einigen Tagen Dauer auslöst; 2. in Tierversuchen, wie sie von MIESCHER beschrieben wurden, und 3. durch die Anwendung des Thrombocyten-COOMBS-Testes von FLÜCKIGER, HÄSSIG und KOLLER [150]. Die schwierige Durchführung der zur Zeit in diesem Bereich der Immunhämatologie verwendeten Teste wurde von den Vortragenden mehrfach erwähnt.

Der Antihumanglobulin-Ablenkungsversuch, welcher von uns zuerst für den Nachweis von Antikörpern, die an Gewebezellen sessil geworden sind, eingeführt wurde, konnte auch bei verifizierten chronischen Immunothrombopenien mit gutem Erfolg angewendet werden. Das Prinzip des Antihumanglobulin-Ablenkungsversuches besteht darin, daß Gewebe- oder Blutzellen in lyophilisiertem Zustand mit einem Serum inkubiert werden, in welchem ein Antikörper mit einer Spezifität gegen das verwendete Zellsubstrat vermutet wird. Nach erfolgter Inkubation werden die Zellen unter Eiskühlung eiweißfrei gewaschen und der abzentrifugierte Zellbrei mit einem COOMBS-Serum von bekannter Titerstärke versetzt. Nach einer bestimmten Ablenkungszeit wird zentrifugiert und das überstehende COOMBS-Serum neuerlich auf seine Aktivität überprüft. Die Prüfung der Aktivität des COOMBS-Serums erfolgt mit O-Rh-Erythrocyten, welche mit hochtitrigen monovalenten Rhesus-Immunkörpern beladen wurden. Zu Kontrollzwecken wird parallel mit dem Patientenserum ein Normalserum mit einer gleichen Menge des Zellsubstrates inkubiert und anschließend einer Antihumanglobulin-Ablenkungsbestimmung unterworfen. Das Resultat des Antihumanglobulin-Ablenkungsversuches bei einer unserer Immunothrombopenien ist in Tab. 3 dargestellt.

Tabelle 3

	1:2	1:4	1:8	1:16	1:32	1:64	1:128	1:256	1:512	1:1024
Erythrocytenkontrolle: Titer des COOMBS-Serums gegen Erythrocyten mit monovalentem Anti-Rh-Serum beladen	++++	+++	+++	+++	++	++	+	+	+	±
Kontrollzellen: Titer des COOMBS-Serums nach Reaktion mit Thrombocyten (mit Normalserum beladen) gegenüber obigen Kontrollerythrocyten	+++	+++	+++	+++	++	++	+	+	+	±
Versuch: Titer des COOMBS-Serums nach Reaktion mit Thrombocyten (mit Patientenserum beladen) gegenüber obigen Kontrollerythrocyten	+++	+++	++	++	+	+	+	±	—	—

Der Titerverlust des COOMBS-Serums nach Ablenkung durch die Versuchszellen kann nur auf eine Substanz mit Humanglobulineigenschaft an den Zellen — in diesem Falle einem beladenden Antikörper — zurückgeführt werden. Die direkte Form des Versuches sieht derart aus, daß mit den Zellen des Patienten selbst eine Antihumanglobulin-Ablenkung durchgeführt wird. Das Ausmaß der bis jetzt von uns durchgeführten Versuche soll als Beweis für die Zuverlässigkeit der Methode angeführt werden. Zuerst wurde an Erythrocyten, welche künstlich mit monovalenten Antikörpern beladen wurden, die Verläßlichkeit der Methode überprüft und nachgewiesen. In Tab. 4 sind 66 Fälle, welche den Autoaggressionskrankheiten des Blutes angehören, und solche, die sich an Bindegewebs-, Herz- und Muskelzellen manifestieren, mit den entsprechenden Kontrollfällen zusammengefaßt. Hierbei sieht man in den als Autoaggressionskrankheiten zu bezeichnenden Fällen positive Resultate in der Antihumanglobulin-Ablenkung. Aus dem Umfang der angestellten Versuche glauben wir auf die Zuverlässigkeit der Methode schließen zu dürfen und diese für den Nachweis von Immunothrombopenien empfehlen zu können.

Zu dem von Herrn MIESCHER gezeigten Schema der durch Arzneimittel bedingten Thrombopenie glauben wir sagen zu müssen, daß eine Antigen-Antikörperreaktion zwischen einem bestimmten Pharmakon und einem im Serum auftretenden Agglutinin nicht eine Bindungsfähigkeit dieses Reaktionskomplexes gegenüber Thrombocyten und damit eine Schädigung dieser an und für sich mit sich bringen müsse.

Wir glauben vielmehr, daß, durch eine Disposition oder eine vielleicht vorausgehende Schädigung veranlaßt, sich zuerst das Pharmakon an die Thrombocyten

Tabelle 4

Fälle		Herz-Muskel Gelenk +	Herz-Muskel Gelenk −	differenziert in Fälle	Herz +	Herz −	Muskel +	Muskel −	Leukocyten +	Leukocyten −	Erythroblasten +	Erythroblasten −	Thrombocyten +	Thrombocyten −
		Antihumanglobulinablenkung durch verschiedene Zellsubstrate nach Beladung mit Patienten- bzw. Normalseren												
20	Polyarthritis	17	3	10	4	6	10	—						
5	Polyneuralgie	—	5											
12	Rheum. Endocarditis	11	1	7	7	—	—	7						
1	Septische Endocarditis	—	1											
3	Diverse Herzfälle	—	3											
1	Pneumonie	—	1											
1	Tumor	—	1											
1	Gangrän	—	1											
1	Cholecystopathie	—	1											
2	Erw. hämol. Anämie										2	—		
1	Sympt. hämol. Anämie										—	1		
4	Immunoleukopenie								4	—				
5	Chron. Neutropenie								—	5				
1	Colchizinneutropenie								—	1				
2	Immunothrombopenie												2	—
6	Gesunde	—	6						—	6	—	3	—	3
66	Fälle insgesamt													

anlagern dürfte, diese hierbei zum Zerfall bringt, wobei ein Antigenkomplex entsteht, welcher eine Antikörperbildung verursacht. Dieser Antikörper besäße nun infolge antideterminierender Eigenschaften gegen den Antigenkomplex eine Bindungsfähigkeit gegenüber Thrombocyten und gegenüber dem Pharmakon und würde durch eine Beladung der haptenartig reagierenden Thrombocyten diese für ein Abfangen des zugeführten Pharmakons und damit für die auftretende Schädigung empfänglich machen. Wir möchten abschließend zu bedenken geben, ob nicht die durch Arzneimittel bedingten allergischen Thrombopenien als einfacheres Beispiel der Autoaggressionskrankheiten betrachtet und studiert werden sollten, wobei hier ein einfacher zu erfassendes Pharmakon durch Zellschädigung die Voraussetzung zu Zellzerfall, (Auto)-Antigen- und Autoantikörperbildung schafft, die dort durch bisher nicht ganz erklärte Bakterien- oder Viruseinflüsse erklärt werden mußte.

Herr SEELICH, Wien: Da das von Herrn MIESCHER gezeigte Schema kritisiert wurde, erscheint es mir zweckmäßig, darauf hinzuweisen, daß man bei serologischen Reaktionen zwischen der eigentlichen, hochspezifischen Antigen-Antikörperreaktion (bzw. Hapten-Antikörperreaktion) und den weitgehend unspezifischen *Folgen* einer solchen Reaktion sehr genau zu unterscheiden hat. Bei der Reaktion von Antigen und Antikörper kommt es zu einer gegenseitigen Absättigung wasseraffiner Molekülgruppen, so daß das Reaktionsprodukt, der Antigen-Antikörperkomplex, eine geringere Hydratation aufweist und somit auch eine geringere Löslichkeit besitzt als die Reaktionskomponenten; damit ist eine erhöhte Tendenz zu unspezifischen Adsorptionsvorgängen verknüpft. Daß die Adsorption an Thrombocyten und nicht an andere zelluläre Elemente erfolgt, kann verschiedene Ursachen haben, wie z. B. besondere Ladungsverhältnisse, oder eine relativ hohe freie Grenzflächenenergie der Thrombocyten. Die Folge einer solchen, weitgehend unspezifischen Adsorption, die keine unmittelbare Beziehung zu den Determinanten der primären Immunreaktion haben muß, ist eine physikalisch bedingte Agglutination. Wesentlich sind also für das Sekundärphänomen nicht die spezifischen Bindungskräfte, sondern der Zustand des Antigen-Antikörperkomplexes, so daß verschiedene Antigene bei Vorhandensein der entsprechenden Antikörper eine Sekundäragglutination der Thrombocyten auslösen können; — ja es ist sogar möglich, den gleichen Effekt durch Zugabe hochdisperser, mittels einer chemischen Fällungsreaktion hergestellter Globulinsuspensionen zu erreichen.

Herr SPEISER, Wien: Alle Zellen des Organismus sind gruppengeprägt. Diese Gruppen ändern sich während des Lebens nicht. Es ist daher nicht verwunderlich, daß die Thrombocyten dieselben Blutgruppen aufweisen wie die Erythrocyten, worauf schon vielfach hingewiesen wurde [*187, 358—360, 434*]. Der Nachweis der Blutfaktoren (Rhesus, M-N) erweist sich an den Zellen als schwieriger.

Herr MIESCHER weist in seinem Schlußwort darauf hin, daß der negative Ausfall des γ-Globulin-Neutralisationstestes nicht als ein Argument für das Vorliegen eines „unspezifisch positiven" Thrombocyten-Antiglobulin-Testes ausgelegt werden darf, da nach seinen gemeinsam mit STRAESSLE und HÄSSIG [*471*] ausgeführten Untersuchungen der Thrombocyten-Autoantikörper kein γ-, sondern ein β-Globulin ist, das in der Fraktion I + III nach COHN lokalisiert werden konnte. Die mögliche Bedeutung des „Ablenkungsversuches" von STEFFEN wird bestätigt, hingegen seine Theorie über den Mechanismus der allergischen medikamentösen Thrombopenie in Zweifel gestellt.

II. Plasmatisch bedingte hämorrhagische Diathesen

Pathophysiologie der plasmatisch bedingten Coagulopathien

Von

E. Deutsch

Aus der I. Medizinischen Universitätsklinik in Wien
(Vorstand: Prof. Dr. E. Lauda)
und dem Department of Physiology and Pharmacology, Wayne University, School
of Medicine, Detroit (Vorstand: Prof. Dr. W. H. Seegers)

Mit 13 Textabbildungen

In dieser Krankheitsgruppe werden alle hämorrhagischen Diathesen zusammengefaßt, die durch eine nicht cellulär bedingte Störung des Gerinnungsablaufes verursacht werden. Die einzelnen wohl umschriebenen Krankheitsbilder unterscheiden sich nicht so sehr durch ihre klinische Symptomatologie als vielmehr durch charakteristische Veränderungen des Gerinnungsablaufes. Die Gerinnungsstörung ist meist angeboren, oft sogar in typischer Weise vererbt und manifestiert sich bereits kurze Zeit nach der Geburt oder aber in den ersten Lebensjahren. Neben diesen hämorrhagischen Diathesen im engeren Sinne können sich ähnliche Veränderungen einzelner Gerinnungsfaktoren symptomatisch im Laufe einer anderen Erkrankung, selten ohne erkennbare Ursache als sogenannte idiopathische Form im späteren Leben entwickeln. Die Veränderungen des Gerinnungsablaufes können durch einen Mangel oder vollständiges Fehlen eines Gerinnungsfaktors oder durch Vermehrung eines Hemmstoffes bedingt sein. Bis vor kurzer Zeit wurde die Anschauung vertreten, daß bei den angeborenen Gerinnungsstörungen immer nur ein Gerinnungsfaktor verändert ist, während bei den erworbenen Formen mehrere Gerinnungsfaktoren gleichzeitig betroffen zu sein pflegen. Dieser Satz scheint sich nicht vollkommen aufrecht erhalten zu lassen, da in letzter Zeit gleichzeitige Verminderungen von Faktor VIII (AHF) und V bzw. von Faktor IX und VII bei Patienten mit angeborenen hämorrhagischen Diathesen beobachtet werden konnten [*112, 284, 369*]. Allerdings scheint auch in diesen Fällen die Veränderung des einen Faktors die grundlegende, die des anderen nur eine begleitende von geringerer Bedeutung zu sein.

Wie aus dem eingangs Gesagten hervorgeht, ist das geeignetste Einteilungsprinzip dieser Gruppe hämorrhagischer Diathesen das pathogenetische. Es soll hier nicht auf den Gerinnungsablauf im einzelnen eingegangen werden; immerhin erscheint es wünschenswert, auf die Gefahr einer Verwirrung der Phaseneinteilung hinzuweisen. Seit Morawitz wird die Prothrombinumwandlung als I. und die Thrombinwirkung als II. Phase der Gerinnung bezeichnet. Die Untersuchungen der letzten Jahre haben gezeigt, daß die Thrombokinase des Plasmas nicht sofort voll wirksam ist, sondern daß sie aus einer Reihe von Faktoren im Blut gebildet wird. Es empfiehlt sich daher, die Bildung der Thrombokinase als eigene Phase abzugrenzen. Wir möchten jedoch für diese im Gegensatz zu Marbet, Strässle und Winterstein [328] die Bezeichnung Vorphase beibehalten. Würde die Phase der Aktivierung der Thrombokinase nach ihrem Vorschlag als I. Phase bezeichnet werden, so müßten die bisher I. und II. Phase zwangsläufig umbenannt werden.

Auch die Grenze zwischen Vorphase und I. Phase ist unklar. Die seit 1944 neu beschriebenen Faktoren V und VII wurden als Acceleratoren der Prothrombinumwandlung aufgefaßt und somit der I. Phase zugeordnet. MacFarlane [44—46] bezeichnet nun neuerdings jenes hypothetische Endprodukt, das aus Thrombocytenfaktor 3, Faktor V, VII, VIII (AHF) und IX (PTC) entstehen soll und das mit Calcium allein imstande ist, Prothrombin schnell zu aktivieren, als aktive Thrombokinase. Er verlegt so den Angriffspunkt von Faktor V und VII in die Vorphase und reduziert die Zahl der Reaktionspartner der I. Phase auf die von Morawitz angegebene. Durch dieses Vorgehen wird die bisher als aktive Thrombokinase bezeichnete Gewebethrombokinase zu einer unvollständigen Thrombokinase „degradiert". Die andere Gruppe von Untersuchern, unter ihnen in erster Linie Owren [375], hält an der Bezeichnung der Gewebethrombokinase und der aus Thrombocytenfaktor 3, Faktor VIII (AHF) und IX (PTC) in der Vorphase im Plasma entstehenden Plasmathrombokinase, welche beide gleiche Aktivität aufweisen, als aktive Thrombokinasen fest. In der I. Phase erfolgt unter Mitwirkung von aktiver Thrombokinase, Calcium, Faktor V und VII, welch letztere zunächst das hypothetische Reaktionsprodukt Prothrombinase bilden, die Prothrombinumwandlung. Diese Reaktion ist sehr komplex und zerfällt in eine Reihe noch wenig aufgeklärter Einzelreaktionen.

Das Konzept von MacFarlane [44—46] scheint vom Standpunkt des Theoretikers aus klarere und übersichtlichere Verhältnisse zu schaffen, im wesentlichen jedoch nur dadurch, daß sämtliche noch ungeklärten Reaktionen in die Vorphase verlegt werden. Vom Standpunkt des praktischen Klinikers aus ist das zweite Konzept absolut vorzuziehen, da das Festhalten an der bisherigen Grenze zwischen Vorphase und I. Phase die Differentialdiagnose und das Verständnis der Einteilung der hämorrhagischen Diathesen wesentlich erleichtert.

Es ergibt sich also folgendes Schema des Gerinnungsablaufes (Abb. 1, 2): In der Vorphase entsteht aus Thrombocytenfaktor 3, Faktor VIII (antihämophilem Faktor), IX (Plasma-Thromboplastin-Komponente) und Calcium, vielleicht auch unter der Mitwirkung von Plasma-Thromboplastin-Antecedent und Faktor X die aktive Thrombokinase. In der ersten Phase wird zunächst unter

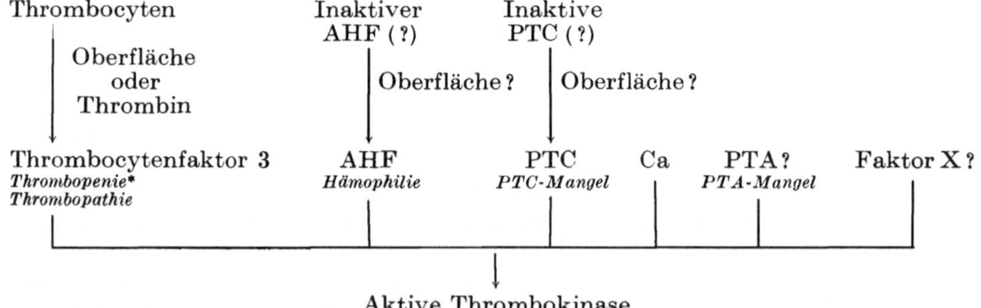

Abb. 1. Schema der Blutgerinnung. Vorphase.

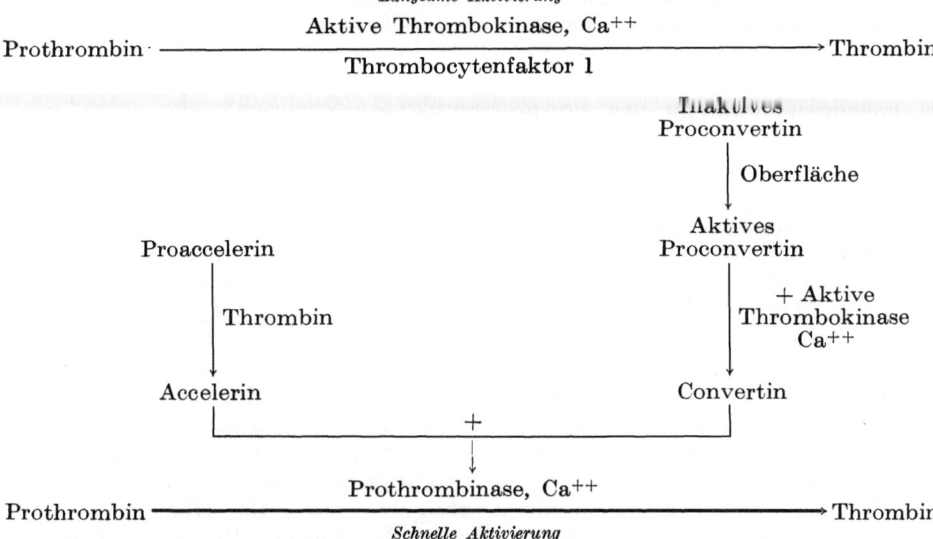

Abb. 2. Schema der Blutgerinnung. I. Phase (vorwiegend nach OWREN).

dem Einfluß der aktiven Thrombokinase, in Gegenwart von Thrombocytenfaktor 1 und Calcium, etwas Thrombin gebildet. Dieses aktiviert den inaktiven
Faktor V (das Proaccelerin) zum aktiven Faktor V (Accelerin). Gleichzeitig wird
inaktiver Faktor VII (inaktives Proconvertin) durch Berührung mit benetzbaren
Oberflächen in aktiven Faktor VII (aktives Proconvertin) und dieser durch
Thrombokinase und Calcium in Convertin umgewandelt. Convertin und Accelerin
bilden die Prothrombinase, welche in Gegenwart von Calcium Prothrombin
schnell in Thrombin umwandelt. In der II. Phase wird Fibrinogen durch Thrombin in Fibrin umgewandelt.

Tabelle 1. *Methoden zur Einordnung einer Gerinnungsstörung in eine der drei Phasen*

Methode	Gerinnungsstörung der		
	Vorphase	I. Phase	II. Phase
Gerinnungszeit	*stark verlängert*	wenig verlängert	normal bis ∞
Prothrombinverbrauch . . .	*fehlt*	(scheinbar) normal	normal
Prothrombin nach QUICK .	normal	*verlängert*	normal bis ∞
Thrombinzeit	normal	normal	*verlängert bis ∞*

Die Einordnung der Gerinnungsstörung einer manifesten hämorrhagischen
Diathese in eine der drei Phasen ist durchaus mit einfachen, auch in nicht
spezialisierten Laboratorien leicht durchführbaren Methoden möglich (Tab. 1).
Liegt die Gerinnungsstörung in der Vorphase, so ist die Gerinnungszeit in der
Regel stark verlängert, der Prothrombinverbrauch stark vermindert und bleibt
dies über viele Stunden, die Prothrombinbestimmung nach der QUICKschen
Originalmethode und die Thrombingerinnungszeit ergeben normale Werte. Bei
Störung der I. Phase ist die Prothrombinzeit eindeutig verlängert, der Pro-

thrombinverbrauch ist bei Verwendung von gereinigtem Fibrinogen als Substrat zumindest scheinbar normal, die Gerinnungszeit ist geringfügig verlängert, die Thrombinzeit normal. Bei Störungen der II. Phase ist die Thrombingerinnungszeit verlängert bis unendlich, Gerinnungszeit und Prothrombinzeit sind normal bis unendlich, während der Prothrombinverbrauch normal oder sogar vermehrt ist.

Gerinnungsstörungen der Vorphase

Die Störung der Bildung der Thrombokinase bei normaler Funktion der Thrombocyten führt zu dem seit langem als *Hämophilie* bezeichneten Krankheitsbild. In den letzten Jahren haben die Untersuchungen von AGGELER [*12, 513*], BIGGS und MACFARLANE [*47*], ROSENTHAL und DRESKIN [*421, 422*], SHULMAN [*443*] und vielen anderen gezeigt, daß trotz klinisch vollkommen identischer Krankheitsbilder verschiedene Gerinnungsstörungen vorliegen können. Diese Untersuchungen haben zu der Beschreibung der Faktoren IX (PTC) und PTA Anlaß gegeben. Die zugehörigen Krankheitsbilder wurden als Hämophilie, PTC-Mangel und PTA-Mangel bezeichnet. In der Zwischenzeit sind eine Reihe von Synonyma zur Bezeichnung dieser Krankheitsbilder vorgeschlagen worden, die eine recht beträchtliche Verwirrung anzurichten geeignet sind. Da Hämophilie und PTC-Mangel dasselbe klinische Bild und sogar den gleichen Erbgang aufweisen, scheint es einer Reihe von Autoren wünschenswert, für beide Erkrankungen die Bezeichnung Hämophilie beizubehalten und zur Unterscheidung Buchstaben an das Wort Hämophilie anzufügen [*80*]. Gegen diese Nomenklatur haben sich BRINKHOUS und Mitarbeiter [*61, 177*] scharf gewendet und darauf hingewiesen, daß eine derartige Bezeichnung nur Berechtigung hätte, wenn die Vererbung beider Krankheitsbilder durch allele Gene erfolgte. Sie zeigten, daß das Ausmaß des Mangels an Faktor VIII (AHF) für ein und dieselbe Familie konstant ist und beschrieben eine schwere, eine mäßig schwere, eine milde und eine leichte Form, die Subhämophilie. Diese werden nun tatsächlich durch die allelen Gene h, h^i, h^m, h^s übertragen. Hingegen sind die Faktoren VIII und IX vollkommen verschieden, so daß ihre Vererbung an differenten Stellen eventuell desselben Gens erfolgen muß. Sie können daher nicht als allele Genmodifikationen aufgefaßt werden, so daß die Bezeichnung Hämophilie A und B nicht gerechtfertigt erscheint (Tab. 2). Die Autoren selbst [*61*] schlagen die Bezeichnung „Hämophiloid State C und D" vor, wobei sie als Hämophiloid State A die Parahämophilie und als Hämophiloid State B die Hypoproconvertinämie bezeichnen, eine Terminologie, gegen die sehr viele Einwände gemacht werden können. Auch die übrigen Synonyma [*13, 457*] sind nicht wesentlich glücklicher gewählt.

Tabelle 2. *Synonyma der in die Vorphase einzuordnenden hämorrhagischen Diathesen*

Hämophilie	PTC-Mangel [*12*] Christmas Disease [*47*]	PTA-Mangel [*422*]	Autor
Hämophilie A	Hämophilie B	Hämophilie C	CRAMER u. Ma. [*80*]
Hämophilie	Hämophiloid State C	Hämophiloid State D	BRINKHOUS [*61*]
Hämophilie	Haemophilia- Like State A	Haemophilia- Like State B	STEFANINI [*457*]
PTF-A-Mangel	PTF-B-Mangel	PTF-C-Mangel	AGGELER [*13*]
Hämophilie	Deuterohämophilie	Tritohämophilie	AGGELER [*13*]

Die Gerinnungsstörung der klassischen Hämophilie ist, wie bereits eingangs erwähnt, durch eine Verlängerung der Gerinnungszeit wechselnden Ausmaßes und durch eine Verminderung des Prothrombinverbrauches charakterisiert, während Prothrombin, die Faktoren V, VII, IX und PTA, Thrombocytenzahl und -Funktion, sowie Fibrinogen in normaler Menge vorhanden sind. Zur Erkennung der Hämophilie wurde von QUICK der Thromboplastinogen-Activity-Test (TAT) [*400*] und von BRINKHOUS die Partial-Thromboplastin-Time (PTT) [*61*] angegeben, welche jedoch eine Unterscheidung zwischen Hämophilie und PTC-Mangel nicht ermöglichen. BRINKHOUS und Mitarbeiter [*61, 303, 304*] haben mit der von ihnen angegebenen quantitativen Methode zur Bestimmung des Faktor VIII (AHF) die Beziehung zwischen der Verminderung dieses Faktors und der Gerinnungszeit untersucht und konnten zeigen, daß bei der schweren Hämophilie, bei welcher der Faktor VIII vollkommen fehlt, Gerinnungszeit, PTT und Prothrombinverbrauch pathologisch sind (Tab. 3); bei der mäßig schweren Form ist der Faktor VIII auf etwa 5% vermindert, die PTT deutlich verlängert, die Gerinnungszeit und der Prothrombinverbrauch sind jedoch meist bereits normal. Bei der milden Form beträgt der Faktor VIII (AHF) noch etwa 15%. Jetzt sind PTT, Gerinnungszeit und Prothrombinverbrauch normal. Bei der Subhämophilie ist der Faktor VIII (AHF) nur auf 35% vermindert, alle anderen Teste ergeben völlig normale Werte. Hieraus ergibt sich, wie viele Fälle den gewöhnlichen Untersuchungsmethoden entgehen. Diese Patienten sind jedoch nicht gesund, sondern ausgesprochen blutungsgefährdet.

Tabelle 3. *Ausmaß der Verminderung von Faktor VIII bei Hämophilie und Ausfall anderer Gerinnungsuntersuchungen* (nach BRINKHOUS und Mitarbeitern) (GZ = Gerinnungszeit, PTT = Partial-Thromboplastin-Time, PrThrV = Prothrombinverbrauch)

Hämophilie	Faktor VIII	GZ	PTT	PrThrV
Klassisch	∅	stark verlängert	verlängert	fehlt
Mäßig schwer	< 5%	etwas verlängert	verlängert	etwas vermindert
Mild	15%	normal	normal	normal
Subhämophilie	35%	normal	normal	normal

Bereits GRATIA [*175a*] hat gezeigt, daß eine kleine Menge Normalplasma — etwa 5 bis 10% — imstande ist, die Gerinnungszeit eines hämophilen Blutes zu normalisieren. Eine etwas größere Menge ist zur Normalisierung des Prothrombinverbrauches erforderlich. Eine Globulinfraktion, die in der Fraktion I nach COHN enthalten ist, ist imstande, die Gerinnungsstörung hämophilen Blutes *in vitro* und *in vivo* aufzuheben. Wir haben gemeinsam mit LORAND [*319*] gezeigt, daß Reinpräparate des Faktor VIII (AHF), die nach der Methode von LORAND und LAKI dargestellt worden waren und elektrophoretisch nur eine Komponente enthielten, ebenso wie solche, die nach der Methode von JOHNSON und SCHNEIDER [*247*] (Plättchen-Cofaktor I) gewonnen waren, imstande sind, den Prothrombinverbrauch hämophilen Blutes zu normalisieren. Aus diesen Untersuchungen kann angenommen werden, daß der Plättchen-Cofaktor I und der Faktor VIII (AHF) identisch sind.

Untersucht man die Bildung der Thrombokinase in einer Mischung von Thrombocyten, $Al(OH)_3$- oder besser $BaSO_4$-adsorbiertem Plasma und Serum, so findet man bei der klassischen Hämophilie ein Fehlen der Thrombokinasebildung. Es läßt sich leicht zeigen, daß dieser Mangel mit dem Patientenplasma verbunden ist; wird dieses durch Normalplasma ersetzt, so erfolgt die Thrombokinasebildung normal. Dieser Test ist als Thromboplastin-Generation-Test bekannt. Untersuchungen über Konzentration des Plasmas und Ausfall des

Testes, die von Koller und Mitarbeitern [118] durchgeführt wurden, haben ergeben, daß eine Verdünnung des Plasmas von 1 : 10 auf 1 : 100 keine signifikante Differenz im Ausfall der Reaktion ergibt. Erst eine Verdünnung auf 1 : 250 zeigt eine sichere Veränderung. Dies bedeutet, daß auch dieser Test nur dann positiv ausfällt, wenn der Faktor VIII (AHF) unter 10% abgesunken ist.

Diese Untersuchungsergebnisse haben zu der Deutung Anlaß gegeben, daß im hämophilen Blut der Faktor VIII (AHF) fehlt. Einige auffallende Befunde haben Feissly [138], Tocantins [493] und Schmid [436] zur Annahme veranlaßt, daß der Faktor VIII (AHF) nicht fehlt, sondern in normaler Menge vorhanden ist, daß er aber durch einen Hemmstoff, der von Tocantins als Anticephalin bezeichnet wurde, blockiert sei. Tocantins [491] konnte zeigen, daß die Gerinnungzeit von hämophilem Blut durch Verdünnen wesentlich verkürzt werden kann. Zehnfach verdünntes hämophiles Blut gerinnt nahezu so gut wie

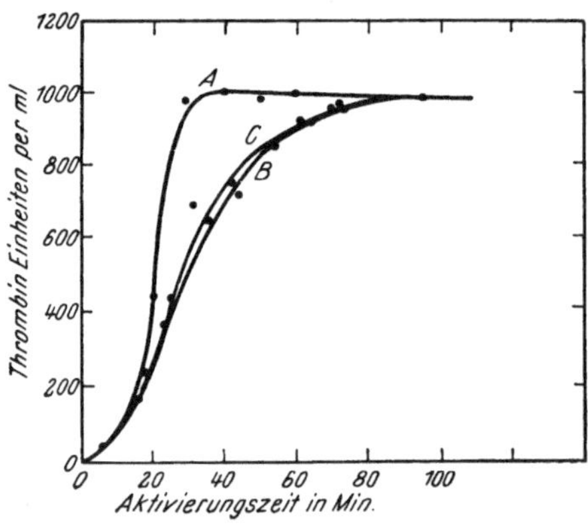

Abb. 3. Wirkung von normalem Plasma (Kurve *A*) und Serum (Kurve *C*) sowie von hämophilem Plasma (Kurve *B*) auf die Aktivierung von gereinigtem Prothrombin, das eine geringe Menge Faktor V (Accelerator-Globulin) enthält, mit einer Thrombocyten-Suspension und Calcium. Plasma und Serum wurden defibriniert und 90 Sekunden mit Äther geschüttelt. Ordinate: Gebildete Menge Thrombin in Einheiten per ml. Abszisse: Inkubationszeit in Minuten. (Aus Johnson, Rutzky, Schneider und Seegers [244].)

Abb. 4. Einfluß protrahierter Ätherextraktion von normalem (Kurve *A*) und hämophilem Plasma (Kurven *B—D*) auf die Aktivierung von gereinigtem Prothrombin mit Thrombocyten-Suspensionen und Calcium. Die Plasmen wurden 90 Sekunden (*B*), 45 (*C*) und 90 Minuten (*D*) mit Äther geschüttelt. Ordinate: Gebildete Menge Thrombin in Einheiten per ml. Abszisse: Inkubationszeit in Minuten. (Aus Johnson [242].)

Normalblut. Durch Adsorption von hämophilem Blut mit Glasstaub oder Kaolin wird die Gerinnungzeit normalisiert. Diesen Befund konnten wir [110] bezüglich der Gerinnungzeit bestätigen, konnten aber keine Normalisierung des Prothrombinverbrauches nachweisen. Wird eine Euglobulinfällung aus verdünntem oder unverdünntem Normalplasma hergestellt, so normalisieren beide die Gerinnung von hämophilem Plasma in gleicher Weise. Die Euglobulinfällung aus unverdünntem, hämophilem Plasma entfaltet nur eine geringfügige, normalisierende Wirkung auf hämophiles Plasma; wird die Fällung jedoch aus 200fach verdünntem hämophilem Plasma hergestellt, so ist sie ebenso aktiv, wie wenn sie aus Normalplasma hergestellt worden wäre.

Johnson und Seegers [244] konnten zeigen, daß die Aktivierung von gereinigtem Prothrombin mit Thrombocyten-Suspension, defibriniertem, kurz mit Äther behandeltem Plasma als Faktor VIII (Plättchen-Cofaktor I) und Calcium unter den Bedingungen des Plättchen-Cofaktor-Testes innerhalb von 15 bis 20 Minuten vollkommen ist. Wird statt des Plasmas Serum verwendet, so ist die Aktivierung unvollkommen oder sehr verspätet (Abb. 3). Hämophiles Plasma und Serum aktivieren ebenso schlecht wie normales Serum. Werden

hämophiles Plasma, hämophiles Serum oder normales Serum dreimal 30 Minuten
mit Äther behandelt, so aktivieren sie wie normales Plasma (Abb. 4); dies
bedeutet, daß die fehlende Aktivierung in hämophilem Plasma oder normalem
Serum durch einen Hemmstoff, der mit Äther entfernt werden kann, und nicht
durch einen Mangel an einem Faktor bedingt ist. Diese Untersuchungen bestätigen die Angaben von TOCANTINS und wurden mit gleicher Methode auch
im Laboratorium von TOCANTINS [228] erhoben.

Wir konnten gemeinsam mit JOHNSON und SEEGERS [243] zeigen, daß es
möglich ist, durch 6 Stunden langes Zentrifugieren von normalem Rinderplasma
bei 106 000 g, die gerinnungfördernden und -hemmenden Faktoren voneinander

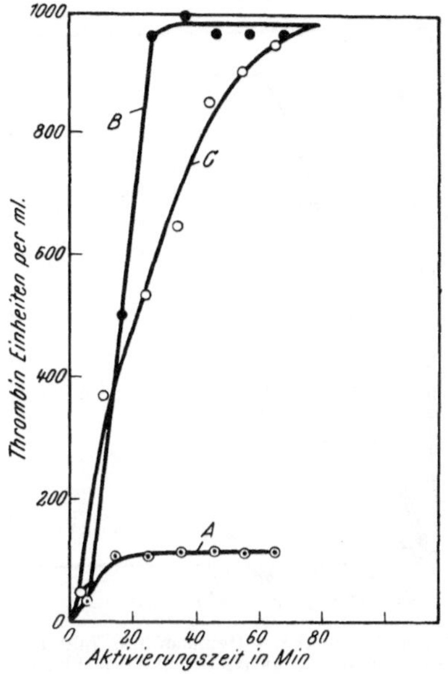

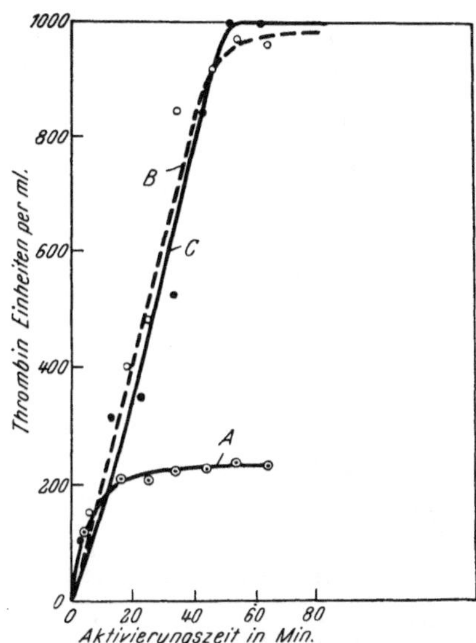

Abb. 5. Einfluß des Ultrazentrifugierens auf die Verteilung der gerinnungfördernden und -hemmenden
Faktoren in normalem Rinderplasma. Aktivierung
von gereinigtem Prothrombin mit Thrombocyten-Suspension, Calcium und Zusatz der untersten Schicht
(● B), der obersten Schicht (○ A) und des Plasmas
vor dem Zentrifugieren als Kontrolle (○ C). Ordinate:
Gebildete Menge Thrombin in Einheiten per ml. Abszisse: Aktivierungszeit in Minuten. (Aus JOHNSON,
DEUTSCH und SEEGERS [243].)

Abb. 6. Einfluß des Ultrazentrifugierens auf die Verteilung der gerinnungfördernden und -hemmenden
Faktoren in normalem Rinderplasma. Aktivierung von
gereinigtem Prothrombin mit Thrombocyten-Suspension und Calcium unter Zusatz von erschöpfend mit
Äther extrahiertem Kontrollplasma (● C), oberster
(○ A) und unterster (○ B) Plasmaschicht. Legende
wie Abb. 5. (Aus JOHNSON, DEUTSCH und SEEGERS
[243].)

zu trennen. Die Testung erfolgte an gereinigtem Prothrombin mit Thrombocytenfaktor 3, Calcium und Plasma oder gereinigtem Faktor VIII (Plättchen-
Cofaktor I). Bei Verwendung der Oberschicht erfolgt keine Aktivierung von
Prothrombin, bei Verwendung der Bodenschicht ist die Aktivierung schneller als
mit dem Kontrollplasma vor dem Zentrifugieren (Abb. 5). Werden sämtliche
Proben erschöpfend mit Äther behandelt, so verschwindet der Unterschied
zwischen Bodenschicht und Kontrollplasma, da letzteres jetzt gleich gut aktiviert
wie die Bodenschicht (Abb. 6). Die Aktivierung mit der ätherextrahierten
Oberschicht hat sich kaum geändert, da diese keine Aktivatoren mehr enthält
(Abb. 6). Dann wurde der Äther nach erschöpfender Extraktion beider Schichten
verdampft und der Rückstand mit Ultraschall in physiologischer Kochsalzlösung suspendiert. Wurde der Extrakt aus der Bodenschicht zum Kontrollplasma zugesetzt, so kam es zu keiner Hemmung der Aktivierung, während der

Extrakt aus der Oberschicht eine deutliche Hemmung verursachte (Abb. 7). Der Hemmstoff inaktiviert offenbar den Faktor VIII (Plättchen-Cofaktor I), da eine Mischung von Faktor VIII, Reinpräparat mit Hemmstoff und Thrombocytenextrakt gereinigtes Prothrombin gleich gut aktiviert wie der Thrombocytenextrakt allein. Ein Thrombocytenextrakt aktiviert hingegen gereinigtes Prothrombin mit einem Reinpräparat von Faktor VIII (Plättchen-Cofaktor I) gleich gut, nur etwas langsamer als Lungenthrombokinase (Abb. 8). Es ist also möglich, auch in normalem Plasma eine gewisse Menge des gegen den Faktor VIII (Plättchen-Cofaktor I) gerichteten Hemmstoffes nachzuweisen und

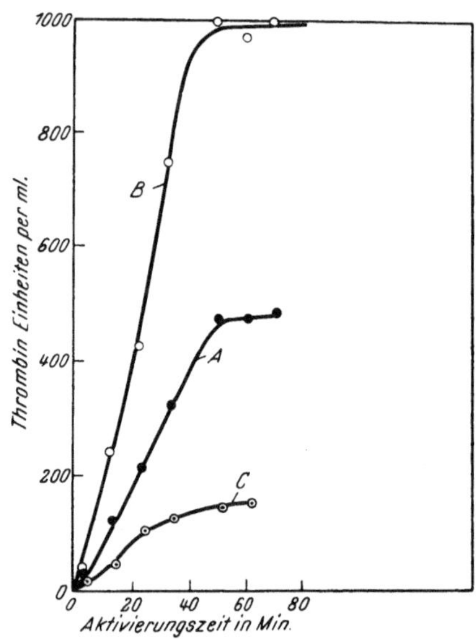

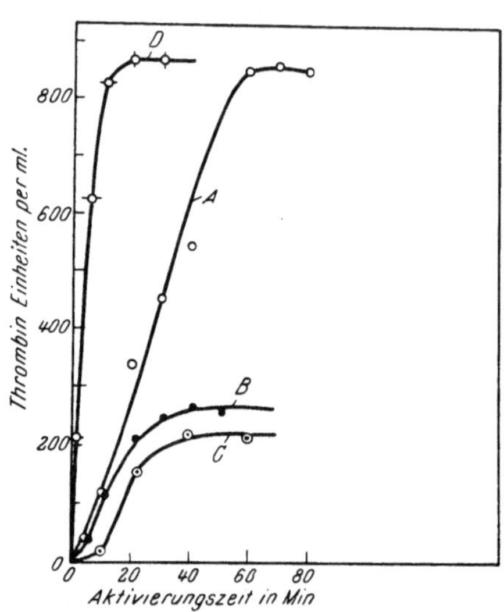

Abb. 7. Einfluß des Ultrazentrifugierens auf die Verteilung gerinnungfördernder und gerinnunghemmender Faktoren in normalem Rinderplasma. Nach erschöpfender Ätherextraktion der obersten und untersten Schicht wurde der Äther vertrieben und der Rückstand mittels Ultraschall in Kochsalzlösung suspendiert. Aktivierung von gereinigtem Prothrombin mit Thrombocyten-Suspension und Calcium nach Zusatz einer Mischung von ätherextrahiertem Kontrollplasma mit dem Extrakt der untersten (○ B) und obersten (● A) Plasmaschicht. Kontrolle: Prothrombin + Thrombocyten-Suspension + Calcium (⊙ C). (Aus Johnson, Deutsch und Seegers [243].)

Abb. 8. Angriffspunkt des Hemmstoffes. Faktor VIII (Plättchen-Cofaktor I) aktiviert mit einer Plättchensuspension gereinigtes Prothrombin in Gegenwart von Calcium in gleichem Ausmaß (○ A) wie Lungenthrombokinase mit Plättchensuspension (⊙ D). Der aus Plasma oder Serum mit Äther extrahierte Hemmstoff vermindert die Aktivierung mit Plättchen-Cofaktor I und Plättchensuspension (● B) auf jenen Wert, der mit der Plättchensuspension allein erreicht wird (○ C). Legende wie Abb. 5. (Aus Johnson, Deutsch und Seegers [243].)

eine Trennung dieser Faktoren durch Ultrazentrifugieren bei 100000 g herbeizuführen.

Die Hämophilie tritt sporadisch oder familiär auf und betrifft in der Regel Männer. Einzelne weibliche Fälle mit entsprechendem Stammbaum wurden mitgeteilt [238, 239]. Es scheint aber auch sporadische weibliche Fälle mit Mangel an Faktor VIII zu geben [396, 401]. Ein symptomatischer Mangel kann bei Pankreaserkrankungen und bei Äthioninvergiftung beobachtet werden. Ein begleitender Mangel an Faktor VIII wurde von Koller [284] bei zwei Patienten mit Hypoproaccelerinämie gefunden.

Die zweite Erkrankung aus dieser Gruppe ist der *PTC-Mangel*. Er kann auf Grund der klinischen Symptomatologie und der üblichen Gerinnungsuntersuchungen nicht von der Hämophilie unterschieden werden. Auch Thromboplastinogen-Activity-Test und Partial-Thromboplastin-Time sind in gleicher Weise pathologisch wie bei Hämophilie. Hingegen läßt sich die Störung der Thrombokinasebildung mit Hilfe des Thromboplastin-Generation-Testes in das Serum lokalisieren. Eine quantitative Bestimmung des Mangels ist schwierig. Serumverdünnungen 1 : 5 und 1 : 50 ergeben noch keinen signifikanten Unterschied in der Aktivierungskurve. Erst Verdünnungen über 1 : 100 lassen eine Verminderung der Thrombokinaseaktivierung erkennen, wie aus den Untersuchungen KOLLERS [118] hervorgeht.

Untersucht man die Aktivierung von gereinigtem Prothrombin mit Plasma und Serum dieser Patienten, so erhält man einen Reaktionsausfall, der von dem der Hämophilie verschieden, aber anscheinend nicht bei sämtlichen Fällen gleich ist. Ich hatte Gelegenheit, durch Entgegenkommen von Dr. MONKHOUSE, Montreal, im Institut von Prof. SEEGERS das Plasma des Kindes Christmas zu

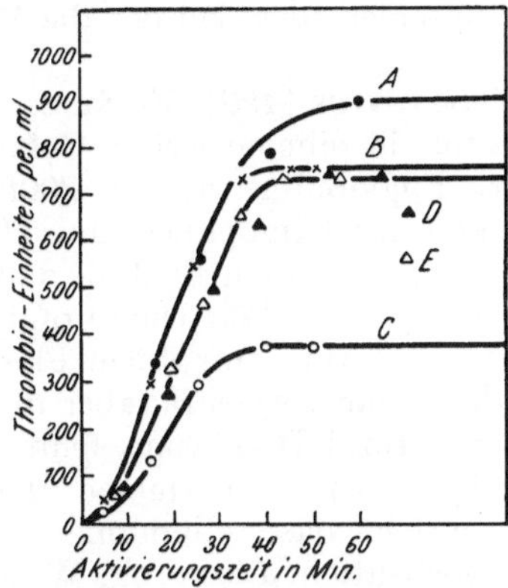

Abb. 9. Plättchen-Cofaktor-Test nach JOHNSON bei dem Kinde Christmas. Aktivierung von gereinigtem Prothrombin mit einer Plättchensuspension, Calcium und 90 Sekunden mit Äther extrahiertem Normalplasma (● Kurve A), Christmas-Plasma (× Kurve B) und Christmas-Serum (○ Kurve C), sowie mit Patientenplasma und Serum (△, ▲ Kurve D und E) nach 90 Minuten langer Extraktion mit Äther. Legende wie Abb. 3.

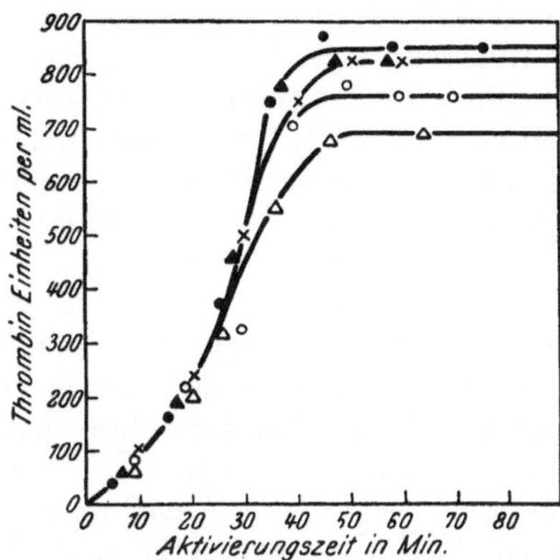

Abb. 10. Plättchen-Cofaktor-Test nach JOHNSON bei einem anderen Patienten mit PTC-Mangel. Aktivierung von gereinigtem Prothrombin mit Thrombocyten-Suspension und Calcium unter Zusatz von Normalplasma (●), Patientenplasma (○) und Serum (△) nach 90 Sekunden langer Extraktion mit Äther sowie mit Patientenplasma und Serum (×, ▲), 90 Minuten mit Äther extrahiert. Legende wie Abb. 3.

untersuchen. Es zeigte sich der für diese Erkrankung typische Befund einer verminderten Aktivierung von Prothrombin mit Patientenplasma bei erhaltener Plasma-Serum-Differenz. Durch intensive Ätherbehandlung konnte die Aktivierung mit Serum auf den Wert der Aktivierung mit Plasma gehoben werden, jedoch konnten beide nicht auf den Wert für Normalplasma gebracht werden (Abb. 9). Bei zwei unserer Wiener Patienten konnte die Differenz zwischen Normalplasma und Patientenplasma durch Ätherbehandlung beseitigt werden (Abb. 10), der dritte verhielt sich genau so wie das Kind Christmas. Auch aus dem Institut von TOCANTINS [228] sind Untersuchungen mit dieser Technik bekannt geworden, bei denen durch Ätherbehandlung keine Normalisierung zu erzielen war.

Die Deutung dieser Ergebnisse ist schwierig. Es ist anzunehmen, daß im Plasma mindestens zwei Plättchen-Cofaktoren, Faktor VIII und IX, enthalten sind. Der eine ist bei der Hämophilie durch einen Hemmstoff inaktiviert. Daher ist die Aktivierung von gereinigtem Prothrombin vermindert; es besteht keine Plasma-Serum-Differenz. Die Aktivierung, die bei Hämophilie dennoch zustande kommt, ist auf den Faktor IX (Plättchen-Cofaktor II) zurückzuführen. Bei jenen Fällen von PTC-Mangel, bei denen durch Ätherbehandlung zwar die

Plasma-Serum-Differenz wieder zum Verschwinden gebracht wird, aber die Gesamtaktivierung geringer bleibt als mit Normalplasma, ist diese Aktivierung auf den Faktor VIII (Plättchen-Cofaktor I) zurückzuführen, während der Faktor IX (Plättchen-Cofaktor II) fehlt. Bei jenen Fällen, bei denen durch Ätherbehandlung nicht nur die Plasma-Serum-Differenz, sondern auch die Differenz zwischen normalem und pathologischem Plasma verschwindet, dürfte der Faktor IX (Plättchen-Cofaktor II) durch einen Hemmstoff inaktiviert sein.

Diese Deutung ist teilweise in Übereinstimmung mit zahlreichen Autoren, die bei diesen Patienten einen Mangel an Faktor IX (Plasma-Thromboplastin-Component) annehmen. Die Gerinnungsstörung kann *in vivo* und *in vitro* durch Zufuhr dieses Faktors, der in Normalplasma, Normalserum, gelagertem Plasma und in der Fraktion IV/1 nach Cohn enthalten ist, aufgehoben werden. Die Wirkung von Transfusionen hält etwa 2 bis 3 Wochen an, wodurch sich dieser Krankheitstyp von der Hämophilie grundlegend unterscheidet, bei der die Wirkung nur maximal 24 Stunden bestehen bleibt.

Zu einer unterschiedlichen Deutung kommt Tocantins [490]. Er fand, daß Verdünnung von thrombocytenarmem PTC-Plasma in siliconisierten Gefäßen keine Normalisierung der Gerinnungszeit bewirkt. Euglobuline, die aus 200fach verdünntem PTC-Plasma gewonnen werden, wirken auf hämophiles und PTC-Plasma nicht normalisierend. Tocantins kommt daher zu dem Schluß, daß es nur einen Plättchen-Cofaktor gibt. Im Normalplasma sei der Plättchen-Cofaktor mit einer geringen Menge des Lipoidinhibitors bedeckt. Im hämophilen Plasma sei er ebenfalls in normaler Menge vorhanden oder sogar vermehrt, aber durch eine große Menge des Lipoidinhibitors inaktiviert. Im PTC-Plasma fehlt der Plättchen-Cofaktor vollständig. Der Lipoidinhibitor sei in normaler Menge vorhanden. Gegen die Ansicht von Tocantins spricht das vollkommen verschiedene Verhalten von AHF und PTC gegen Adsorbentien, Lagerung, Wasserstoffionenkonzentration und Fällbarkeit mit Alkohol und schließlich die normalisierende Wirkung zweier differenter Eiweißfraktionen bei den einzelnen Krankheitsbildern.

Tocantins [490] stellt sich die Aktivierung der Thrombokinase so vor, daß der Lipoidfaktor aus den Thrombocyten mit dem Cofaktor-Hemmstoff-Komplex reagiert und einen Plättchenfaktor-Cofaktor-Komplex bildet, während der Lipoidinhibitor freigesetzt wird. Seegers [246a, 444] hingegen neigt zu der Anschauung, daß der Faktor VIII (Plättchen-Cofaktor I) während der Gerinnung einen Hemmstoff von einem anderen Faktor entfernt und dadurch selbst inaktiviert wird, wofür seine fehlende Aktivität im Serum spricht. Nach Bergsagel [35] entfernt der Faktor VIII (AHF) den Hemmstoff vom Faktor IX (PTC) unter Bildung eines Faktor VIII-Hemmstoff-Komplexes.

Sehr auffällig erschien uns die Beziehung zwischen den Faktoren IX (PTC) und VII. Im Plasma von zwei der drei in Wien beobachteten Fälle war der Faktor VII deutlich vermindert [112]. Eine Durchsicht der Literatur ergab eine ähnliche Verminderung bei Fällen anderer Autoren, die Faktor VII-Bestimmungen durchgeführt hatten. Die Ähnlichkeit der beiden Faktoren bei Lagerung, Adsorption und Fällung bedingt, daß in Reagentien, aus denen einer der beiden Faktoren entfernt wurde, auch der andere fehlt. Dies ließ den Verdacht auf Vorliegen methodischer Fehler aufkommen, weshalb wir diese Frage näher untersuchten. Zusatz unseres Faktor VII-Reinpräparates verkürzte zwar die Gerinnungszeit des Plasmas eines Patienten mit Faktor IX und VII-Mangel, beeinflußte aber den Prothrombinverbrauch nicht. Zusatz von Faktor VII zum Serum eines derartigen Patienten beeinflußt nicht den Ausfall des Thromboplastin-Generation-Testes (Abb. 11). Daraus kann man schließen, daß es sich bei diesen Befunden wohl nicht um methodische Fehler gehandelt hat. In diesem Zusammenhang sind die Befunde von KOLLER [284, 369] von Interesse, der bei Faktor V-Mangel eine begleitende Verminderung des Faktor VIII beobachtet hat. Dieses analoge Verhalten zwischen den Faktoren V und VIII einerseits, den Faktoren VII und IX anderseits, läßt auf mehr als auf ein zufälliges Zusammentreffen schließen. Welche Bedeutung diesen Befunden zukommt, kann einstweilen noch nicht beurteilt werden. (Siehe das folgende Referat von KOLLER, S. 93.)

Ein symptomatischer PTC-Mangel ist unseres Wissens bisher noch nicht beschrieben worden. Alle Fälle sind angeboren, zahlreiche weisen einen typischen recessiv geschlechtsgebundenen Erbgang auf. Übergang von einer Hämophilieform in die andere oder Vorkommen beider Formen in einer Familie dürfte nicht beschrieben sein. Hingegen wurden Fälle mitgeteilt, bei denen beide Cofaktoren fehlten [220, 449].

Es sind noch zwei weitere Krankheitsbilder beschrieben, die in diese Gruppe gehören, die jedoch noch recht schlecht charakterisiert sind. Bei beiden scheint die Vererbung abweichend, eher dominant zu sein. Beide Geschlechter werden befallen. Beide Faktoren werden nicht an BaSO$_4$ adsorbiert. Der von ROSENTHAL, DRESKIN und ROSENTHAL [422] als *PTA* beschriebene Faktor findet sich in Plasma und Serum. Der *4. Faktor* von SPAET, AGGELER und KINSEL [452] ist bei Lagerung stabil, wird an Seitzfilter adsorbiert, findet sich in den Fraktionen III und IV

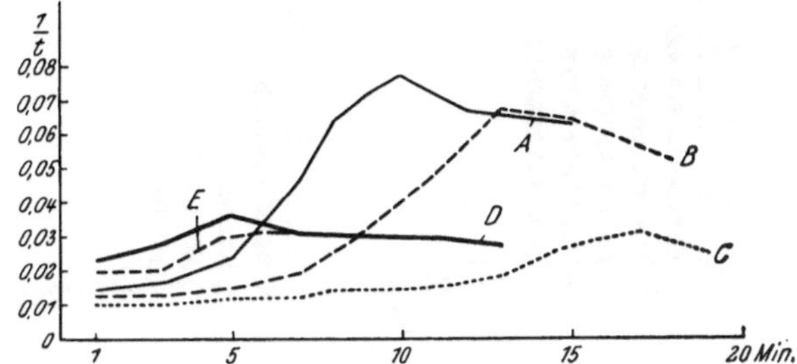

Abb. 11. Wirkung eines Faktor-VII-Reinpräparates auf den Thromboplastin-Generation-Test bei einem Patienten mit PTC-Mangel. Kurve *A*: Normales BaSO$_4$-Plasma, Normalserum, normale Thrombocyten; Kurve *B*: Patienten-BaSO$_4$-Pl., NS, N-ThrZ; Kurve *C*: N-BaSO$_4$-Pl., Patientenserum, N-ThrZ; Kurve *D*: N-BaSO$_4$-Pl., Faktor VII, 0,25 mg/ml, N-ThrZ; Kurve *E*: Patienten-BaSO$_4$-Pl., 0,25 mg/ml Faktor VII, N-ThrZ. Ordinate: Reziproker Wert der Gerinnungszeit (1/t). Abszisse: Inkubationszeit in Minuten. (Aus DEUTSCH, KUNDRATITZ und Mitarbeiter [112].)

nach COHN, wird bei 50%iger Sättigung mit Ammonsulfat gefällt und entspricht also diesbezüglich dem Faktor IX. Die fehlende Adsorption an BaSO$_4$ teilt er mit dem Faktor VIII. Im Plättchen-Cofaktor-Test verhält er sich wie Faktor VIII, im Thromboplastin-Generation-Test fehlt die Aktivierung mit Patientenplasma und -serum, wie bei Vorliegen eines Hemmstoffes. Weitere Untersuchungen werden für die Klärung dieser Krankheitsbilder erforderlich sein.

Eine Störung der Vorphase kann auch durch das Auftreten eines Hemmkörpers bedingt sein. Ein derartiges Krankheitsbild, das klinisch mit denselben Symptomen wie die Hämophilie einhergeht, aber immer erworben ist, wurde von uns als *Hemmkörperhämophilie* bezeichnet [104—107]. Die Gerinnungsstörung ist durch eine meist exzessiv verlängerte Gerinnungszeit, einen fehlenden Prothrombinverbrauch und manchmal durch eine geringfügig verlängerte Prothrombinzeit ausgezeichnet. Charakteristisch ist jedoch die Verlängerung der Gerinnungszeit von Normalplasma, dem Patientenplasma zugesetzt wurde. Aus der Menge von Patientenplasma, die erforderlich ist, um eine deutliche Hemmwirkung auszulösen, kann auf den Titer des Hemmstoffes geschlossen werden. Auf einem ähnlichen Prinzip beruht der Thromboplastinogen-Titration-Test nach QUICK [399], bei dem eine Euglobulinfällung aus normalem, calciumphosphatadsorbiertem Plasma hergestellt und jene Menge bestimmt wird, die den Prothrombinverbrauch des pathologischen Plasmas normalisiert. Da der Hemmstoff im Plasma und im Serum enthalten ist, zeigt der Thromboplastin-Generation-Test sowohl bei Verwendung von Patientenplasma wie von Patientenserum einen pathologischen Ausfall. Mit seiner Hilfe läßt sich leicht entscheiden, ob die Bildung oder die Wirkung der Thrombokinase gehemmt wird, je nachdem, ob Zusatz von Patientenplasma zum Testplasma eine hemmende Wirkung entfaltet oder nicht. Eine genaue Lokalisation des Angriffspunktes des Hemmstoffes ist durch Versuche mit Zusatz von mazerierten Thrombocyten, gereinigtem Faktor VIII oder IX möglich. Vielfach wurde fälschlicherweise jener Faktor als gehemmt betrachtet, durch dessen Zusatz eine Normalisierung der Gerinnung nicht nachgewiesen werden konnte. Ein derartiges Verhalten beweist vielmehr, daß der betreffende Faktor nicht an der Reaktion beteiligt ist. Es muß vielmehr eine Neutralisation des Hemmstoffes durch Zusatz einer ausreichenden Menge jenes Faktors gelingen, gegen den der Hemmkörper gerichtet ist (Abb. 12).

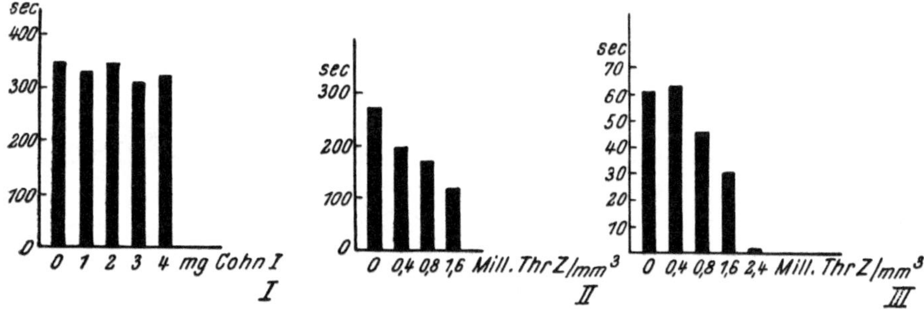

Abb. 12. Lokalisation der Hemmkörperwirkung bei einem Patienten mit Hemmkörperhämophilie. I. Wirkung der Fraktion I von Cohn. Ammonoxalatplasma des Patienten wurde mit steigenden Mengen von Fraktion I versetzt, recalcifiziert und die Gerinnungszeit gemessen. Ordinate: Gerinnungszeit in Sekunden. Abszisse: Menge der Fraktion I in mg. II. Wirkung von Thrombocyten-Suspensionen. Ammonoxalatplasma des Patienten wurde mit steigenden Mengen dreimal gewaschener, normaler Thrombocyten versetzt, recalcifiziert und die Gerinnungszeit bestimmt. Ordinate: Gerinnungszeit in Sekunden. Abszisse: Menge der zugesetzten Thrombocyten in Millionen pro mm³. III. Wirkung von Thrombocyten-Suspensionen. 0,5 ml normales Ammonoxalatplasma wurden mit 0,1 ml Ammonoxalatplasma des Patienten und mit steigenden Mengen einer Suspension dreimal gewaschener, normaler Thrombocyten versetzt und recalcifiziert. Ordinate: Verlängerung der Recalcifikationszeit des Normal-plasmas durch das Patientenplasma bzw. durch die Patientenplasma-Thrombocyten-Mischungen in Sekunden. Abszisse: Menge der Thrombocyten in Millionen pro mm³. (Aus Deutsch [107].)

In dem hier abgebildeten Fall erweist sich die Fraktion I als unwirksam. Hingegen erfolgt Normalisierung durch Zusatz von gewaschenen Thrombocyten.

Die chemischen Eigenschaften dieses Hemmstoffes sind von denen des Anticephalins [489] und der Antithrombokinase von Lanchantin und Ware [301] eindeutig unterschieden, wie aus Tab. 4 hervorgeht.

Die Entstehung des Hemmstoffes nach Zufuhr von Blut und Blutderivaten, besonders bei Patienten mit primärem Mangel eines Gerinnungsfaktors, wird ziemlich allgemein als Sensibilisierungsvorgang aufgefaßt. Dieser Mechanismus ist nicht auf die Vorphase beschränkt, wie die Bildung von Antikörpern gegen Thrombin [447a] und Fibrinogen [62] bei entsprechenden Fällen gezeigt hat. Bei Auftreten der Hemmkörperhämophilie bei Frauen nach Graviditäten dürfte die Sensibilisierung durch Thrombokinase aus zerfallenden chorionalen, d. h. embryonalen Zellelementen erfolgen. Dieser Vorgang weist eine gewisse Ähnlichkeit mit der Sensibilisierung Rh-negativer Mütter durch Rh-positive Kinder auf.

Wesentlich schwieriger ist die Klärung der Ätiologie bei den idiopathischen Fällen. Bei diesen besteht meist eine schwere Störung des Plasmaeiweißbildes. Soweit Autopsiebefunde vorliegen, fallen schwere Veränderungen im RES bei verschiedensten Grunderkrankungen auf. Über den feineren Mechanismus der Entstehung des Hemmstoffes bestehen einstweilen nur Vermutungen, doch haben

Tabelle 4. *Vergleich der Eigenschaften von Anticephalin nach* TOCANTINS, *Antithrombokinase nach* LANCHANTIN *und* WARE *und des Hemmstoffes bei Hemmkörperhämophilie*

Eigenschaft	Hemmkörperhämophilie	Anticephalin	Antithromboplastin
Vorkommen im Plasma	+	+	+
im Serum	+	—	+
Temperatureinfluß .	60° 30′ ertragen + 4° mehr. Wochen	thermolabil	56° 30′ zerstört
Adsorption an $BaSO_4$, $Al(OH)_3$..	—	+	—
Fällbarkeit........	33—40% $(NH_4)_2SO_4$	Fr. IV/1, IV/2	40—50% $(NH_4)_2SO_4$
Löslichkeit in H_2O .	+	—	+
Dialyse	resistent	zerstört	resistent
In Lipoid- lösungsmitteln ...	unlöslich	löslich	
Calcium	ohne Einfluß	Wirkung gesteigert	erforderlich
Inkubation	sofort wirksam	Max. nach 20—40 Minuten	nach 60 Minuten

die Untersuchungen von LINKE und Mitarbeitern [122] zu dieser Frage einen wichtigen Beitrag geleistet. Man könnte annehmen, daß im Verlaufe pathologischer Eiweißsynthesen entweder Eiweißkörper gebildet werden, die selbst hemmende Wirkung entfalten, oder etwas abweichend aufgebaute Gerinnungsfaktoren, die als Antigene zu wirken imstande sind.

Da die Differentialdiagnose dieser Krankheitsbilder mitunter beträchtliche Schwierigkeiten bereitet, soll kurz auf die zur Verfügung stehenden Möglichkeiten eingegangen werden. Es stehen zwei Gruppen von Methoden zur Verfügung. Bei der einen Gruppe werden Plasmen von Patienten mit gesicherter Diagnose verwendet, was jedoch einen beträchtlichen Nachteil darstellt. Der einfachste Test dieser Gruppe ist der Tauschversuch [104], bei dem die Normalisierung der Gerinnungszeit und des Prothrombinverbrauches des Patientenplasmas durch normales, hämophiles und PTC-Plasma geprüft wird. Dieser Test ermöglicht gleichzeitig den Ausschluß einer Hemmkörperhämophilie. Der gleiche Nachteil haftet auch den Methoden von SOULIER und LARRIEU [448] sowie den mit Hundeblut arbeitenden Methoden von BRINKHOUS und GRAHAM [178] an. Von den Testen der anderen Gruppe hat sich der Thromboplastin-Generation-Test von BIGGS und DOUGLAS [43] sehr gut bewährt, bei dem lediglich normales, $BaSO_4$-adsorbiertes Plasma, Serum und normale Thrombocyten als Reagentien erforderlich sind. Wir konnten diesen Test dadurch vereinfachen, daß wir die Thrombocytensuspension durch eine 0,03%ige Cephalinlösung ersetzten. Technisch einfacher ist die Durchführung des Tauschversuches mit Normalplasma, $BaSO_4$-adsorbiertem Normalplasma und Normalserum mit Bestimmung von Gerinnungszeit und Prothrombinverbrauch (Abb. 13). Um den Prothrombinverbrauch richtig beurteilen zu können, muß man die Prothrombinzeiten in den entsprechend verdünnten Plasmen kennen. Noch einfacher ist die Methode von FRICK [161], der das Vollblut des Patienten mit $^1/_{10}$ Vol. physiol.

NaCl, BaSO₄-adsorbiertem Normalplasma, Normalplasma und Normalserum versetzt und Gerinnungszeit und Prothrombinverbrauch bestimmt. Brinkhous hat ein einfaches System ausgearbeitet, das auf dem Ausfall der Prothrombinzeit und der Partial-Thromboplastin-Time ohne und mit Zusatz von BaSO₄-Plasma beruht (Tab. 5). Über den Ausfall dieses Testes bei PTA-Mangel und bei Hemmkörperhämophilie ist noch nichts Näheres bekannt.

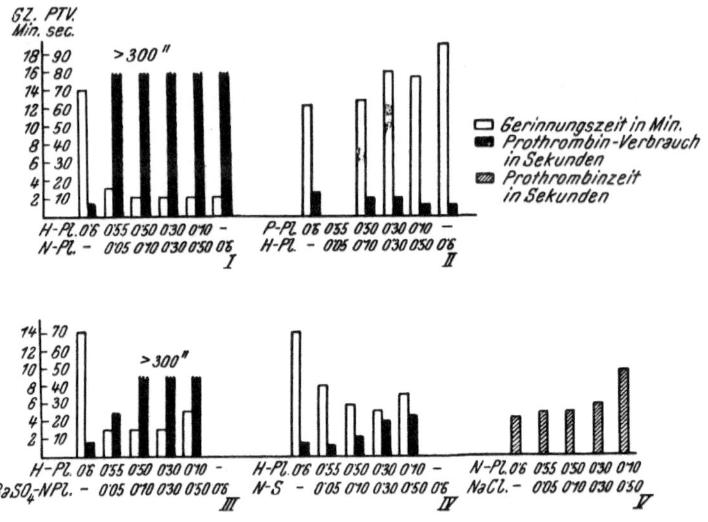

Abb. 13. Systematischer Tauschversuch mit dem Plasma eines Patienten mit Hämophilie: I. Normalplasma normalisiert Gerinnungszeit und Prothrombinverbrauch des Patientenplasmas. II. Hämophiles Plasma beeinflußt Gerinnungszeit und Prothrombinverbrauch von Patientenplasma nicht. III. BaSO₄-adsorbiertes Normalplasma normalisiert Gerinnungszeit und Prothrombinverbrauch von Patientenplasma. IV. Normalserum verkürzt zwar die Gerinnungszeit von Patientenplasma, die Prothrombinzeit im Serum ist jedoch immer kürzer als die Prothrombinzeiten in den entsprechend verdünnten Normalplasmen (V). V. Prothrombinzeit in entsprechend verdünntem Normalplasma. Abszisse: Mischungsverhältnis der Plasmen. Ordinate: Gerinnungszeit in Minuten, Prothrombinverbrauch in Sekunden.

Tabelle 5. *Bestimmung der Prothrombinzeit und der Partial-Thromboplastin-Time mit und ohne Zusatz von normalem, BaSO₄-adsorbiertem Plasma zur Differentialdiagnose von Hämophilie, PTC-Mangel, Hypoproaccelerinämie und Hypoproconvertinämie*

(PTZ = Prothrombinzeit, PTT = Partial-Thromboplastin-Time, H = Hämophilie, HH = Hemmkörperhämophilie, N = normal, P = pathologisch)

Test	H	PTC-	PTA-	HH	F. V-	F. VII-
		Mangel			Mangel	
PTZ	N	N	N	N / P	P	P
PTT.................	P	P	?	?	P	P
PTZ+BaSO₄-Pl........	N	N	N	N / P	N	P
PTT+BaSO₄-Pl........	N	P	(N)	?	N	P

Gerinnungsstörungen der I. Phase

Bezüglich der Gerinnungsstörungen der I. und II. Phase kann ich mich wesentlich kürzer fassen, da die Entwicklung auf diesem Teilgebiet in den letzten Jahren etwas zum Stillstand gekommen ist. Auch ist die Anzahl der Krankheitsfälle wesentlich geringer. Für die Gerinnungsstörungen der I. Phase ist die Verlängerung der Prothrombinzeit nach QUICK charakteristisch. Dem Wesen des QUICK-Testes entsprechend, kann diese Verlängerung durch eine Verminderung von Prothrombin, Faktor V oder VII verursacht sein. Die Differenzierung ist durch die modifizierten Einstufenmethoden von OWREN [374a], KOLLER [287], DEUTSCH und SCHADEN [112a] u. a. wesentlich erleichtert worden, bei denen je zwei der drei in Frage kommenden Faktoren neben Thrombokinase, Calcium und Fibrinogen konstant gehalten werden (Tab. 6). Hierzu finden menschliches gelagertes Plasma, bariumsulfatadsorbiertes Rinderplasma, seitzfiltriertes Rinderplasma und menschliches Serum Anwendung. Ein falsches Ergebnis kann eigentlich nur durch eine hochgradige Verminderung des Fibrinogens vorgetäuscht werden. Das Ergebnis kann durch Prothrombinbestimmung in Plasmamischungen nach Art des Tauschversuches unter Verwendung von normalem, gelagertem und seitzfiltriertem Plasma und Normalserum überprüft werden. Der

Tabelle 6. *System zur Bestimmmung von Prothrombin, Proaccelerin, inaktivem und aktivem Faktor V und VII nach* OWREN *und anderen*

Faktor*		Prothrombin	Proaccelerin	Proconvertin	Accelerin	Convertin
Thrombokinase	1	Hirnextrakt 1 gt	Hirnextrakt 1 gt	Hirnextrakt 1 gt	—	—
Calcium	2	0,5% CaCl$_2$ 0,1 ml	0,5% CaCl$_2$ 0,1 ml	0,5% CaCl$_2$ 0,1 ml	0,5% CaCl$_2$ 0,1 ml	0,5% CaCl$_2$ 0,1 ml
Prothrombin ..	3	+[1]	Gel. menschl. Plasma 0,1 ml	Rinder- SEITZ- Plasma 0,1 ml	Gel. menschl. Plasma 0,1 ml	Rinder- SEITZ- Plasma 0,1 ml
Proaccelerin...	4	Rinder BaSO$_4$ Plasma 1:1 0,05 ml	+	in 3[2]	—	—
Proconvertin ..	5	Menschl. Serum 1:3 0,05 ml	in 3	+	—	—
Fibrinogen	6	in 4	in 3	in 3	in 3	in 3
Accelerin	7	—	—	—	+	BaSO$_4$- Rinder- plasma mit Thrombin versetzt 0,1 ml
Convertin.....	8	—	—	—	Menschl. Serum, gel., mit Thrombokinase versetzt 0,1 ml	+

* Die in einer Kolonne untereinander angeführten Reagenzien sind für die Bestimmung des im Kolonnenkopf angegebenen Faktors erforderlich.

[1] + bedeutet den im System der Reagenzien jeweils nicht enthaltenen Faktor.

[2] „in 3" bedeutet, daß der genannte Faktor in dem Reagens, das in der horizontale Kolonne 3 angeführt ist, enthalten ist und daher nicht getrennt zugesetzt werden muß.

Prothrombinverbrauch ist zumindest scheinbar normal. Bei der Hypoprothrombinämie wird das wenige vorhandene Prothrombin in normaler Weise umgewandelt. Bei der Hypoproaccelerinämie und Hypoproconvertinämie erfolgt die Umwandlung des Prothrombins sehr verzögert, so daß erst nach mehreren Stunden eine völlige Umwandlung erfolgt ist. Bei der Prothrombinbestimmung im Serum 1 Stunde nach der Gerinnung erfolgt aber die Umwandlung ebenfalls verzögert, so daß die Prothrombinzeiten trotz der vorhandenen Menge Prothrombin lang sind, sofern Fibrinogen als Substrat verwendet wird. Hierdurch wird ein normaler Prothrombinverbrauch vorgetäuscht.

Die *echte kongenitale Hypoprothrombinämie* ist eine sehr seltene, wahrscheinlich erbliche Erkrankung. Blutungen treten erst bei Absinken des Prothrombins unter 30% auf. Die Gerinnungszeit ist meist nur wenig verlängert. Die Gerinnungsstörung kann durch natürliche und synthetische Vitamin-K-Präparate auch in höchster Dosierung nicht beeinflußt werden, so daß man eine Störung der Verwertung des Vitamin K an den Bildungsstätten des Prothrombins annehmen muß.

Als Bildungsstätte des Prothrombins muß wohl die Leber angesehen werden. Hierfür spricht die Störung der Prothrombinbildung bei Lebererkrankungen und -intoxikationen sowie nach Leberexstirpation. Diese Ansicht erfährt durch die Versuche mit Lebermitochondrien von Lasch und Roka [*307*] eine wichtige Stütze. Der erhöhte Prothrombingehalt [*217a*] im Blut, das bei der Sternalpunktion gewonnen wurde, kann nicht als beweisend für eine Prothrombinbildung im Knochenmark angesehen werden. Dieses Blut kommt bei der Punktion vor der Mischung mit dem Anticoagulans mit einer großen Menge von Gewebethrombokinase in Berührung. Dies ergibt die Möglichkeit einer Aktivierung der inaktiven Formen von Faktor V und VII, so daß dadurch eine Vermehrung von Prothrombin vorgetäuscht werden kann.

Die *Hypoproaccelerinämie (Parahämophilie)* ist eine häufigere Erkrankung, die meist mehrere Familienmitglieder beiderlei Geschlechtes betrifft, von denen nicht alle manifeste Krankheitszeichen aufweisen müssen. Die verlängerte Prothrombinzeit wird durch eine kleine Menge Normalplasma oder $BaSO_4$-Normalplasma normalisiert, durch normales Serum aber nicht beeinflußt. Das Patientenplasma vermag die Gerinnung von gelagertem Plasma nicht zu normalisieren, seine eigene Prothrombinzeit wird aber bei Lagerung nicht verlängert. Die Umwandlung von Prothrombin zu Thrombin erfolgt verzögert und ist erst nach mehreren Stunden vollkommen. Der Prothrombinverbrauch fällt trotzdem bei Verwendung von Fibrinogen als Gerinnungssubstrat meist normal aus. Die Partial-Thromboplastin-Time ist verlängert, wird aber durch $BaSO_4$-Plasma normalisiert.

Plasma oder Serum dieser Patienten ist nicht imstande, gereinigtes Prothrombin, das vorher auf 53° erhitzt wurde, mit Thrombokinase und Calcium zu aktivieren. An einem derartigen Plasma konnte Owren [*375*] den Unterschied der Aktivierung der inaktiven Formen von Faktor V und VII demonstrieren. Eine kleine Menge Thrombin erhöht die Acceleratoraktivität des Patientenplasmas nicht, während sie in normalem $BaSO_4$-Plasma deutlich gesteigert wird. Mit Thrombokinase und Calcium kann jedoch der Faktor VII auch in diesem Plasma zu Convertin aktiviert werden. Aus diesen Untersuchungen geht hervor, daß die Aktivierung der Faktoren V (Proaccelerin) und VII (Proconvertin) völlig verschiedene, voneinander unabhängige Vorgänge sind. Es zeigt sich aber auch, daß eine langsame Thrombinbildung mit Convertin allein ohne aktiven Faktor V (Accelerin) möglich ist.

Eine symptomatische Verminderung des Faktor V findet sich bei Leberparenchymerkrankungen, nach Medikamenten wie Aminopterin, Radiophosphor und Radiogold, bei allergischer Purpura fulminans, bei Leukämie, Amyloidnephrose und anderen.

Die *Hypoproconvertinämie* kommt ebenfalls bei beiden Geschlechtern vor, die Vererbung scheint dominant zu sein. Gerinnungszeit und Recalcifikationszeit sind verlängert. Die verlängerte Prothrombinzeit wird durch gelagertes Plasma und durch Serum normalisiert. Die Partial-Thromboplastin-Time ist verlängert und wird durch $BaSO_4$-adsorbiertes Plasma nicht normalisiert. Die Thrombinbildung erfolgt sehr verzögert, ist aber in beschränktem Ausmaß mit Accelerin allein möglich. Das Verhalten des Thromboplastin-Generation-Testes ist bei diesem Krankheitsbild von besonderem Interesse und wurde von DE VRIES, KETTENBORG und VAN DER POOL [506] ausführlich untersucht. Diese Autoren fanden mit Patientenserum eine ebenso schlechte Thrombokinasebildung wie mit PTC-Mangel-Serum, dennoch vermag Plasma eines Patienten mit PTC-Mangel die Gerinnung des Patientenplasmas im Tauschversuch zu normalisieren. PTC-Mangelserum ist noch wirksamer als Plasma. Mischt man das Patientenserum mit PTC-Mangelserum zu gleichen Teilen, so erhält man eine normale Thrombokinasebildung. Dies zeigt, daß die Faktoren VII und IX (PTC) doch ganz verschiedene Faktoren sind, wenn auch eine große Ähnlichkeit zwischen beiden besteht.

Ein symptomatischer Mangel an Faktor VII findet sich unter denselben Bedingungen wie der symptomatische Prothrombinmangel. Er wird meist durch Vitamin K günstig beeinflußt.

Durch Auftreten von Hemmstoffen kann der Ablauf der I. Phase (z. B. Anticonvertin von J. JÜRGENS) (s. S. 119) gehemmt werden.

Gerinnungsstörungen der II. Phase

An *afibrinogenämischem* Blut haben ALEXANDER und Mitarbeiter [16] eine Reihe wichtiger Mechanismen der Gerinnung untersucht. Das Blut ist spontan sowie nach Zusatz von Thrombokinase oder Thrombin ungerinnbar. Dennoch erfolgt der Verbrauch von Prothrombin und Faktor VIII (AHF) sowie die Bildung der aktiven Faktoren V (Accelerin) und VII (SPCA) in völlig normaler Weise, vielleicht sogar etwas schneller. Wichtig ist der Hinweis, daß der Faktor VIII (AHF) in völlig normaler Menge vorhanden ist, woraus geschlossen werden kann, daß Faktor VIII und Fibrinogen voneinander völlig unabhängige Eiweißkörper sind, obwohl sie zahlreiche gemeinsame Eigenschaften aufweisen. Die Thrombocyten agglutinieren in afibrinogenämischem Plasma bei spontaner Gerinnung sowie nach Thrombinzusatz in gleicher Weise wie in normalem. Die Agglutination unterbleibt jedoch, wenn Thrombin auf gewaschene Thrombocyten einwirkt, woraus geschlossen werden kann, daß außer Fibrinogen noch andere Faktoren zu einer normalen Agglutination erforderlich sind. Es ist möglich, daß hierbei der Clottable-Factor aus den Thrombocyten eine wesentliche Rolle spielt, der beim Waschen der Thrombocyten sehr leicht aus diesen entfernt wird.

Die normale Thrombocytenagglutination mag die Erklärung dafür sein, daß bei Patienten mit Afibrinogenämie in den meisten Fällen nach kleinen Verletzungen nur unbedeutende Blutungen auftreten, obwohl das Blut ungerinnbar ist. Es ist dies ein wichtiger Beweis für die große Bedeutung der Thrombocytenagglutinate für den Verschluß kleiner Gefäßläsionen.

Eine Veränderung der II. Phase kann auch durch das Auftreten von Hemmstoffen bedingt sein. Hier möchte ich zunächst die Stabilisierung des Fibrinogens erwähnen, wie sie von Lüscher und Labhart [*320, 321*] bei Fällen von Myelom erstmals beschrieben wurde. Es wird die Bildung des Fibrinnetzes durch einen Eiweißkörper, der als Stabilisator dient, verhindert. Hierbei kommt es gar nicht zur Fadenbildung, sondern es entsteht eine gallertige Masse. Durch Verdünnen des Plasmas kann eine normale Gerinnung erzielt werden. Gerinnungszeit, Prothrombinzeit und besonders Thrombinzeit sind verlängert. Zusatz dieses Plasmas zu Normalplasma übt eine gewisse Hemmwirkung aus.

Eine *Vermehrung des Heparins* wird ebenfalls an einer Verlängerung der Thrombingerinnungszeit kenntlich. Wenn die Heparinvermehrung nicht stark ist, so sind Gerinnungszeit und Prothrombinzeit normal. Es ist möglich, die Gerinnungsstörung durch Zusatz von Toluidinblau oder Protaminsulfat zu normalisieren. Der Heparintoleranztest zeigt eine starke Verminderung der Toleranz. Angeborene Hyperheparinämien scheinen selten zu sein; ihre Existenz ist noch nicht mit Sicherheit erwiesen. Eine symptomatische Vermehrung heparinähnlicher Substanzen konnte bei anaphylaktischem und Peptonschock, Meconiumembolie, nach Stickstofflost, Einwirkung ionisierender Strahlung sowie bei manchen Fällen von Leukämie und Urticaria pigmentosa beobachtet werden. Bei letzterer findet sich eine starke Vermehrung der Gewebemastzellen in der Haut im Bereich der Effloreszenzen und im Knochenmark.

Wie aus diesen Ausführungen hervorgeht, sind in den letzten Jahren große Fortschritte in der Aufklärung der Pathophysiologie der hämorrhagischen Diathesen erzielt worden; mehrere neue Krankheitsbilder sind erkannt worden. Dennoch bleiben noch zahlreiche wichtige Fragen offen.

Klinik und Therapie
der plasmatisch bedingten hämorrhagischen Diathesen*

Von

F. Koller, Zürich

Aus dem gerinnungsphysiologischen Laboratorium der Medizinischen Universitätsklinik und der Krankenanstalt Neumünster-Zürich (Vorstand: Prof. Dr. F. KOLLER)

Mit 17 Textabbildungen

Pathophysiologie und Klinik sind gerade auf dem Gebiete der Coagulopathien
aufs engste miteinander verbunden.

Ich möchte daher gleich am Anfang meines Referates um Nachsicht bitten,
wenn ich immer wieder auf die Pathophysiologie zurückgreife. Die folgende Darstellung erhebt keinen Anspruch auf Vollständigkeit. Ich habe vielmehr meine Aufgabe
darin gesehen, einige aktuelle Probleme aus dem stark im Fluß befindlichen For-
schungszweig der Coagulopathien hervorzuheben und zu diskutieren, wobei man mir
zugute halten möge, wenn die eigenen Arbeitsgebiete in besonderem Maße berücksichtigt worden sind.

Der menschliche Organismus verfügt über eine Reihe von Vorrichtungen, die
ihn sowohl gegen die hämorrhagischen Diathesen als auch gegen die Thrombosen
schützen. Zu den ersteren ist die Tatsache zu zählen, daß sämtliche gerinnungfördernden Faktoren im Plasma normalerweise in einem großen *Überschuß* vorhanden sind. Die Konzentration dieser Faktoren kann auf zirka $^1/_{10}$ der Norm
reduziert werden, bis die Gerinnungszeit überhaupt anzusteigen beginnt. Anderseits ist auch dafür gesorgt, daß die Gerinnung nicht allzu leicht vor sich geht. Das
Zusammenwirken einer erstaunlich großen Zahl von Faktoren ist unerläßlich,
damit der Gerinnungsvorgang in Gang komme. Ferner stehen den gerinnungfördernden Faktoren zahlreiche gerinnunghemmende gegenüber. Die daraus
resultierende Kompliziertheit der modernen Gerinnungslehre hat manchen
Kliniker veranlaßt, sich von ihr, als einem nur für Spezialisten verständlichen
Forschungsgebiet, zu distanzieren.

Nomenklatur

Es ist jedoch hervorzuheben, daß nicht so sehr die feststehenden Tatsachen, als
vielmehr die uneinheitliche *Nomenklatur* dem Verständnis der Blutgerinnung Schwierigkeiten bereiten. In letzter Zeit sind Bestrebungen im Gange, die Benennung der
Gerinnungsfaktoren zu vereinheitlichen. Wir haben den Vorschlag gemacht, die
plasmatischen gerinnungfördernden Faktoren entsprechend dem Datum ihrer Entdeckung zu *numerieren* [*283, 284*], womit eine zusätzliche Benennung keineswegs verhindert werden soll. Die Numerierung hat den Vorteil, daß sie die Funktion des in
Frage stehenden Faktors (die zum Teil noch durchaus ungeklärt ist) nicht präjudiziert

---

* Die vorliegende Übersicht beschränkt sich auf die hämorrhagischen Diathesen,
bei denen ein Mangel gerinnungfördernder Faktoren nachweisbar ist. Die durch
einen Überschuß gerinnunghemmender Faktoren bedingten hämorrhagischen Diathesen wurden im Referat von DEUTSCH besprochen.

und die Orientierung auf diesem Gebiet erleichtert. Umwandlungs- oder Additionsprodukte der im normalen Plasma vorhandenen Faktoren sollen keine Nummern erhalten; diese sind vielmehr auf die *Elemente* des Gerinnungsvorganges, deren Mangel eine hämorrhagische Diathese hervorruft, zu beschränken (Tab. 1). Der ROSENTHALsche Faktor [*422*], der mit Faktor X nicht identisch ist, sowie der neue Faktor von AGGELER und Mitarbeitern [*452*] und von RATNOFF et al. [*405a*] sind vorläufig nicht in die Liste aufgenommen worden.

Tabelle 1. *Coagulopathien*

Mangel gerinnungfördernder Faktoren im Plasma

Faktor I: Fibrinogen	Afibrinogenämie	Leberzell-Affektionen (schwerste Formen)
Faktor II: Prothrombin . . .	Sog. idiopathische Hypoprothrombinämie (?)	Leberzell-Affektionen, K-Avitaminosen, Dicumarolwirkung, Neugeborene
Faktor III: Thrombokinase .	(siehe Faktor VIII bis X)	
Faktor IV: Calcium	—	—
Faktor V (und VI)	Parahämophilie	Leberzell-Affektionen, Purpura fulminans
Faktor VII	Fälle v. VAN BELLE, ALEXANDER, OWREN, JÜRGENS	Leber-Affektionen, K-Avitaminosen, Dicumarolwirkung, Neugeborene
Faktor VIII: Antihämophiles Globulin	Hämophilie A Parahämophilie	Hämophiloid des Neugeborenen ?
Faktor IX: Christmas Factor, PTC	Hämophilie B	?
Faktor X	Hämophilie C ?	Leber-Affektionen, K-Avitaminosen, Dicumarolwirkung, Neugeborene

Vorhandensein gerinnunghemmender Faktoren

Hemmkörper der 1. Gerinnungsphase (Anti-pro-thrombin ? Antithrombokinase ?)		sog. Hemmkörperhämophilie (DEUTSCH)
Hemmkörper der 2. Gerinnungsphase (Antithrombin)		Leberzell-Affektionen, allergische Zustände, Purpura fulminans (Purpura rheumatica, Purpura abdominalis), Heparinwirkung

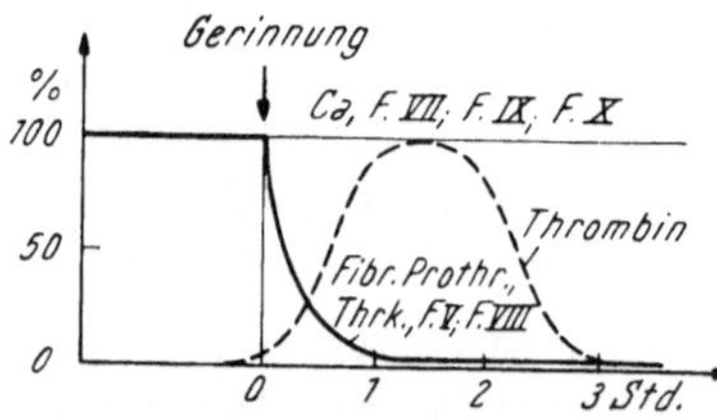

Abb. 1. Verhalten der Gerinnungsfaktoren nach der Gerinnung.

Es braucht wohl nicht besonders betont zu werden, daß die verschiedenen Gerinnungsfaktoren keineswegs als *gleichwertig* zu betrachten sind. Während das Fibrinogen z. B. das Substrat darstellt, auf welchem sich der Gerinnungsvorgang abspielt, handelt es sich beim Faktor VII um einen bloßen Katalysator, der den Gerinnungsablauf beschleunigt, ohne selbst quantitativ daran teilzunehmen. In der Tat können die Gerinnungsfaktoren in zwei Gruppen eingeteilt werden, je nachdem sie während der Gerinnung umgewandelt, „verbraucht" werden (Fibrinogen, Prothrombin, Faktor V, Faktor VIII), oder aber als eigentliche Katalysatoren unverändert (zum Teil sogar mit gesteigerter Aktivität) erhalten bleiben (Ca, Faktoren VII, IX und X) (Abb. 1).

Dabei muß allerdings berücksichtigt werden, daß auch in der ersten Gruppe Katalysatoren enthalten sein können; Faktor VIII (antihämophiles Globulin) z. B. besitzt so enge Beziehungen zum Fibrinogen, daß er beim Ausfallen desselben mitgerissen wird und wahrscheinlich deswegen im Serum fehlt.

Gewebe- und Blutthrombokinase

Noch wichtiger als diese Unterscheidung scheint uns *die Beziehung der einzelnen Faktoren zur Thrombokinase*. Bei der QUICKschen Methode der Prothrombinzeit-Bestimmung wird dem Plasma Gehirnthrombokinase zugesetzt. Diese Methode hat der Gerinnungsforschung einen gewaltigen Aufschwung gegeben; auf ihr basierte die Entdeckung der Faktoren V und VII, die als notwendige Aktivatoren der Gehirnthrombokinase erkannt wurden. Es ist dabei nicht eindeutig klargestellt, ob diese Faktoren bei der *Bildung* der hochaktiven Gewebethrombokinase beteiligt sind oder, in gleicher Weise wie die Gewebethrombokinase selbst, *direkt* auf die Umwandlung von Prothrombin in Thrombin einwirken.

Die Gerinnung des Blutes ist jedoch nicht auf die Gewebethrombokinase angewiesen. Wenn bei der Blutentnahme die Beimischung von Gewebesaft peinlichst vermieden wird, so kommt es trotzdem zur Gerinnung. Aus den Bestandteilen des Blutes muß sich somit ebenfalls eine Thrombokinase bilden können. Es ist das Verdienst von BIGGS und MACFARLANE [42, 43], auf den prinzipiellen Unterschied zwischen Gewebe- und Blutthrombokinase hingewiesen zu haben. Für die Bildung der Blutthrombokinase sind andere Faktoren maßgebend: Neben einem Plättchenfaktor und Calcium haben sich die Plasmafaktoren VIII bis X als unentbehrlich erwiesen. Dagegen ist die Mitwirkung der bei der Aktivierung der Gewebethrombokinase notwendigen Faktoren V und VII bisher nicht erwiesen. Folgende Beobachtungen sprechen gegen eine Mitbeteiligung dieser beiden Faktoren bei der Bildung der Blutthrombokinase:

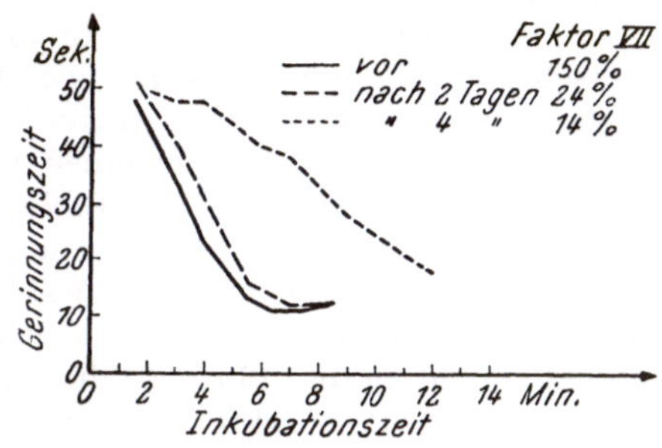

Abb. 2. Wirkung eines Dicumarolderivates (Marcoumar) auf die Serumaktivität im Thrombokinasebildungstest.

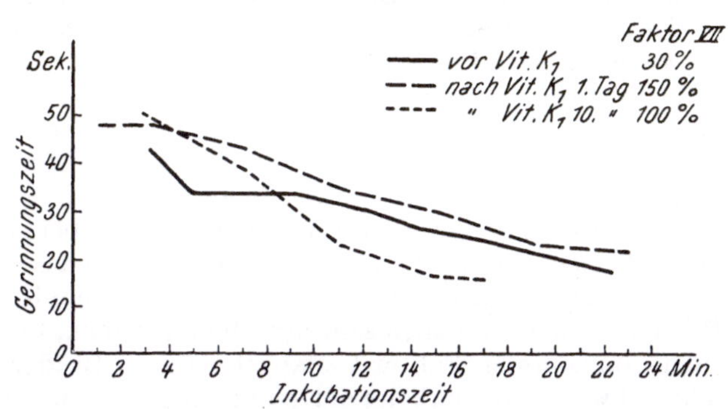

Abb. 3. Wirkung von Vitamin K₁ auf die Serumaktivität im Thrombokinasebildungstest.

Verwenden wir im Thrombokinasebildungstest nach BIGGS und DOUGLAS [43] Plasma und Plättchen eines Falles von congenitalem Faktor V-Mangel, bei dem die

Konzentration dieses Faktors auf 6% der Norm reduziert ist, und ein gleichzeitiges Faktor VIII-Defizit durch Zusatz von gereinigtem Faktor behoben wurde, so erfolgt die Thrombokinasebildung in völlig normaler Weise [369]. Eine Änderung der Faktor V-Konzentration im Gerinnungssystem von 0,5 auf 50% (Zusatz von gereinigtem Faktor V) hat keinen Einfluß auf die „Thrombokinasebildung".

In entsprechender Weise kann gezeigt werden, daß eine sehr starke Verminderung des Faktor VII die Thrombokinasebildung nicht beeinträchtigt: im Beginn der Dicumaroltherapie sinkt bekanntlich die Konzentration dieses Faktors wesentlich rascher ab als diejenige des Prothrombins und des Faktor X. Nach 2 Tagen Behandlung war z. B. im Falle von Abb. 2 der Faktor VII im Serum von 150% auf 24% der Norm abgefallen, während die Konzentration von Faktor X noch kaum verändert war: Die Thrombokinasebildung mit Serum dieses Falles erwies sich als normal! Umgekehrt steigert das Vitamin K_1, bei Dicumarolüberdosierung verabreicht, die Konzentration des Faktor VII rascher als diejenige der anderen Faktoren. Die stark verzögerte Thrombokinasebildung im Serum eines solchen Falles wird durch den Anstieg des Faktor VII von 36 auf 150% keineswegs normalisiert, ja überhaupt nicht beeinflußt (sogar eher noch mehr verzögert, vgl. Abb. 3).

Wir gelangen somit zum Schluß, daß Gewebe- und Blutthrombokinase sich in den Plasmafaktoren, die sie zu ihrer Bildung bzw. Aktivierung bedürfen, unterscheiden. Daneben zeigen sie auch eine verschiedene Stabilität (beim Lagern und Erhitzen) und Aktivität (Blutthrombokinase etwas aktiver als Gewebethrombokinase), ferner einen Unterschied in der Zeitdauer, die zu ihrer Entstehung nötig ist (langsame Bildung der Blutthrombokinase innerhalb zirka 5 Minuten, „momentane" Entstehung der Gewebethrombokinase, so daß man sich fragen kann, ob sie nicht bereits präformiert in den Gewebezellen vorhanden ist). Die Gewebethrombokinase scheint nicht in *allen* Zellen vorzukommen, jedenfalls nicht in den Blutplättchen, die zwar einen für die Blutthrombokinasebildung notwendigen Faktor enthalten, sich aber bei der QUICKschen Bestimmung als unwirksam erweisen.

Diese Feststellungen sind unseres Erachtens von Bedeutung für die Klinik. Bei der *Blutstillung* spielen beide Arten der Thrombokinase eine Rolle: Mischt sich bei einer Verletzung Gewebesaft mit dem austretenden Blut, so entsteht zunächst (innerhalb von wenigen Sekunden) unter dem Einfluß der Gewebethrombokinase ein provisorisches Gerinnsel, das dann durch die erst später (nach einigen Minuten) sich bildende Blutthrombokinase erweitert und konsolidiert wird.

Es stellt sich die Frage, *welche der beiden Gerinnungsarten für die Blutstillung die wichtigere ist.* Ein Mangel der Faktoren VIII bis X führt zu einer ungenügenden Blutthrombokinase-Bildung. Da das Fehlen der Faktoren VIII oder IX das schwere klinische Krankheitsbild der Hämophilie zur Folge hat (Tab. 1), so muß angenommen werden, daß eine Insuffizienz der Blutthrombokinase klinisch von schwerwiegender Bedeutung ist. Wie verhält es sich mit der Gewebethrombokinase? Ihre Insuffizienz muß bei einem Mangel der Faktoren V und VII gesucht werden. Wie JÜRGENS-Berlin festgestellt hat [248], führt der isolierte Mangel an Faktor VII zu einer relativ milden hämorrhagischen Diathese. Wir haben jedoch gemeinsam mit OERI, MATTER, ISENSCHMID und HAUSER [369] einen congenitalen Faktor V-Mangel bei zwei Brüdern untersucht, der mit einem sehr schweren Krankheitsbild einherging. In diesem Falle konnte jedoch das gleichzeitige Fehlen von Faktor VIII (antihämophilem Globulin) nachgewiesen werden, was die Schwere der hämorrhagischen Diathese ohne weiteres verständlich macht.

VAN CREVELD hat kürzlich über einen Fall berichtet [83], bei welchem sowohl Faktor V als auch Faktor VII auf 1% der Norm reduziert, die Faktoren VIII und IX dagegen normal waren, und bei welchem sich als einzige hämorrhagische Erscheinung bei der Autopsie einige subepicardiale Blutungen nachweisen ließen (es handelte sich um einen Neugeborenen mit congenitalem Herzvitium).

Die bisher vorliegenden Beobachtungen sprechen somit dafür, daß eine ungenügende Bildung (bzw. Aktivierung) der Gewebethrombokinase eine viel weniger schwere hämorrhagische Diathese zur Folge hat, als die ungenügende Bildung der Blutthrombokinase.

Probleme der Heredität

Die oben erwähnte Kombination von Faktor V- und Faktor VIII-Mangel bei einer congenitalen und sehr wahrscheinlich hereditären Blutungsneigung (bei zwei Brüdern) [369] war zunächst überraschend. Wir hatten bisher die Ansicht vertreten, daß bei hereditären hämorrhagischen Diathesen (im Gegensatz zu den erworbenen) in selektiver Weise nur *ein* Gerinnungsfaktor vermindert sei oder fehle. Diese Ansicht scheint auch tatsächlich bei der Afibrinogenämie, bei dem von JÜRGENS mitgeteilten Faktor VII-Mangel [248], ferner bei der Hämophilie (isolierter Mangel von Faktor VIII oder Faktor IX) zuzutreffen. Es wäre demnach zu postulieren, daß jedem Gerinnungsfaktor ein besonderes Gen entspräche. Wie läßt sich aber der gleichzeitige Mangel *zweier* Faktoren erklären? Wenn wir annehmen, daß Faktor VIII sich aus Faktor V entwickelt oder daß beide Faktoren aus einer gemeinsamen Vorstufe entstehen (vgl. Schema), so

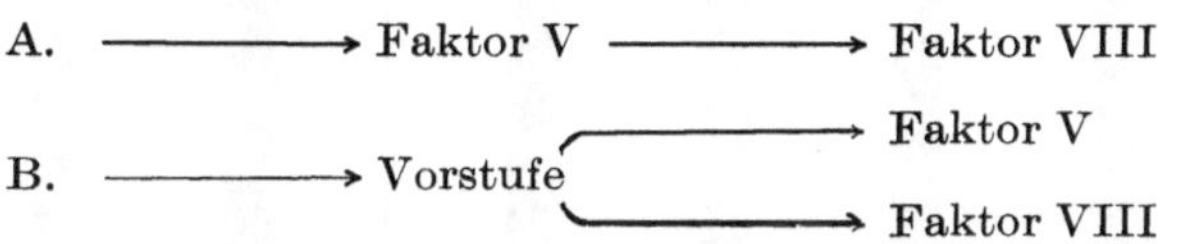

Schema der genetischen Beziehungen zwischen Faktor V und VIII.

ließe sich der Gerinnungsdefekt immer noch auf die Schädigung eines einzigen Gens zurückführen. Die Tatsache, daß — wie wir gemeinsam mit KRIEHUBER [292] zeigen konnten — beim erworbenen Faktor V-Mangel (z. B. bei schwerer Leberparenchymschädigung) der Faktor VIII nicht gleichzeitig vermindert gefunden wird, spricht eher für die zweite Möglichkeit (vgl. Schema B). In der experimentellen Genetik liefern z. B. die Untersuchungen über den Citronensäurecyclus bei der Neurospora Beispiele für derartige kombinierte Mangelzustände [28, 229].

Es ist von Interesse, daß in letzter Zeit auch angeborene hämorrhagische Diathesen mit einem gleichzeitigen Mangel von Faktor VII und Faktor IX [32] beobachtet worden sind. Es fällt auf, daß gerade solche Faktoren gleichzeitig fehlen können, die sich physikalisch-chemisch sehr ähnlich verhalten: die „Serumfaktoren" VII, IX (und X) können aus diesem Grunde chemisch nur sehr mühsam voneinander getrennt werden: Auch die Faktoren V und VIII weisen ähnliche Eigenschaften in bezug auf Adsorption usw. auf. Eine gemeinsame Vorstufe ist aus diesem Grunde durchaus denkbar.

Die hereditären (plasmatischen) Coagulopathien scheinen ferner gekennzeichnet durch einen *rezessiven Erbgang.* Derselbe ist mit großer Wahrscheinlichkeit anzunehmen bei der Afibrinogenämie. Nach RISAK [413] zeigen dabei nur die Homocygoten ein vollständiges Fehlen des Fibrinogens, während die Heterocygoten lediglich eine Verminderung desselben aufweisen, die sich klinisch nicht manifestiert. — Die von uns untersuchten zwei Brüder mit Faktor V- und Faktor VIII-Mangel stammten aus einer *Verwandtenehe* [369].

Längst bekannt ist der rezessiv-geschlechtsgebundene Erbgang der *Hämophilie.* Die Tatsache, daß diese Krankheit fast ausschließlich bei Männern vorkommt, ist wohl darauf zurückzuführen, daß Ehen zwischen Blutern und Konduktorinnen, eine Voraussetzung für die Entstehung homocygoter weiblicher Bluter, offenbar äußerst selten sind. Immerhin ist in vereinzelten Fällen einwandfreie Hämophilie bei der Frau beobachtet worden [*339*].

Im Jahre 1950 haben wir erstmals darauf hingewiesen [*286*], daß bei hämorrhagischen Diathesen mit rezessiv-geschlechtsgebundenem Erbgang der Gerinnungsdefekt nicht einheitlich ist, daß vielmehr zwei verschiedene Gerinnungsfaktoren im Spiele sein können (Abb. 4). Schon länger bekannt war das antihämophile Globulin (Faktor VIII). Der zweite Faktor wurde von BIGGS, MACFARLANE [*47*]

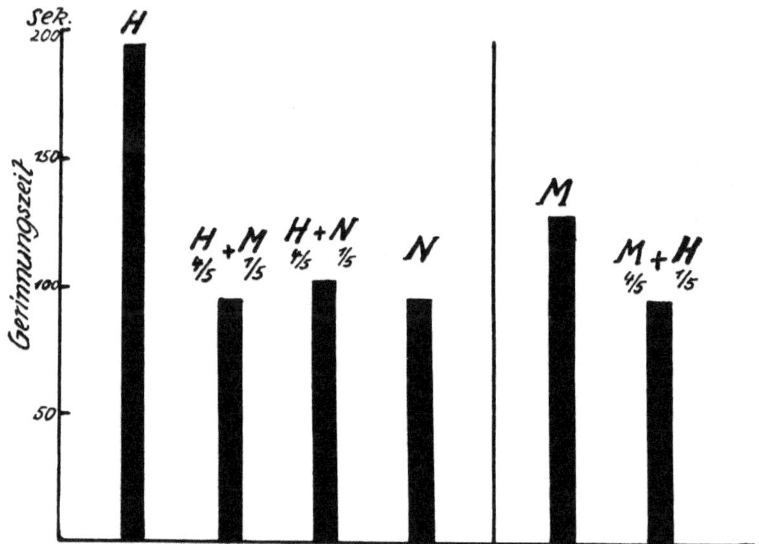

Abb. 4. Recalcifizierungszeit von hämophilem, normalem und „Moëna"-Plasma und deren Mischungen. *H* Hämophiles Plasma (plättchenfrei), *M* „Moëna"-Plasma, *N* normales Plasma.

usw. sowie AGGELER [*12*] näher charakterisiert und als „Christmas Factor" oder PTC (Plasma-Thromboplastin-Component), von uns als Faktor IX bezeichnet. Die durch sein Fehlen bedingte hämorrhagische Diathese erhielt dementsprechend den Namen Christmas Disease oder PTC-Mangel. Untersuchungen der letzten Jahre haben gezeigt, daß der zweifellos am besten erforschte Bluter-Stammbaum von Tenna in den Bündnerbergen (Abb. 6) [*223*] zu letzterer Form gehört. Es ist jedoch nicht möglich, einem Schweizer begreiflich zu machen, daß die Bluter von Tenna, die jahrhundertelang als das kennzeichnendste Beispiel der Hämophilie galten, nun plötzlich nicht mehr an Hämophilie leiden sollen, sondern an „Christmas Disease" oder PTC-Mangel! Aus diesem Grunde scheint es uns richtiger, für beide Formen hämorrhagischer Diathese mit rezessiv geschlechtsgebundenem Erbgang (die sich auch klinisch in keiner Weise unterscheiden), die Bezeichnung Hämophilie beizubehalten, und sie — auf Grund der gerinnungsphysiologischen Analyse — als *Hämophilie A und B* zu differenzieren.

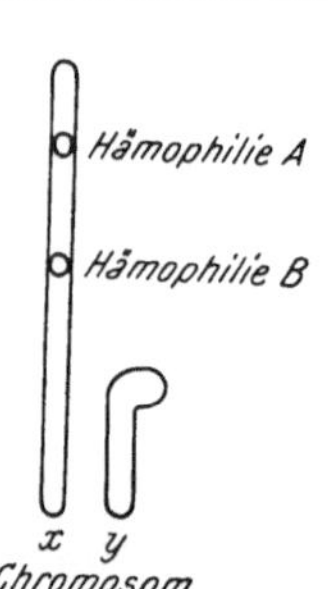

Abb. 5. Lokalisation der gegen die beiden Formen der Bluterkrankheit schützenden Gene.

Anderseits ist es unseres Erachtens aber auch nicht statthaft, die Bezeichnung „Hämophilie" auf hämorrhagische Diathesen auszudehnen, die keinen rezessiv geschlechtsgebundenen Erbgang aufweisen (z. B. die „Hämophilie C" von ROSENTHAL). Die Gene, die normalerweise gegen die beiden Formen der Bluterkrankheit schützen, sind im X-Chromosom zu lokalisieren (Abb. 5).

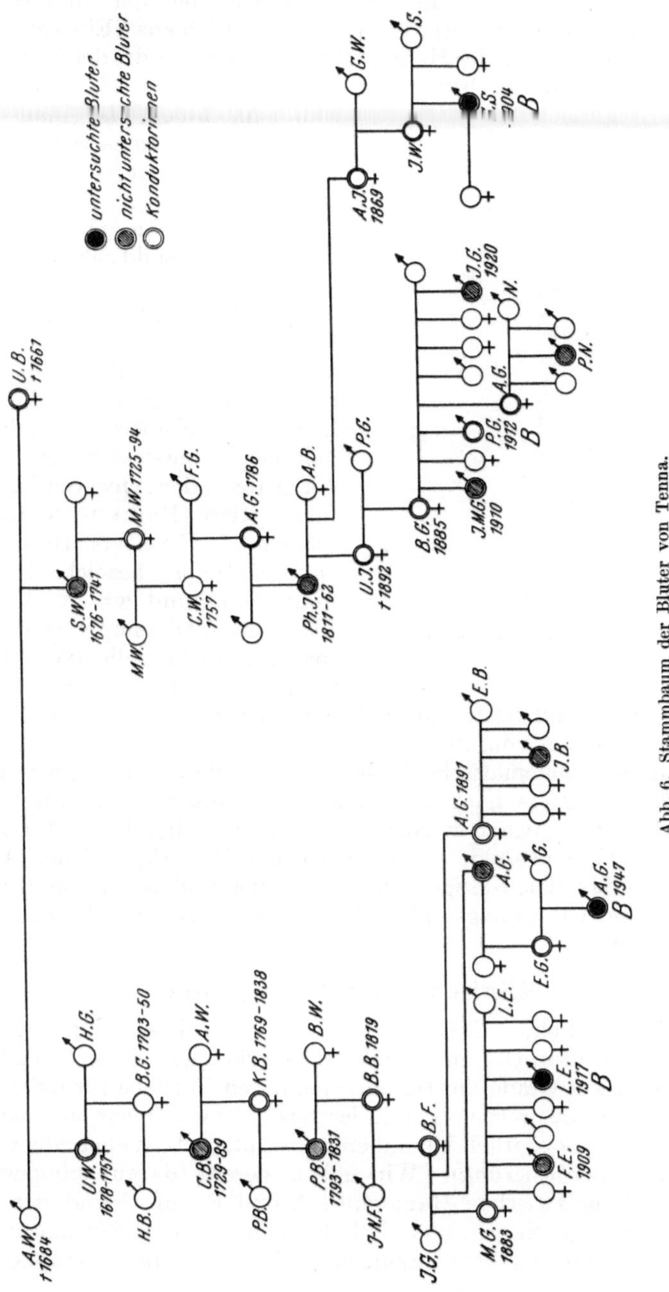

Abb. 6. Stammbaum der Bluter von Tenna.

Die Hämophilie A (Mangel an antihämophilem Globulin oder Faktor VIII) ist in der Schweiz etwa zweimal häufiger als die Hämophilie B (Mangel an Christmas Factor, PTC oder Faktor IX). Wie bereits erwähnt, konnten wir bei der Blutersippe von Tenna die Kriterien der Hämophilie B nachweisen (vier untersuchte Fälle, vgl. Abb. 6).

Überraschenderweise fielen die Untersuchungen bei der Bluterfamilie des Zürcher Oberlandes (PFENNINGER [380]) nicht einheitlich aus. (Ein Vertreter dieser Sippe zeigte die Kennzeichen der Hämophilie A, ein zweiter die der Hämophilie B.) Da die Stammbäume dieser beiden Fälle jedoch erst im 16. Jahrhundert zusammenkommen, ist man wohl berechtigt, zwei genetisch voneinander unabhängige hämorrhagische Diathesen anzunehmen.

Bei beiden Hämophilie-Formen kann das Krankheitsbild schwer oder leichter sein. Wir kennen eine Familie mit milder Hämophilie A, bei welcher Gelenkversteifungen in keinem Falle vorkommen, Spontanblutungen seltener oder geringfügig sind und bei der die hämorrhagische Diathese sich erst deutlich bei Zahnextraktionen, operativen Eingriffen oder schweren Verletzungen manifestiert. BRINKHOUS [179] hat auf diese milde Form von Hämophilie, die er als *allele Form* bezeichnete, besonders hingewiesen und gezeigt, daß in diesen Fällen das antihämophile Globulin (Faktor VIII) nicht vollständig fehlt, sondern in der Regel einen Gehalt von über 20% der Norm aufweist. Ein Fall der oben erwähnten Familie wies eine Konzentration desselben von 10—15% auf.

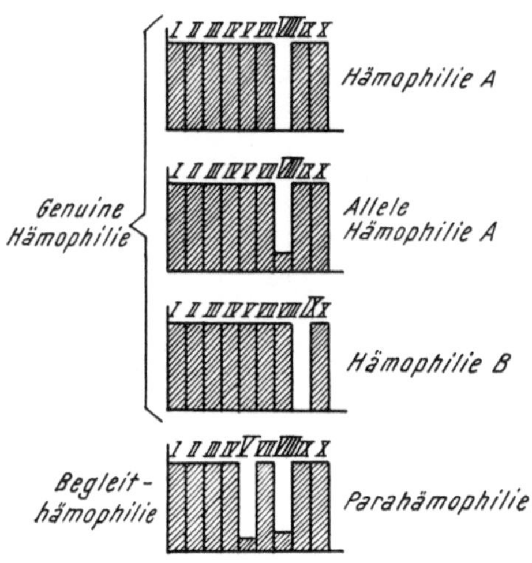

Abb. 7. Verhalten der Gerinnungsfaktoren bei der Hämophilie.

Abb. 7 gibt eine schematische Übersicht über die neueren Erkenntnisse der Hämophilie-Forschung: je nach dem fehlenden Faktor kann zwischen Hämophilie A und B unterschieden werden; fehlt der betreffende Faktor nicht vollständig, so entsteht eine milde (allele) Form der Bluterkrankheit. Als *Begleit-Hämophilie* kann das gleichzeitige Fehlen eines der beiden Hämophilie-Faktoren und eines anderen Gerinnungsfaktors bezeichnet werden (z. B. Faktor V- und Faktor VIII-Mangel).

Klinische Symptomatologie

Es ist nicht möglich, auf Grund der klinischen Erscheinungen allein den Mangel eines bestimmten Gerinnungsfaktors zu erkennen. Eine Ausnahme bildet bis zu einem gewissen Grade die Hämophilie, deren Vorliebe für *Gelenkblutungen* diagnostisch verwertet werden kann; letztere können nicht als pathognomonisch gelten, da sie gelegentlich bei anderen Coagulopathien ebenfalls vorkommen (z. B. Dicumarolüberdosierung). Wir haben bereits darauf hingewiesen, daß eine Unterscheidung zwischen Hämophilie A und B auf Grund der klinischen Symptome nicht möglich ist, und daß die Schwere der Blutungsneigung bei beiden Formen erhebliche Schwankungen aufweist, je nach dem Ausmaß des vorliegenden Gerinnungsdefektes.

So wenig die klinische Beobachtung somit zur Differenzierung der Coagulopathien beitragen kann, so wertvoll ist sie für die Abgrenzung dieser Gruppe hämorrhagischer Diathesen als Ganzes gegen andere Formen von Blutungsneigung. Entscheidend sind dabei die Hautblutungen. Punktförmige, symmetrisch verteilte Hämorrhagien (Petechien), bei deren Entstehung traumatische Momente offensichtlich keine Rolle spielen, kommen bei unkomplizierten plasmatisch bedingten Coagulopathien so gut wie nie vor. Dementsprechend fällt auch das RUMPEL-LEEDEsche Phänomen in der Regel negativ aus. Die Hautblutungen unterscheiden sich von den Blutungen Gesunder, die eine Kontusion erlitten haben, in keiner Weise; nur treten sie bereits bei sehr geringfügigen Gewalteinwirkungen auf.

Über die Häufigkeit der verschiedenen hämorrhagischen Erscheinungen bei den Coagulopathien gibt Abb. 8 Auskunft, welche die während der Anticoagulantientherapie mit Dicumarolderivaten oder Heparin beobachteten Zwischenfälle zusammenfaßt. Im Gegensatz zu den Thrombopenien und -pathien ist die Seltenheit der cerebralen Blutungen bemerkenswert. Bei dem in Abb. 8 erwähnten Falle handelte es sich um eine maligne Hypertonie, die an Lungenembolie erkrankt war. Genitalblutungen werden ebenfalls selten beobachtet. In der Regel sind die Mensesblutungen während der Anticoagulantientherapie nicht oder nur wenig stärker als sonst.

Die Häufigkeit der intramuskulären Hämatome, insbesonders nach Verabreichung von Penicillindepots, hat uns veranlaßt, *intramuskuläre Injektionen während der Anticoagulantientherapie strikte zu verbieten.*

Eine Sonderstellung unter den hereditären Coagulopathien nimmt die *Afibrinogenämie* ein. Da bei ihr eine Gerinnung überhaupt nicht möglich ist, so wäre eine besonders schwere hämorrhagische Diathese zu erwarten. Auffallenderweise wurde wiederholt die Erfahrung gemacht, daß die Blutungsneigung nicht größer, sogar eher geringer ist als bei der Hämophilie. Der-

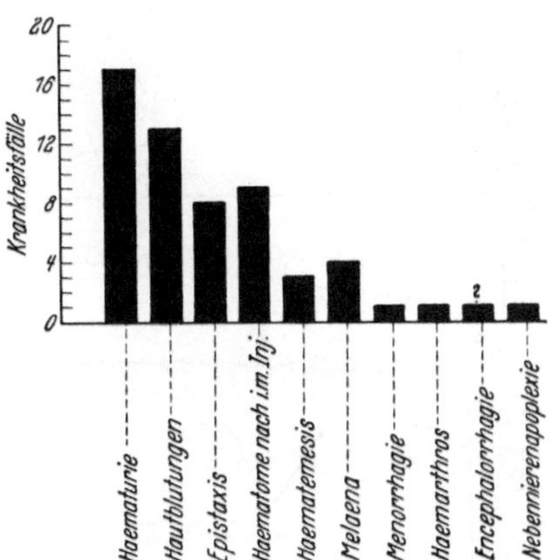

Abb. 8. Relative Häufigkeit der verschiedenen hämorrhagischen Erscheinungen bei Anticoagulantientherapie (Dicumarolderivate und Heparindepot).

artige Beobachtungen lassen die Bedeutung der von der Blutgerinnung unabhängigen Mechanismen bei der Blutstillung eindrücklich hervortreten. Wir selbst kennen einen Knaben mit totalem Fibrinogenmangel, der das 18. Lebensjahr bereits überschritten hat. Neben der nicht meßbaren Gerinnungszeit ist in diesen Fällen auch die Blutungszeit in der Regel verlängert.

Auf die unterschiedliche Schwere des Krankheitsbildes bei den hereditären Coagulopathien (allele Formen) haben wir am Beispiel der Hämophilie bereits hingewiesen.

Die *erworbenen Coagulopathien* sind in der Regel lediglich als Symptome der Grundkrankheit, die das klinische Bild beherrscht, zu werten. Wie aus Tab. 1 (S. 90) hervorgeht, werden fast immer *mehrere Gerinnungsfaktoren* gleichzeitig vermindert. Eine Ausnahme bildet ein von BIGGS beobachteter Fall eines isolierten Prothrombinmangels, der sich im 26. Altersjahr erstmals manifestiert hatte und daher als erworben betrachtet wurde [*42*]. Am deutlichsten zeigt sich der vielseitige, wenig selektive Gerinnungsdefekt bei den Leberparenchymaffektionen. Fast alle plasmatischen Gerinnungsfaktoren können bei der akuten Leberdystrophie in Mitleidenschaft gezogen werden. (Verminderung von Fibrinogen, Prothrombin, Faktor V, VII und X; Vermehrung eines Hemmkörpers der zweiten Phase.)

Vitamin K-Test und Leberaffektionen

Für die Beurteilung der Schwere einer Leberaffektion und zugleich für die Differenzierung des hepatocellulären und mechanischen Ikterus ist der Vitamin K-Test in besonderem Maße geeignet. Wir haben diese Leberfunktionsprüfung

1940 [*280*] vorgeschlagen und sie in den letzten Jahren folgendermaßen
modifiziert:

Am 1. Tag wird Oxalatblut für die Bestimmung des QUICKschen „Prothrombin-
komplexes" und — sofern möglich — des Prothrombins und des Faktor VII
(Einstufenmethode) entnommen[1]. Unmittelbar anschließend erhält der Patient
1 mg des wasserlöslichen Vitamin K-Präparates „*Synkavit*" intravenös (eine
Handelsampulle enthält 10 mg!), 24 Stunden später erneut Blutentnahme für
die Bestimmung des „QUICK", und womöglich des Prothrombins und Faktor VII.
Haben sich die mit diesen Bestimmungsmethoden erhaltenen Werte inzwischen
vollständig oder doch größtenteils normalisiert, so kann mit Sicherheit ein
mechanischer, bzw. Verschlußikterus angenommen werden. Bleiben die Werte
dagegen gleich oder zeigen sie nur eine ge-
ringfügige Erhöhung, so muß eine hepatocelluläre Schädigung angenommen werden.
In diesem Falle gibt man nochmals Vitamin K, diesmal aber das natürliche *Vitamin K₁ (Konakion)* in einer Dosis von
20 mg intravenös oder intramuskulär[2]. 24
Stunden später werden die erwähnten Ge-
rinnungswerte nochmals bestimmt. Erfolgt
auch auf diese maximale Stimulation kein
Anstieg, so ist eine schwere Leberzell-
affektion anzunehmen.

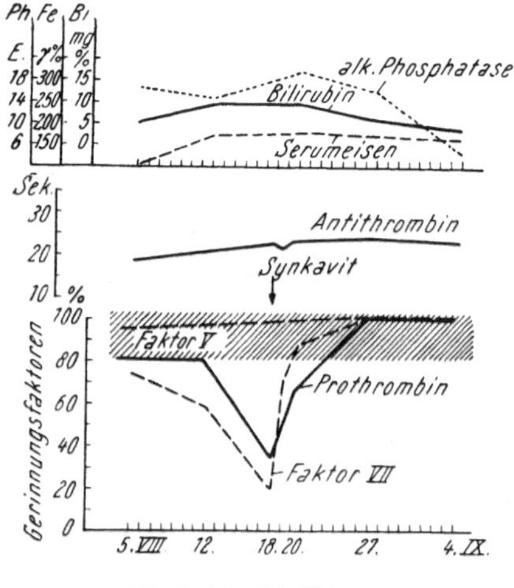

Abb. 9. Verschlußikterus.

Stellt man dagegen eine — wenigstens
partielle — Normalisierung fest, so ist die
hepatocelluläre Schädigung als weniger tief-
greifend und damit prognostisch günstiger
zu bewerten.

Die Verwendung der kleinen Synkavit-
Dosis hat den Vorteil, daß die Unter-
scheidung zwischen mechanischem und hepatocellulärem Ikterus viel sicherer
möglich ist. Auffallend ist die Tatsache, daß JÜRGENS [*257*] im Tierversuch sogar
nach Hepatektomie noch eine partielle Normalisierung des Prothrombinkom-
plexes mit Vitamin K₁ erreichen konnte, während bei der akuten Leberdystrophie
oder terminalen Cirrhose unter dem Einfluß von Konakion überhaupt keine Reaktion der Gerinnungsfaktoren nachweisbar ist. Wenn die Resultate des Tier-
versuches auf den Menschen übertragen werden dürfen, so muß man annehmen,
daß bei den schweren hepatocellulären Erkrankungen auch die extrahepatischen
Bildungsstätten von Prothrombin und Faktor VII (reticuloendotheliales System ?)
in Mitleidenschaft gezogen werden.

Das Vitamin K stimuliert die Bildung folgender Gerinnungsfaktoren: Pro-
thrombin, Faktor VII und Faktor X. Am raschesten und stärksten wird die
Aktivität von Faktor VII gesteigert. Umgekehrt *sinkt* die Konzentration dieses
Faktors bei K-Avitaminosen (z. B. beim Verschlußikterus) am stärksten ab
(FORELL und KOLLER [*155*]) (Abb. 9). Bei der Hepatitis epidemica, bei der die

---

[1] Sind die Werte bereits vor Verabreichung von Synkavit normal oder beinahe
normal (über 70%), so sind weitere Bestimmungen unnötig. Eine schwerere Leber-
parenchymaffektion ist in diesem Falle ausgeschlossen.

[2] Steht kein injizierbares Vitamin K₁-Präparat zur Verfügung, so kann auch
Synkavit in doppelter Dosis (40 mg) intravenös oder intramuskulär injiziert oder
Vitamin K₁ mit einem hochaktiven Emulgator gemischt (Konakion) *per os* in einer
Dosis von 20 mg gegeben werden.

Störung auf einer Schädigung der Leberfunktion, nicht aber auf einem Mangel an Vitamin K beruht, fällt in der Regel die Konzentration des *Prothrombins* am stärksten ab (Abb. 10). Diese ungenügende Bildung des zweiten Gerinnungsfaktors ist — wie FLÜCKIGER und ISENSCHMID in unserem Laboratorium nachgewiesen haben — in 60% der Fälle nach Monate bis 1½ Jahre nach klinischer „Heilung" der Hepatitis nachweisbar. Die oft auffallend lange Rekonvaleszenz nach Hepatitis ist jedem erfahrenen Arzt bekannt (sogenanntes *Post-Hepatitis-Syndrom*). In der Regel kann jedoch als Erklärung für die vieldeutigen subjektiven Beschwerden kein objektiver Befund erhoben werden. Die Bestimmung

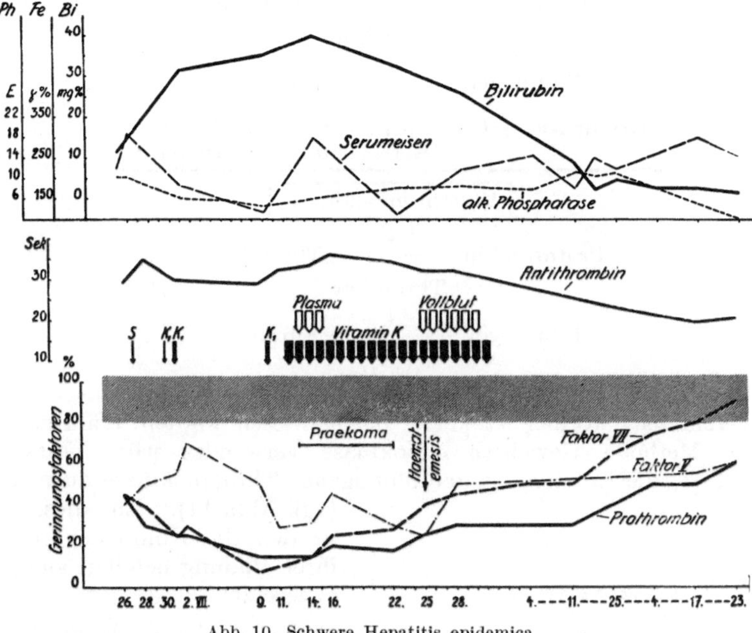

Abb. 10. Schwere Hepatitis epidemica.

des Prothrombins [*155*] gibt hier einen wertvollen Anhaltspunkt dafür, daß die Leberfunktion offenbar noch nicht restlos normalisiert ist.

Von den übrigen Gerinnungsfaktoren ist für die Prognose der Hepatitis im akuten Stadium vor allem Faktor V von Bedeutung. Dieser Faktor wird in der Regel erst bei fortgeschrittener Leberzellschädigung in Mitleidenschaft gezogen; fällt er auf tiefe Werte ab (unter 20 %) so ist die Prognose als sehr ernst zu bezeichnen.

Als Antagonisten des Vitamin K beeinflussen das Dicumarol und seine Derivate (*Marcoumar, Tromexan* usw.) ebenfalls die drei Gerinnungsfaktoren: Prothrombin, Faktor VII und Faktor X [*283*]. Faktor IX wird bei länger dauernder Behandlung ebenfalls in seiner Aktivität herabgesetzt, wenn auch in geringerem Maße als die ersterwähnten drei Faktoren.

Faktor X

Es mag hier am Platze sein, die Gründe anzuführen, die uns veranlaßten, die Existenz eines neuen Gerinnungsfaktors (Faktor X) anzunehmen, da Untersuchungen mit „Dicumarolserum" den Anstoß dazu gegeben haben. Die Experimente wurden im Zürcher gerinnungsphysiologischen Laboratorium gemeinsam mit meinen Mitarbeitern FLÜCKIGER, DUCKERT, ISENSCHMID und MATTER ausgeführt [*119, 149, 283*].

Die QUICKsche Methode der „Prothrombinzeit"-Bestimmung erfaßt diesen Faktor ebensowenig wie die antihämophilen Faktoren VIII und IX. Seine Existenz konnte erst mit Hilfe des Thrombokinasebildungstestes von BIGGS, der

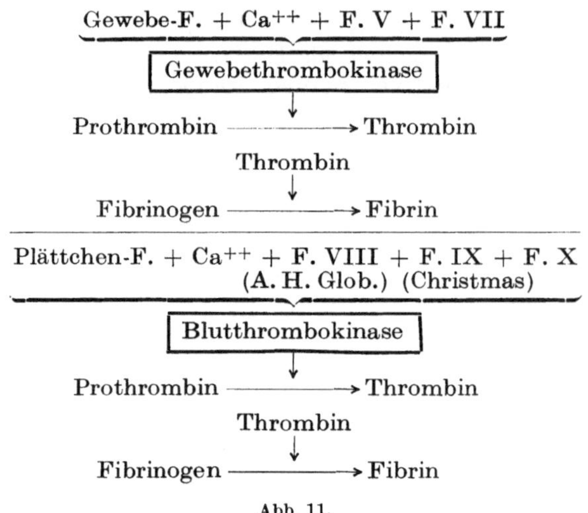

Abb. 11.

von uns vereinfacht worden ist [*118*], nachgewiesen werden. Während bei der QUICKschen Methode Gewebethrombokinase verwendet wird, gestattet der BIGGSsche Test, die Entstehung der bluteigenen Thrombokinase zu analysieren (vgl. Abb. 11). Zu diesem Zweck werden die Komponenten, die bei ihrer Bildung beteiligt sind, einzeln zugesetzt:

Plättchenfaktor: als Plättchensuspension,

Calcium: als mol/40 $CaCl_2$-Lösung,

Faktor VIII: als $BaSO_4$-adsorbiertes Plasma,

Faktor IX: als Serum.

Im Serum findet sich außer Faktor IX auch noch Faktor VII, der, wie wir oben bereits erwähnt haben (S. 91), bei der Thrombokinasebildung sehr wahrscheinlich keine Rolle spielt. Werden nun in diesem Test an Stelle von normalem Serum verschiedene pathologische Sera verwendet und untereinander gemischt, so erhält man Resultate, die durch

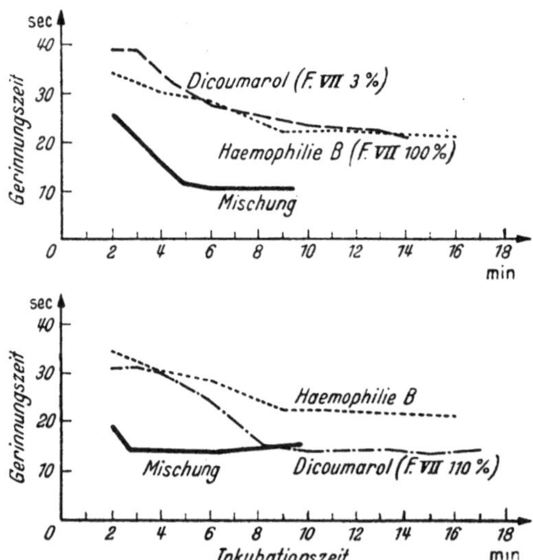

Abb. 12. Wirkung von Dicumarol auf die Thrombokinasebildung (Thromboplastin-Generation-Test).

die Existenz der beiden Serumfaktoren VII und IX allein nicht erklärt werden können. Die folgende Tabelle 2 gibt eine Übersicht über unsere Mischungsversuche:

Tabelle 2. Mischungsversuche

Nr.		Serum I				Serum II			Mischung von Serum I und II		
		F. VII	F. IX[1]	Thrombo-kinase-bildung		F. VII	F. IX	Thrombo-kinase-bildung	F. VII	F. IX	Thrombo-kinase-bildung
		%				%			%		
1	Marcoumar-Therapie	10	100	pathol.	Hämo-philie B	100	0	pathol.	55	50	normal
2	Marcoumar + Vit. K$_1$	100	100	pathol.	Hämo-philie B	100	0	pathol.	100	50	normal
3	Hepatitis, leichte Form	100	100	pathol.	Hämo-philie B	100	0	pathol.	100	50	normal
4	Cirrhosis hepatis	75	100	pathol.	Hämo-philie B	100	0	pathol.	88	50	normal
5	Neu-geborener	45	100	pathol.	Hämo-philie B	100	0	pathol.	73	50	normal
6	Hepatitis	100	100	pathol.	Mar-coumar	40	100	pathol.	70	100	pathol.
7	Cirrhosis	75	100	pathol.	Mar-coumar	30	100	pathol.	53	100	pathol.
8	Gealtertes Serum	160	100	pathol.	Hämo-philie B	100	0	pathol.	130	50	normal

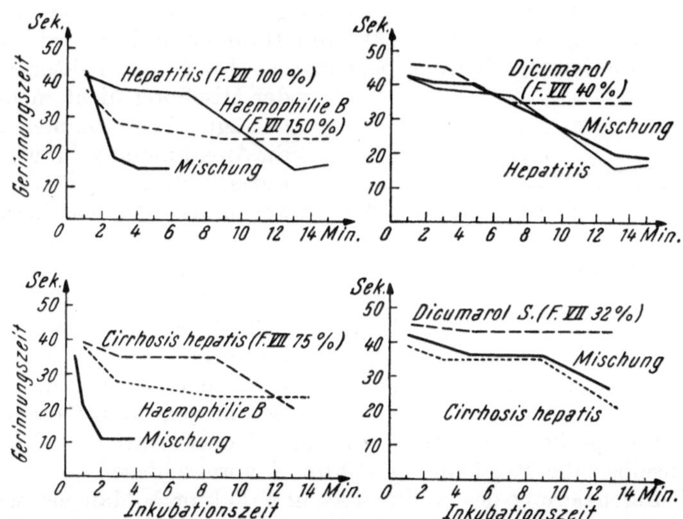

Abb. 13. Wirkung der Leberparenchymschädigung (Hepatitis bzw. Cirrhose) auf die Thrombokinasebildung. Mischung von Patientenserum mit Hämophilie-B- und Dicumarol-Serum.

Wenn im Serum nur zwei Faktoren (Faktor VII und Faktor IX) für die Thromboplastinbildung in Betracht kommen, so ist nicht einzusehen, warum das Serum eines Patienten (Nr. 2 der Tabelle 2) der unter Marcoumar-Therapie stand,

---

[1] Die Bestimmung des Faktor IX-Gehaltes ist nur approximativ möglich. 100% bedeuten daher nur eine ± normale, 0 eine ungenügende Aktivität im Thrombokinasebildungstest.

und wegen einer Blutung Vitamin K_1 erhalten hatte, eine verzögerte Thrombokinasebildung verursachen soll, da sowohl Faktor VII als auch Faktor IX normale Werte ergaben. Trotzdem zeigte der Biggs-Test ein einwandfrei pathologisches Resultat (Abb. 12). Ebensowenig ist erklärlich, warum Serum einer leichten Hepatitis epidemica (Abb. 13) oder gealtertes Serum (Abb. 14), in dem sowohl Faktor VII als auch Faktor IX normale Werte zeigten, eine verzögerte Thrombokinasebildung hervorrufen soll. Bei der Lebercirrhose (Abb. 13) und beim Neugeborenen

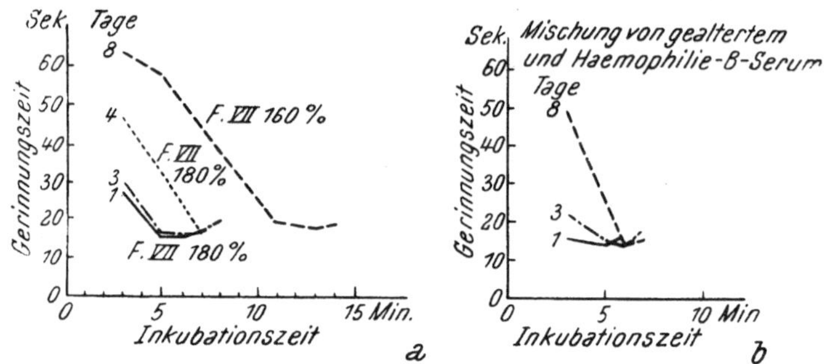

Abb. 14. Thrombokinasebildungstest mit 1, 3, 4 und 8 Tage alten Seren sowie mit einer Mischung von gealtertem Serum mit Hämophilie-B-Serum.

ist der Faktor VII-Gehalt des Serums in der Regel mehr oder weniger herabgesetzt. Diese leichte Verminderung genügt jedoch keineswegs, um die stark verzögerte Thrombokinasebildung, die derartige Sera verursachen, zu erklären, denn bei der Mischung von Marcoumar- und Hämophilie-B-Serum (Nr. 1) wird eine normale Thrombokinasebildung beobachtet, obwohl der Faktor VII-Gehalt der Mischung nicht mehr als 55% beträgt. Wir kommen somit um die Annahme eines für die Thrombokinasebildung unerläßlichen dritten Serumfaktors nicht herum; dieser Faktor fehlt oder ist stark vermindert im Serum von Patienten, die mit Marcoumar (oder Dicumarol) behandelt werden, ferner im Serum von Kranken mit Hepatitis oder Lebercirrhose sowie im Serum von Neugeborenen. Er ist

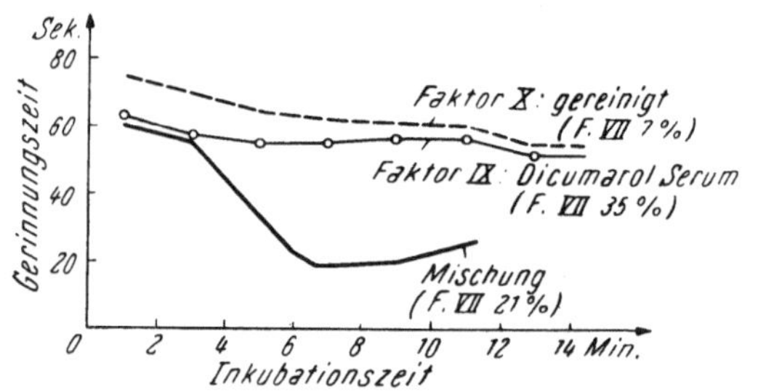

Abb. 15. Wirkung von gereinigtem Faktor X.

dagegen im Hämophilie B-Serum in normaler Konzentration vorhanden. Wir haben für denselben die Bezeichnung Faktor X vorgeschlagen.

Für die Differenzierung des Faktor IX- und Faktor X-Mangels wurde stets Hämophilie B-Serum in den Mischungsversuchen verwendet. Dieses Serum enthält beträchtliche Mengen unverbrauchten Prothrombins (pathologischer Consumption-Test!), welches im Thrombokinasebildungstest in Thrombin umgewandelt wird und dadurch das Resultat dieses Testes beeinträchtigen kann. Isenschmid hat unter Berücksichtigung der quantitativen Verhältnisse nachgewiesen, daß durch diesen Fehler die Existenz des Faktor X nicht in Frage gestellt wird [237]. Außerdem konnte gezeigt werden, daß die Mischung *gereinigter* Präparate von Faktor IX und Faktor X eine normale Thrombokinasebildung garantiert, wenn sie an Stelle von Serum verwendet wird. Diese Präparate enthalten nur noch geringe Mengen von Faktor VII (7%) und praktisch kein

Prothrombin. In Abb. 15 ist die Wirkung einer Mischung von gereinigtem Faktor X mit Dicumarol-Serum dargestellt [119].

Der Faktor X-Mangel unterscheidet sich vom Faktor IX-Mangel durch die Art, wie die Thrombokinasebildung beeinflußt wird: Aus Abb. 13 ist ersichtlich, daß die dem Hämophilie-B- bzw. Faktor IX-Mangel-Serum (punktierte Kurve) entsprechende Kurve zunächst etwa normal rasch abfällt, dann aber bei etwa 25 Sekunden Gerinnungszeit (einem gegenüber der Norm stark verlängerten Wert) stehen bleibt. Demgegenüber zeigt das Faktor-X-Mangel-Serum eines Hepatitispatienten einen stark verzögerten Abfall; schließlich (nach zirka 13 Minuten) wird jedoch ein normaler Wert der Gerinnungszeit erreicht.

Der Faktor X beeinflußt somit nicht die *Menge* der gebildeten Thrombokinase, sondern das Tempo ihrer Entstehung. Diese Tatsache geht deutlich aus Abb. 16 hervor, in welcher die durch steigende Konzentrationen von Faktor X erzielte Beschleunigung der Thrombokinasebildung dargestellt ist [119]. Faktor X ist als *Accelerator* der Blutthromboplastin-Bildung zu betrachten.

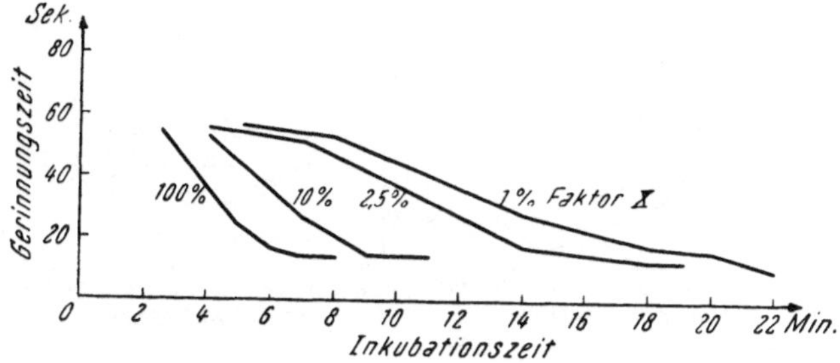

Abb. 16. Thrombokinasebildung. Rolle des Faktor X. Faktor VII = 100%, konstant, Faktor IX = normal, konstant, Faktor X variiert.

Zur Therapie

Als einziges spezifisches Heilmittel bei gewissen Formen *erworbener* Coagulopathien steht uns das *Vitamin K* zur Verfügung. Sein Indikationsgebiet beschränkt sich auf die eigentliche K-Avitaminose (Verschlußikterus, Sprue usw.), die hämorrhagische Diathese des Neugeborenen und auf die Zwischenfälle bei Anticoagulantientherapie mit Dicumarol und seinen Derivaten.

Bei Leberparenchymaffektionen, die zu Spontanblutungen führen, ist das Vitamin K in der Regel ungenügend oder überhaupt nicht wirksam. Ein Versuch mit hohen Dosen soll aber trotzdem gemacht werden.

Das wasserlösliche Vitamin K-Präparat *Synkavit* (ein Diphosphorsäureester des natürlichen Vitamin K ohne dessen Phytolkette) eignet sich gut für die Behandlung der K-Avitaminosen sowie für die Prophylaxe und Therapie des Morbus hämorrhagicus neonatorum. Die im Verhältnis zum Körpergewicht auffallend hohen Dosen (15 bis 20 mg), die beim Neugeborenen benötigt werden, sprechen für eine noch ungenügend ausgebildete Leberfunktion als Ursache der Hypoprothrombinämie und der Faktor VII-Verminderung. Völlig unbrauchbar sind die wasserlöslichen Vitamin K-Präparate bei der Behandlung der Dicumarolblutungen. Dagegen bewirken schon kleine Dosen (5 mg) des fettlöslichen natürlichen Vitamin K (z. B. Vitamin K_1 = *Konakion*) einen nachweisbaren Anstieg von Faktor VII und Prothrombin innerhalb 2 bis 12 Stunden [267].

Bei den erworbenen Coagulopathien, die nicht in den Indikationsbereich des Vitamin K fallen, sowie bei sämtlichen hereditären Formen ist die *Transfusion* das souveräne Mittel zur Stillung der Blutungen. Die Dauer der Wirkung zeigt je nach der Art des Gerinnungsdefektes erhebliche Unterschiede: Bei der *Afibrinogenämie* ist die Gerinnung während 24 bis 96 Stunden nach der Transfusion normal und noch nach 8 bis 17 Tagen kann Fibrinogen im Blute nachgewiesen werden. Bei der *Hämophilie* dagegen wird der Gerinnungsdefekt oft überhaupt nicht völlig normalisiert und nach 24 Stunden ist in der Regel keine Wirkung der Transfusion mehr nachweisbar. Das antihämophile Globulin scheint relativ rasch abgebaut zu werden. Quicks Vorschlag, daß große Mengen Blut (500 cm³) bei der Hämophilie gegeben werden sollen, ist zweifellos berechtigt [*397*]. Frischblut ist Konserven vorzuziehen; letztere sind aber durchaus brauchbar, wenn sie nicht über eine Woche alt sind. Zusatz von Heparin scheint bessere Resultate zu liefern als Zusatz von Citrat. *Die Handelspräparate von antihämophilem Globulin* sind nach unserer Erfahrung eher weniger wirksam als Transfusionen (Abb. 17). MacFarlane hat daher das wesentlich aktivere antihämophile Globulin boviner Herkunft für die Behandlung der Hämophilen empfohlen. Sensibilisierungserscheinungen sollen dabei nicht häufig sein, sind aber nicht

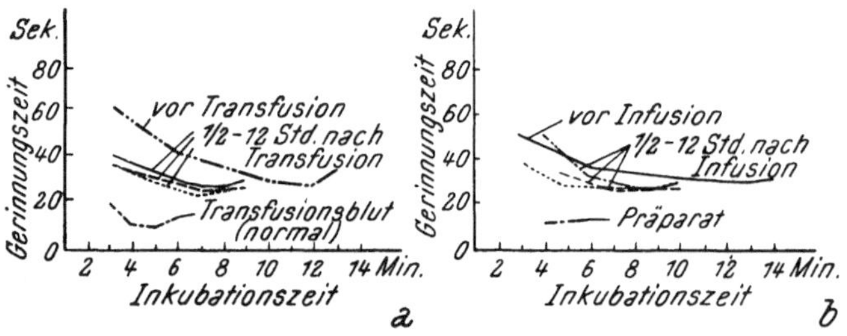

Abb. 17. Wirkung der Transfusion und des „antihämophilen Globulins" auf die Thrombokinasebildung bei Hämophilie A. *a* mit Transfusionsblut, *b* mit kommerziellem antihämophilem Globulin.

sicher zu vermeiden. Bei wiederholten Blutübertragungen besteht die Gefahr, daß sich eine sogenannte Hemmkörperhämophilie (Deutsch [*104*]) ausbildet.

In Anbetracht der sehr beschränkten Möglichkeit, den Gerinnungsdefekt der Hämophilie *generell* zu beheben, kommt der *Lokaltherapie* um so größere Bedeutung zu. *Äußere Blutungen* können mit *Thrombin* (z. B. *Topostasin*) erfolgreich behandelt werden. Wesentlich ist dabei die Applikation eines *Druckverbandes*, der das Wegspülen des Thrombins unmöglich macht. Bei Zahnextraktionen soll der mit Thrombin durchtränkte Verband mittels einer provisorischen Prothese festgehalten werden. Auf diese Weise konnten wir gemeinsam mit dem zahnärztlichen Institut der Universität Zürich (Prof. Schmuziger) bei mehreren schweren Blutern, die wiederholt wegen Zahnextraktionen hospitalisiert worden waren und dabei einen Hämoglobinabfall bis auf 30% gezeigt hatten, Zähne entfernen, ohne daß eine Transfusion nötig wurde, und ohne daß das Hämoglobin nennenswert absank (z. B. von 85% auf 80%).

Wir halten diese lokale Blutstillung bei Zahnextraktionen für sehr viel wichtiger und zuverlässiger als Injektionen von antihämophilem Globulin! Sie ist aber nur möglich bei enger Zusammenarbeit zwischen Arzt und Zahnarzt. Bei günstig gelegenen Zähnen kommt auch die *unblutige Extraktion*, wie sie von Reber beschrieben wurde, in Frage [*406*]. Dabei werden Gummiringe um den zu entfernenden Zahn gelegt. Es kommt dadurch im Laufe von 1 bis 3 Wochen zu einer Druckatrophie des umgebenden Zahnfleisches und des Knochens, so daß schließlich der Zahn herausfällt.

Bei inneren Blutungen, vor allem bei den so häufigen Gelenkblutungen, sind die therapeutischen Möglichkeiten nach wie vor leider sehr beschränkt. Die

Tatsache, daß der Krankheitsverlauf der Hämophilie in Schüben erfolgt, trotzdem der Gerinnungsdefekt immer gleich bleibt, zeigt die Bedeutung des vasculären Faktors. Diem hat seine Variationen beim Hämophilen mit Hilfe der Saugglockenmethode nachweisen können [113]. Intracutane Quaddeln von Histamin oder Aqua dest., ferner Adrenoxyl (Adrenochrom) sowie die Vitamine C und P sind geeignet, die Kapillarresistenz vorübergehend zu steigern.

Zusammenfassend stellen wir fest, daß die Vitamin-K-Therapie gewisser erworbener Coagulopathien in den letzten Jahren wesentliche Fortschritte durch die Synthese des *natürlichen* Vitamins und die Verwendung hochaktiver Emulgatoren erzielt hat, die sowohl eine perorale als auch eine intravenöse Verabreichung ermöglichen.

Bei den hereditären Gerinnungsstörungen, insbesondere der Hämophilie, ist vor allem die Lokalbehandlung äußerer Blutungen durch Verwendung von Thrombin und durch technische Verbesserung des Druckverbandes befriedigender geworden; dagegen ist die Therapie mit intravenös zu verabreichenden gereinigten (bzw. angereicherten) Faktoren erst in Entwicklung begriffen.

Die Bedeutung der Fibrinolyse
für die Entstehung hämorrhagischer Diathesen

Von

P. de Nicola

Aus der Medizinischen Universitätsklinik Pavia, Italien
(Direktor: Prof. P. Introzzi)

Mit 5 Textabbildungen

Das klinische Bild der hämorrhagischen Syndrome, die durch gesteigerte Fibrinolyse hervorgerufen werden, oder der hyperfibrinolytischen Syndrome wurde erst in den letzten Jahren nach der ersten Beschreibung der fibrinolytischen Purpura von Reimann, skizziert, und nachher von verschiedenen Autoren, u. a. Deutsch [108], Schmid [437], Favre-Gilly [137] usw., eingehend untersucht. Die noch nicht vollständigen Kenntnisse auf diesem Gebiet wurden zum Teil durch die Seltenheit der hämorrhagischen hyperfibrinolytischen Syndrome verursacht. Man muß dabei außerdem bedenken, daß die fibrinolytischen Vorgänge seltener als die Gerinnungsvorgänge untersucht wurden, sei es vom Standpunkt der Physiologie, sei es vom Standpunkt der Pathologie.

Tabelle 1

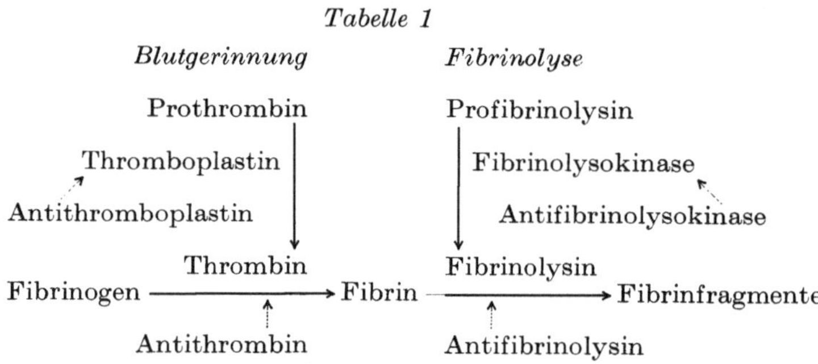

(Ausgezogene Pfeile bedeuten Umwandlung in, unterbrochene Pfeile Hemmung auf.)

Einige physiopathologische und klinische Probleme der Fibrinolyse können auf Grund der Ähnlichkeiten zwischen Blutgerinnung und Fibrinolyse erklärt werden (Tab. 1). Die Vorgänge, die zur Aktivierung von Fibrinolysin und Thrombin führen, sind einander sehr ähnlich und auch die einzelnen hierfür erforderlichen Faktoren gleichen sich weitgehend. In dieser Hinsicht und bezüglich der Beteiligung der stöchiometrischen Mechanismen in der Fibrinolyse haben Astrup und seine Schule [22] grundlegende Beiträge geleistet; der Kürze halber verweise ich auf sie.

Uns interessieren dagegen hier in erster Linie die klinischen Probleme. Wie bei den Gerinnungsstörungen wurden bei den Fibrinolysestörungen neben hyperfibrinolytischen Syndromen mit hämorrhagischer Diathese auch solche ohne hämorrhagische Diathese beschrieben (Tab. 2). Die letzteren Syndrome sind —

Tabelle 2. *Klinik der Fibrinolyse*

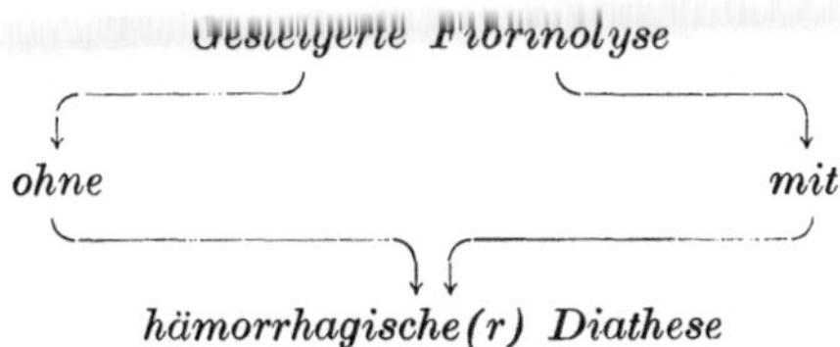

wie bei den Gerinnungsstörungen — viel häufiger und darum eingehender untersucht als die ersteren. Daher muß man bei der Klinik der Fibrinolyse eine entsprechende Unterscheidung vornehmen, dies um so mehr, als die gesteigerte Fibrinolyse ohne hämorrhagische Diathese, wie bei den Gerinnungsstörungen, die Vorstufe der aktuellen hämorrhagischen Krankheit darstellen kann.

Wenn wir die vorliegenden Ergebnisse über die Veränderungen der Fibrinolyse in der Pathologie analysieren, stellen wir fest, daß die brauchbaren diagnostischen Mittel viel beschränkter sind als beim Studium der eigentlichen Blutgerinnung. Versuchen wir, die Gerinnungs- und die Fibrinolysetests zu vergleichen, so sehen wir, daß nur für einige Tests eine Analogie besteht. Für diese Fälle möchte man eine Einteilung vorschlagen, die auf der Unterscheidung der konstanten und variablen Faktoren beruht, d. h. der zu bestimmenden und der im Substrat enthaltenen Faktoren. Bei der Fibrinolyse ist die Fibrinolysezeit im Plasma ein Äquivalent der Recalcifizierungszeit bei der Blutgerinnung (Tab. 3). Durch Zu-

Tabelle 3. *Vergleich von Recalcifizierungszeit und spontaner Fibrinolyse*

	Recalcifizierungszeit	*Spontane Fibrinolyse*
Konstant:	Calcium	Thrombin Fibrinogen
Variabel:	Thromboplastin Prothrombin Faktor V Faktor VII	Profibrinolysin Antifibrinolysin Fibrinolysokinase Antifibrinolysokinase

satz einer Kinase — Streptokinase bei der Fibrinolyse, Thrombokinase bei der Blutgerinnung — bestimmt man einerseits die schnell aktivierte Fibrinolyse, anderseits mit der Prothrombinzeit die beschleunigte Blutgerinnung (Tab. 4).

Tabelle 4. *Vergleich von Prothrombinzeit und aktivierter Fibrinolyse*

	Prothrombinzeit	*Aktivierte Fibrinolyse*
Konstant:	Calcium Thromboplastin	Thrombin Fibrinogen Fibrinolysokinase
Variabel:	Prothrombin Faktor V Faktor VII Fibrinogen	Profibrinolysin Antifibrinolysin (Antifibrinolysokinase)

Wir können einen weiteren Vergleich zwischen Blutgerinnung und Fibrinolyse anstellen, indem wir die Methoden zur Bestimmung der Inhibitoren (Antifibrinolysin und Antistreptokinase) einerseits, und Antithrombin und Antithromboplastin anderseits einander gegenüberzustellen (Tab. 5 und 6). Eine weitere

Tabelle 5. *Vergleich der Bestimmung von Antithrombin und Antifibrinolysin*

	Antithrombin	Antifibrinolysin
Konstant:	Fibrinogen	Fibrinogen
	Thrombin	Thrombin
		Fibrinolysin
Variabel:	Antithrombin	Antifibrinolysin

Tabelle 6. *Vergleich der Bestimmung von Antithromboplastin und Antifibrinolysokinase*

	Antithromboplastin	Antifibrinolysokinase
Konstant:	Thromboplastin	Fibrinolysokinase
	Prothrombin	Fibrinogen
	Faktor V	Thrombin
	Faktor VII	Fibrinolysin
		Antifibrinolysin
Variabel:	Antithromboplastin	Antifibrinolysokinase

Verfeinerung dieser Grundmethoden wurde durch die isolierte Bestimmung des Profibrinolysins nach WITTE [*524*] kürzlich eingeführt.

Die Ergebnisse, die für die Klinik von größtem Interesse sind, wurden mit Hilfe der ersten zwei Methoden erlangt. Im allgemeinen stellen diese Ergebnisse die Resultante der Veränderungen von mehreren Fibrinolysefaktoren dar. Ich werde nicht auf Einzelheiten über die verschiedenen Zustände von gesteigerter Fibrinolyse, die manchmal von hämorrhagischer Diathese begleitet werden, eingehen, da sie wohl bekannt sind und in Tab. 7 schematisch erwähnt werden.

Tabelle 7. *Zunahme der fibrinolytischen Aktivität*

1. Leberkrankheiten,
2. Schock-Zustände (Operationen, Elektrizität, Acetylcholin, Cardiazol, Vaccine, Blutungen, Verbrennungen usw.),
3. Metastatisches Prostatacarcinom,
4. Pankreascarcinom,
5. Polycythämien,
6. Leukämien,
7. Hyperhämolytische Zustände,
8. Rh-Isoimmunisierung,
9. Lungenoperationen,
10. Schwangerschaftstoxikosen,
11. Abruptio placentae,
12. Abortionssyndrome.

Ich möchte hier nur einige Ergebnisse unterstreichen, die durch eigene Untersuchungen erhalten wurden: Vor allem die postoperativen Veränderungen der mit Streptokinase aktivierten Fibrinolyse, die mit Hilfe der Thrombelastographie nach HARTERT untersucht wurden (vgl. VECCHIETTI [*500*]). Der Ablauf der Fibrinolyse reproduziert im allgemeinen den diphasischen Gang, der für die Stress-Reaktionen charakteristisch ist (Abb. 1). Die Veränderungen der einzelnen Elemente des Thrombelastogramms geben eine vollkommenere Darstellung des ganzen Vorganges, und zwar neben der Fibrinolysezeit, auch die Thrombusfestigkeit oder *ma*, und teilweise die Reaktionszeit und das *k*-Segment. Einer schnellen Zunahme der Fibrinolyse folgt eine Verminderung der fibrinolytischen Aktivität und dann eine Rückkehr zu normalen Werten (Abb. 2 und 3). Dieser

Ablauf entspricht demjenigen der anderen Gerinnungsfaktoren und insbesondere der Zunahme der Plättchen und der Heparintoleranz einerseits und der Verminderung der Acceleratoren anderseits [365]. Wahrscheinlich spielt die allgemeine Neigung zur Thrombophilie eine größere Rolle als der Mangel der Acceleratoren; in diesem Sinne sind auch die Zeichen von verminderter Fibrinolyse zu deuten, die der unmittelbar postoperativen Hyperfibrinolyse folgen.

Weitere bedeutende Ergebnisse wurden auch auf anderen Gebieten der Pathologie erzielt. Eine sehr rasche, mit Streptokinase aktivierte Fibrinolyse kann an dem Beispiel einer Patientin mit Abruptio placentae ohne hämorrhagische Diathese oder an einem Fall von therapeutischem Elektroschock gezeigt werden (Abb. 4). In diesen Fällen wurden verschiedene Streptokinaseverdünnungen dem recalcifizierten Plasma zugesetzt.

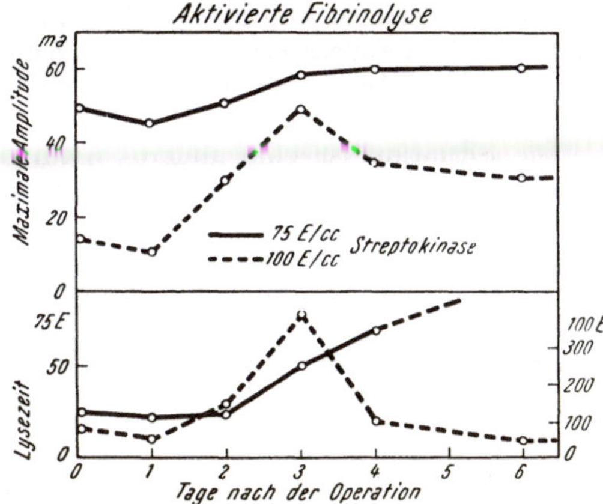

Abb. 1. Verhalten der mit Streptokinase (Varidase) aktivierten Fibrinolyse vor und nach der Operation: Zuerst Abnahme und dann Zunahme der Lysezeiten im Thrombelastogramm. Umgekehrtes Verhalten der Maximal-Amplitude. Die Resultate sind ausgesprochener mit 100 Einheiten/ml Streptokinase als mit 75 Einheiten/ml.

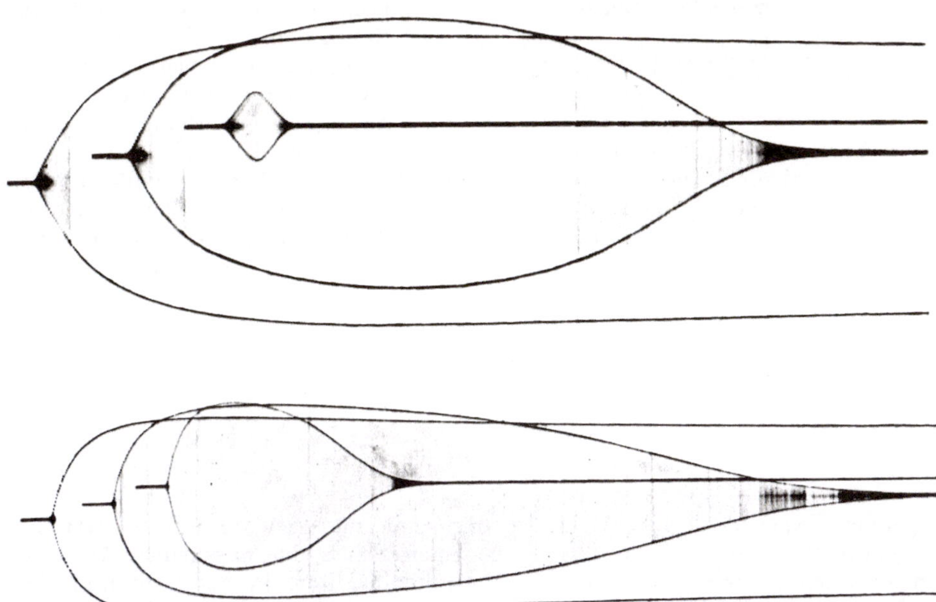

Abb. 2 und 3. Thrombelastogramme am ersten und dritten Tage nach der Operation. Aktivierte Fibrinolyse mit verschiedenen Streptokinase- (Varidase-) Verdünnungen. Zuerst Abnahme (Abb. 2), dann Zunahme (Abb. 3) der Lysezeiten im Thrombelastogramm mit entsprechenden, umgekehrten Veränderungen der Maximal-Amplitude. Einzelheiten in Abb. 1.

Bei diesen und anderen Zuständen, welche durch Hyperfibrinolyse ohne hämorrhagische Diathese charakterisiert sind, genügt die Anwendung einer zuverlässigen Methode zum Studium der aktivierten oder spontanen Fibrinolyse,

um die — meistens isolierte — Störung zu erkennen. Gewöhnlich treten keine
sonstigen Gerinnungsstörungen auf. Möglicherweise geht die gesteigerte Fibrinolyse mit einer Hypoprothrombinämie einher, doch ist diese Veränderung geringfügig und bedarf übrigens einer weiteren Bestätigung [*183a*].

Die Situation ist eine andere, wenn die gesteigerte Fibrinolyse von einer
hämorrhagischen Diathese begleitet wird. Diese Fälle unterscheiden sich von den
eben erwähnten Zuständen dadurch, daß die Fibrinolyse so ausgeprägt ist, daß
es zu einer ausgesprochenen Verminderung des Fibrinogens, nämlich zu einer
Fibrinogenopenie, kommt. Die Pathogenese der hämorrhagischen Diathese bei
diesen Zuständen muß daher, wie bei den kongenitalen und erworbenen Fibrinogenopenien, auf die Verminderung des Fibrinogens zurückgeführt werden (Tab. 8).

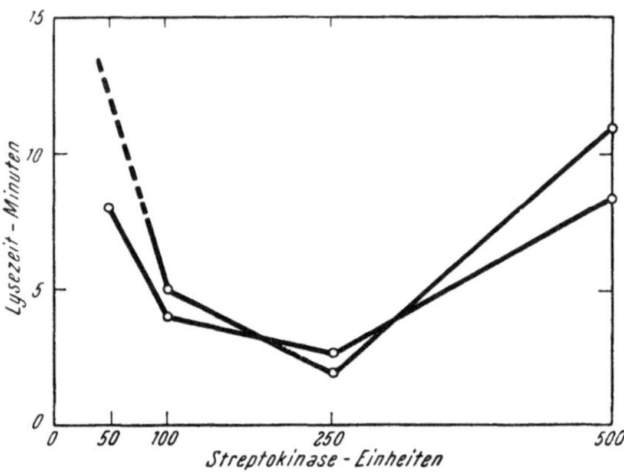

Abb. 4. Aktivierte Fibrinolyse mit verschiedenen Strepto-
kinase- (Varidase-) Verdünnungen. Obere Kurve: Elektroschock; untere Kurve: Abruptio placentae.

Tabelle 8

Fibrinolyse

+

Fibrinogenmangel

Bei den hämorrhagischen Diathesen durch gesteigerte Fibrinolyse ist jedoch die Veränderung
komplizierter und ist nicht nur
durch den einfachen Fibrinogenmangel charakterisiert. Eine Aktivierung der fibrinolytischen Fermente ruft eine Reihe von sekun-
dären Veränderungen hervor, von denen die Fibrinolyse die auffallendste, aber
nicht die einzige ist. Die Nebenwirkungen der fibrinolytischen Fermente in vitro
und in vivo zeigen sich in einer Verminderung der verschiedenen Plasmafaktoren,
und zwar des Prothrombins, der Faktoren V (Proaccelerin), VII (Proconvertin)
und VIII (antihämophiles Globulin) (Tab. 9). Dieses Verhalten wird auch durch

Tabelle 9. *Nebenwirkungen der fibrinolytischen Enzyme*

auf:

Prothrombin
Proaccelerin
Proconvertin
Antihämophiles Globulin

folgendes Experiment bestätigt: Injiziert man intravenös ein fibrinolytisches
Enzym pankreatischen Ursprungs, so beobachtet man eine wesentliche Abnahme
einiger Gerinnungsfaktoren, wie Prothrombinaktivität, Proaccelerin und Proconvertin (Abb. 5) [*426*]. Es handelt sich hierbei um eine komplexe Veränderung,
die sich von den einfachen hyperfibrinolytischen und von den einfachen fibrino-
genopenischen Syndromen unterscheidet. Die gesteigerte Fibrinolyse ist in
diesen Fällen von einer Hemmung der Gerinnungsfaktoren und daher von einer
sekundären Veränderung der Fibrinbildung begleitet (Tab. 10).

Theoretisch sollte die verzögerte Fibrinbildung für sich schon eine gesteigerte
Fibrinzerstörung hervorrufen als Folge einer größeren Angreifbarkeit des Fibrins
durch die fibrinolytischen Fermente, ohne daß deren Aktivität gesteigert ist.

Tabelle 10

1. Einfach gesteigerte Fibrinolyse,
2. Gesteigerte Fibrinolyse + Hemmung der Gerinnungsfaktoren

↓

Verzögerte Fibrinbildung

Bei der Hämophilie, bei der die Fibrinbildung in sukzessiven Schüben vor sich geht, wäre an sich ein solches Verhalten voraussehbar (Tab. 11), was jedoch von den experimentellen Kontrollen nicht bestätigt wurde, wie auch MARX [332] beobachtet hat. Bei den hyperfibrinolytischen hämorrhagischen Syndromen ist dagegen so etwas wie ein circulus vitiosus vorauszusehen (Tab. 12). Sobald sich

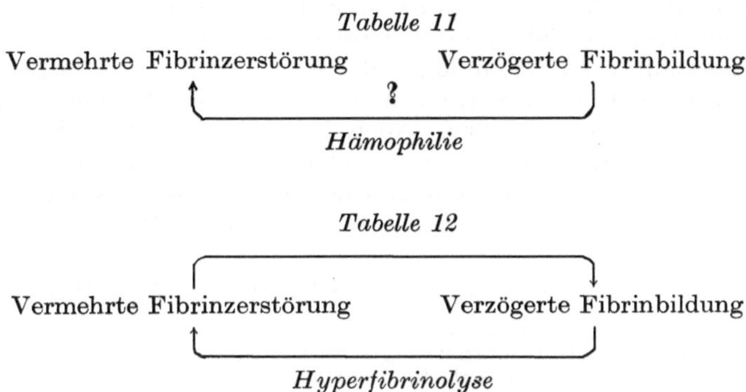

eine kleine Menge Fibrin bildet, wird es sofort zerstört. Zu dieser primitiven Veränderung gesellt sich eine sekundäre Nebenwirkung der fibrinolytischen Fermente, und zwar eine verzögerte Fibrinbildung durch Veränderung der thrombinbildenden Mechanismen. Die verzögerte Fibrinbildung bringt ihrerseits eine größere Angreifbarkeit des gebildeten Fibrins durch die fibrinolytischen Fermente mit sich, und so weiter.

Dieser circulus vitiosus, der als eine Arbeitshypothese dargestellt wird, kann vielleicht die Unmöglichkeit, diese Blutungen vollständig zu stillen, erklären, die bei den hyperfibrinolytischen Syndromen beobachtet wird. Der pathogenetische Mechanismus der Blutungen, die im Verlauf der hyperfibrinolytischen Syndrome auftreten, kann daher auf eine Reihe von Faktoren verschiedener Art zurückgeführt werden, und zwar einerseits auf die

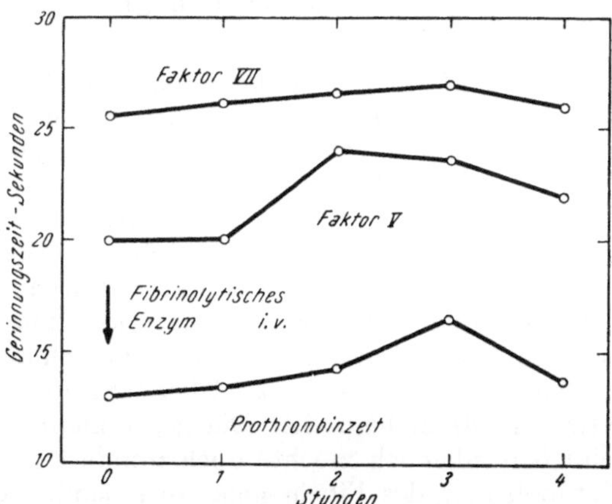

Abb. 5. Die intravenöse Einspritzung eines fibrinolytischen Enzyms pankreatischen Ursprungs verursacht eine Abnahme der Prothrombinaktivität (Verlängerung der Prothrombinzeit) sowie der Faktoren V und VII. Abszisse: Zeit nach der Injektion in Stunden. Ordinate: Gerinnungszeit in Sekunden.

Verminderung des Fibrinogens, anderseits auf die Verminderung der Gerinnungsfaktoren. Trotz aller Untersuchungen über die Beziehungen der Störungen des Gerinnungsablaufes zu den hämorrhagischen Diathesen muß man zugeben, daß es nicht

immer möglich ist, die hämorrhagischen Syndrome auf Grund einer einfachen Ge-
rinnungstörung zu erklären. Es ist daher nötig, auch andere Faktoren, vorwiegend
vaskulärer Natur, in Betracht zu ziehen. Für das Auftreten der Blutungen ist es
nicht genügend, daß ein oder mehrere Gerinnungsfaktoren unter einen gewissen
Schwellenwert absinken oder geradezu verschwinden, sondern es müssen auch
andere Mechanismen hinzukommen, die sich jetzt noch zum Teil unseren Kennt-
nissen entziehen. Wir haben typische Beispiele dieser Art, einerseits bei den
Hämophilien mit ausgeprägter Verlängerung der Gerinnungszeit und bei den
Afibrinogenämien mit ungerinnbarem Blut, die sich dennoch über längere Zeit-
spannen in hämostatischem Gleichgewicht befinden, anderseits in den Blutungen,
die bei verhältnismäßig geringen Gerinnungstörungen auftreten, wie z. B. bei den
Hypoprothrombinämien durch Dicumarinderivate und bei anderen Zuständen.
In den hyperfibrinolytischen Syndromen haben wir eine komplexe Gerinnungsstörung, die ein meistens lokalisiertes hämorrhagisches Syndrom verursacht
wie bei den geburtshilflichen Zuständen in der Form uteriner Blutungen, bei den
chirurgischen Zuständen in der Form von Blutungen nach Pneumektomien aus
dem verbleibenden Lungenrest, usw. Auch bei den schwersten hyperfibrinolytischen Syndromen sind die Blutungen nicht immer generalisiert, in der Form
von spontanen Ecchymosen, posttraumatischen Ecchymosen, Gingiva-, Nasen-
und Nierenblutungen usw. (Tab. 13). Dieses pathogenetische Problem ähnelt dem-

Tabelle 13. *Allgemeine Merkmale der hämorrhagischen Diathese durch Hyperfibrinolyse*

   1. Lokalisierte Blutungen,
   2. Vergesellschaftete hämorrhagische Diathese,
   3. Allgemeine hämorrhagische Diathese:
       a) spontane Ecchymosen,
       b) posttraumatische Ecchymosen,
       c) Gingivorrhagien,
       d) Nasenblutungen,
       e) Nierenblutungen,
       f) Meningealblutungen.

jenigen der hämorrhagischen Diathese durch einfache Gerinnungsstörung, bei
der alle drei grundlegenden Faktoren der Hämostase kombiniert sind, und in
drei Sektionen unterteilt werden können, eine humorale, vaskuläre und celluläre
oder thrombocytäre Sektion. Das Auftreten der Blutungen in der Form von
generalisierten hämorrhagischen Diathesen ist wahrscheinlich auch bei den hyperfibrinolytischen Syndromen durch die Beteiligung dieser drei Gruppen von
Faktoren bedingt und nicht nur dadurch, daß die Hyperfibrinolyse und die
Verminderung der Gerinnungsfaktoren zur Wirkung kommen. Dabei spielen
auch gewisse Schockzustände eine ausschlaggebende Rolle.
    Ich möchte diese kurze Übersicht über die Pathogenese der hyperfibrino-
lytischen hämorrhagischen Diathesen nicht mit allzu theoretischen Betrachtungen
schließen, aber ich möchte doch mindestens eine etwas kühne Theorie über den
Metabolismus des Fibrinogens im lebenden Organismus, die kürzlich aufgestellt
wurde, erwähnen. Diese Theorie setzt eine fortwährende Fibrinbildung und
Fibrinzerstörung im zirkulierenden Blut voraus, wodurch Substanzen frei-
gemacht werden, die auf verschiedene organische Funktionen einwirken [298].
Diese Darstellung erlaubt uns den ganzen Gerinnungsmechanismus von einem
allgemeineren Standpunkte aus zu betrachten, ohne uns auf die hämostatischen
Wirkungen zu beschränken. Es ist möglich, daß die hyperfibrinolytischen Syndrome, wenigstens teilweise, auf eine Steigerung dieses physiologischen, intravitalen Vorganges zurückgeführt werden können. Dadurch könnte vielleicht

die allgemeine Wirkung der hyperfibrinolytischen Erscheinungen auf den Organismus unabhängig von den Blutungen erklärt werden. Da einerseits eine Steigerung der Fibrinolyse insbesondere bei gewissen Stress-Zuständen unter hormonalem Einfluß beobachtet wird [324, 498], anderseits die Verabreichung von Cortison bei den hyperfibrinolytischen Zuständen günstig sein mag, kann man vermuten, daß zwischen diesen Zuständen und der Steigerung der intravitalen, fibrinolytischen Vorgänge ein Zusammenhang besteht. Dies kann vom pathogenetischen und klinischen Standpunkte aus wichtig sein.

Bemerkungen zur Genetik der hämorrhagischen Diathesen

Von

W. Lehmann, Kiel

Aus dem Institut für gerichtliche und soziologische Medizin der Universität Kiel
(Direktor: Prof. W. HALLERMANN)

Mit 3 Textabbildungen

Die erblichen Blutungsübel sind erbbiologisch in ihren Grundlagen zum Teil gut durchforscht. Dies gilt vor allem für die *Hämophilie*. Neuerdings gibt es neben der bisher geläufigen Form noch eine andere; nach Ansicht von F. LENZ (briefliche Mitteilung) stehen die zwei unterscheidbaren Arten der Bluterkrankheit im Verhältnis der Allelie zueinander; sie verhalten sich möglicherweise kombinant, bzw. wie multiple Allele. Eine endgültige Entscheidung hierüber kann jedoch erst erfolgen, wenn weitere Untersuchungsergebnisse vorliegen. Die Erkennung der Heterozygoten, also der nicht manifest kranken hämophilen Anlageträger, war von jeher ein wichtiges erbbiologisches Problem. Ein bedeutsamer Fortschritt scheint uns durch die Anwendung des Prothrombin-Consumption-Testes, wie er von JÜRGENS und FERLIN [259] in einer größeren Schweizer Hämophiliefamilie vorgenommen wurde, erzielt worden zu sein. Offenbar lassen sich nicht nur Gerinnungsstörungen bei Kondukterinnen, sonderen auch bei männlichen Hämophilen, bei denen die Anlage noch verborgen ist, erkennen. Schließlich war es gerade die Bluterkrankheit, an der der englische Genetiker HALDANE [189] die Mutationsrate des Hämophiliegens geschätzt hat. Auf Grund seines englischen Untersuchungsgutes kommt er auf eine Mutationsrate von $2 \cdot 10^{-5}$ (zitiert nach NACHTSHEIM), während sie nach ANDREASSEN [18] in Dänemark sogar $3,2 \cdot 10^{-5}$ beträgt. Die Mutationsrate des Hämophiliegens ist nicht gering und erklärt, weshalb dieses Erbleiden nicht verlöscht, obwohl die Fortpflanzungsrate der Bluter gering ist und in jeder Generation rund die Hälfte der Blutergene ausfällt [311]. Mit dauernder Neuentstehung der Anlage ist zu rechnen.

Von den *hämorrhagischen Diathesen mit Plättchenmangel* und *Plättchenschädigung* ist die *essentielle Thrombopenie*, der Morbus maculosus Werlhofii, erbbiologisch noch nicht genügend erforscht. In der Mehrzahl der Fälle tritt das Leiden isoliert auf, was an sich noch nicht gegen Erblichkeit sprechen würde. In den Familien mit Häufung dieser Diathese, von denen allerdings noch nicht viele bekannt sind, läßt sich auf einen unregelmäßig dominanten Erbgang schließen. Da es aber bei der essentiellen Thrombopenie akute und chronische Verlaufsformen gibt, wobei die Frage noch offen ist, ob beide Formen zum gleichen Krankheitsbild gehören (HEILMEYER und BEGEMANN [215]), und die Plättchenzahl Schwankungen unterworfen ist, können Anlageträger leicht übersehen werden. An diese diagnostische Schwierigkeit muß bei den sporadischen Fällen gedacht werden. Gründliche Sippenuntersuchungen sind daher noch notwendig, um die Rolle des Erbfaktors zu klären.

Bei den *erblichen Thrombopathien* dagegen liegen die Verhältnisse genetisch klarer. Ein dominanter Erbmodus dürfte bei der *erblichen hämorrhagischen Thrombasthenie* (Glanzmann) sichergestellt sein, wenngleich noch nicht sehr viele Sippen beschrieben worden sind. Männer und Frauen sind in den Familien offenbar in gleicher Weise betroffen.

Erbbiologisch ist die *konstitutionelle Thrombopathie* (v. Willebrand-Jürgens) recht gut bekannt, insbesondere seit den ausgedehnten Sippenuntersuchungen von v. Willebrand und Jürgens im Jahre 1932 auf den Ålandsinseln in der Ostsee. Über die wiederholten Untersuchungen in den Jahren 1949/50 und zuletzt noch 1954 mit neuen hämatologischen Methoden haben Jürgens, Forsius und Forsell [260] mehrfach berichtet. Diese Sippenuntersuchungen, um die die Genetiker Jürgens beneiden können, stellen geradezu das Ideal einer erbbiologischen Forschung dar, da hier nicht wie bei den meisten Sippenuntersuchungen eine Querschnitts-, sondern eine sich auf viele Jahre erstreckende Längsschnittdurchforschung der kranken Sippen durchgeführt worden ist. Eine genauere genetische Analyse der Sippen wird es vielleicht in Zukunft ermöglichen, durch Klärung der inter- und intrafamiliären Variabilität, Erbtypen herauszuarbeiten. Die konstitutionelle Thrombopathie beruht jedenfalls auf einem einzigen, dominanten, pathogenen Gen, das eine gewisse Begrenzung auf das weibliche Geschlecht zeigt.

Mit dieser Feststellung, daß die konstitutionelle Thrombopathie durch ein einziges pathogenes Gen hervorgerufen wird, können wir uns aber nicht begnügen. Uns interessiert darüber hinaus, *wie* bzw. *an welcher Stelle* dieses pathogene Gen wirkt. Ich möchte an Hand der Anschauungen von Jürgens über die Ursache der erblichen Thrombopathie versuchen, eine Vorstellung von der Wirkung dieses Gens, das zur konstitutionellen Thrombopathie führt, zu entwickeln.

Um mich verständlich zu machen, bedarf es einer kurzen Darstellung der wichtigsten Ergebnisse des jüngsten Zweiges der Genetik, der biochemischen Genetik. Wir folgen in der Hauptsache Ausführungen des besten deutschen Kenners dieser Materie, des Biochemikers Butenandt (1951, 1953) [*67, 68*].

Die Biochemie der Genwirkung hat gezeigt, daß nahe Beziehungen zwischen den Erbfaktoren und den Fermenten bestehen, und zwar in dem Sinne, daß Gene *über* Fermente wirken. Wahrscheinlich kann jedem Gen ein bestimmtes Ferment zugeordnet werden. Als Modellbeispiel für die erfolgreiche experimentelle und biochemische Analyse einer Gen-Wirkkette dienen die Forschungen des Zoologen A. Kühn und seiner Mitarbeiter [*296*] bei der Mehlmotte (Ephestia Kühniella) in Gemeinschaft mit Butenandt.

Bei der Wildform der Mehlmotte sind die Falter- und Raupenaugen sowie die Raupenhaut dunkelbraun pigmentiert. Diese Pigmentierung beruht auf der Bildung und Ablagerung von spezifischen Pigmenten, Ommochrome genannt. Es ist eine Mutationsform der Mehlmotte bekannt, bei der die Falter hellrote Augen haben und die Raupen nicht pigmentiert sind. Infolge der Spontanmutation eines einzigen Gens ist die Mutante nicht mehr imstande, die für die Ausfärbung der Augen, Haut usw. bei Faltern und Raupen erforderlichen Ommochrome zu bilden. Wenn man nun Hodengewebe der Wildform einer Raupe der Mutationsform im vorletzten Raupenstadium implantiert, dann bewirkt das Implantat bei der Mutante die normale Ausfärbung der Haut und Augen wie bei der Wildform.

Dasselbe läßt sich auch erzielen, wenn man an Stelle eines Implantates einen alkoholisch-wäßrigen Extrakt aus den Geweben der Wildform der Mutante injiziert. Butenandt gelang die chemische Analyse dieses „Gen-Wirkstoffes".

Es zeigte sich, daß der Stoff, der zur Pigmentierung führt und der unter der
Wirkung des Gens a⁺ steht, mit Kynurenin identisch ist. Dieses entsteht durch einen
Fermentprozeß aus dem Tryptophan. Die Farbstoffbildung ist unterbrochen,
wenn es wie bei der unpigmentierten Form der Mehlmotte zu einer Mutation des
Gens a⁺ kommt.

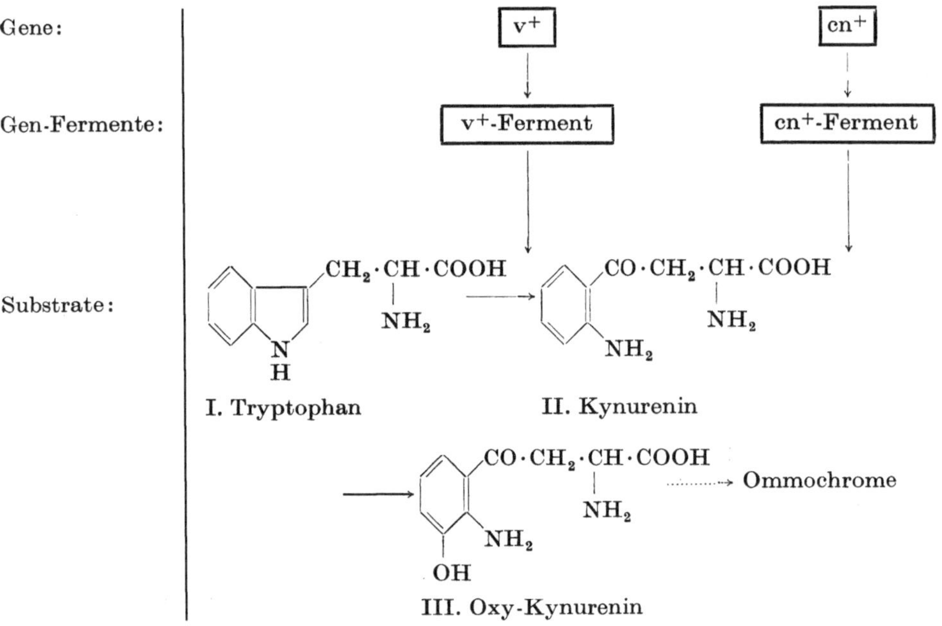

Abb. 1. Gen-Wirkkette der Pigmentbildung bei Insekten (nach Butenandt).

Weiterhin wurde festgestellt, daß die dunkelrote Augenfarbe der Drosophila
in gleicher Weise unter der Wirkung eines Gens (v^+) steht. Bei der helläugigen
Mutationsform der Drosophila ist die Pigment-
bildungsfähigkeit unterdrückt. Genau wie bei
der Mehlmotte kann man aber die Genwirkung
durch Kynurenin ersetzen (Abb. 1). Noch ein
Gen (cn^+) ist bekannt geworden, das gleichfalls für die Augenpigmentbildung der Insekten notwendig ist und die Abwandlung des
Kynurenin in Oxy-Kynurenin durch einen
Fermentprozeß ermöglicht. Der aus Oxy-
Kynurenin entstandene Farbstoff ist dann
noch an einen genabhängigen Eiweißträger gebunden, bis es zur endgültigen Ablagerung
des Farbstoffes kommt (Abb. 2).

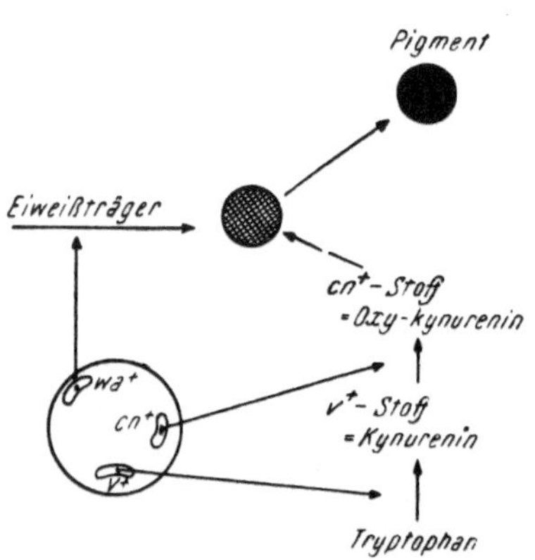

Abb. 2. Schema der Wirkung der Gene v^+,
cn^+ und wa^+ in einer pigmentbildenden
Augenzelle (nach A. Kühn).

Somit konnten Butenandt und Kühn bei
den untersuchten Objekten eine Gen-Wirkkette aufstellen, wie in den Abb. 1 und 2 gezeigt wird.

Ohne hier auf weitere speziellere Einzel-
heiten über die Gen-Wirkkette bei Insekten eingehen zu können, sollte auf
die Wirkungsweise von Genen über Fermente hingewiesen werden und darauf, wie
sie über bestimmte Reaktionsschritte bei einer Substratabwandlung eingreifen.

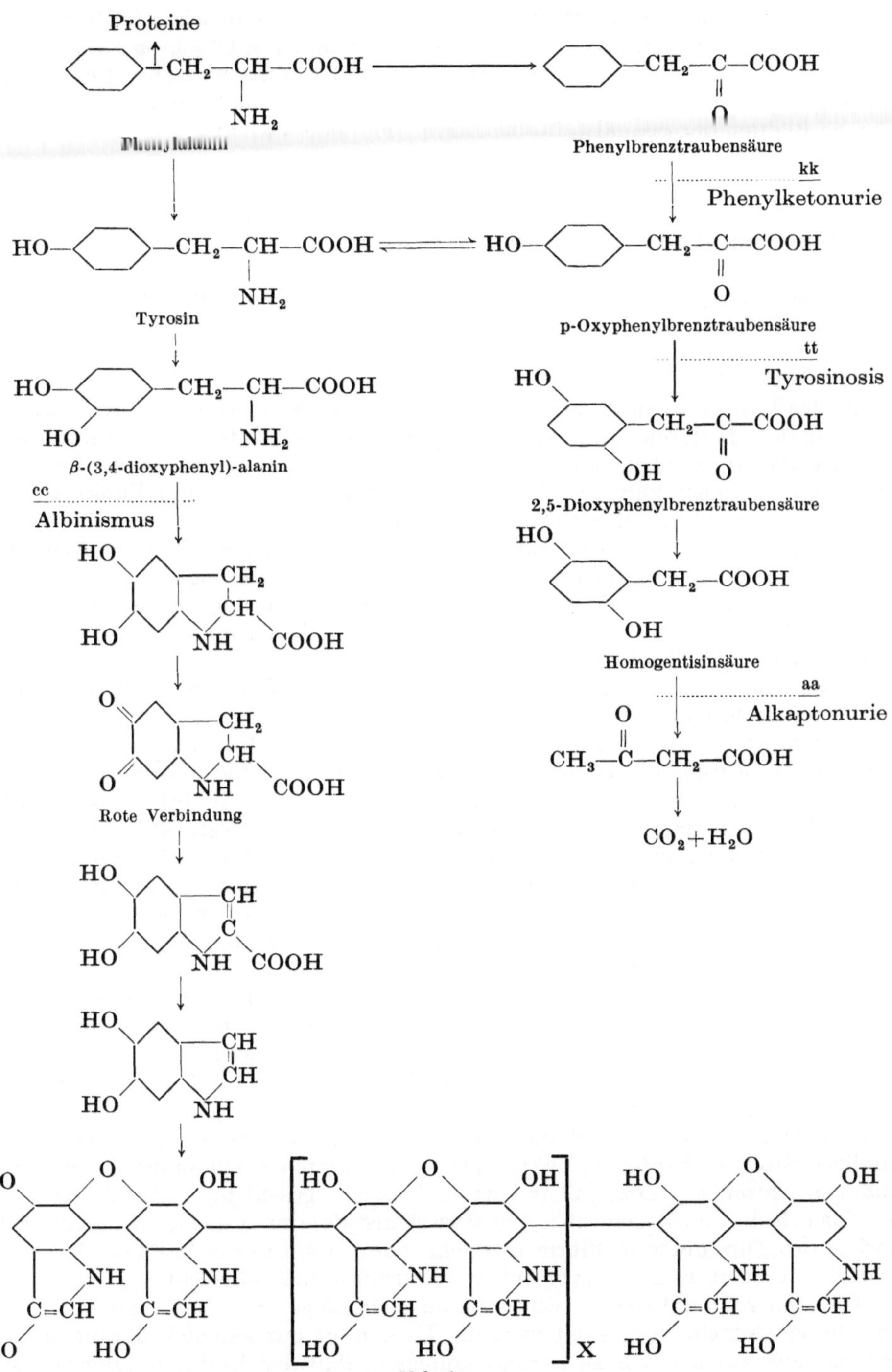

Abb. 3. Stoffwechsel des Phenylalanins beim Menschen. Die gestrichelten Linien geben die Stellen an, an denen die Reaktionskette wegen des Fehlens eines Enzyms als Folge einer homozygoten Genmutation unterbrochen ist. c = Gen für Albinismus, k = Gen für Phenylketonurie, t = Gen für Tyrosinose, a = Gen für Alkaptonurie (nach SNYDER [446 a]).

Diese Vorstellungen der Wirkungsweise der Gene lassen sich, wie Butenandt betont, verallgemeinern, da man bei zahlreichen anderen Objekten zu ähnlichen Ergebnissen gelangt ist: Die Bildung bestimmter Pflanzenfarbstoffe ist genabhängig, dasselbe gilt für die Haar-Pigmentbildung beim Kaninchen, wie auch für die Bildung der Sexualstoffe bei Algen. Besonders wichtig waren die Studien der Mutanten des Brotschimmels Neurospora.

Auf Grund zahlreicher experimenteller und biochemischer Untersuchungen und Analysen ist nach Butenandt die These weitgehend gesichert, daß Gene ihre Wirksamkeit über spezifische Fermente entfalten, wobei noch zu klären wäre, ob

1. das Gen selbst die Eigenschaft eines Fermentes hat und die genabhängige Reaktion katalysiert, oder ob

2. das Gen das Ferment produziert, sei es als primäres oder als sekundäres Genprodukt, oder ob

3. das Gen nicht die Enzymproduktion bewirkt, sondern die Enzymaktivität katalysiert, z. B. durch die Bildung von spezifischen Aktivatoren oder Inhibitoren.

Butenandt zufolge besitzen Gene wahrscheinlich nicht selbst Fermentcharakter, vielmehr kommen die eine oder die andere der unter Punkt 2 und 3 genannten Möglichkeiten oder beide in Betracht.

Wenn es nun zu einer Genmutation kommt, dann ist als Folge eine Änderung des zugeordneten Genfermentes zu erwarten. Diese Änderung muß sich in dem völligen Ausfall des Genfermentes, oder in einer Änderung seines chemischen Baues äußern, die sich naturgemäß auch in einer Änderung oder gar in einem Verlust der enzymatischen Aktivität zeigen muß.

Diese Vorstellungen sind für das Verständnis von Genwirkungen beim Menschen höchst bedeutsam.

Butenandt weist darauf hin, daß schon vor Jahrzehnten „bereits über experimentell begründete Beziehungen zwischen Genen und bestimmten Stoffwechselreaktionen mit den ihnen zugeordneten Fermenten diskutiert" wurde. So hat Bateson 1902 (nach Beadle 1951, zitiert nach Butenandt [67, 68]) angenommen, daß der abnormale Abbau des Tyrosins im Stoffwechsel durch eine Genmutation erfolge, wodurch es bei der Alkaptonurie zur Ausscheidung der Homogentisinsäure komme, und Gross (zitiert nach Butenandt) wies 1914 nach, daß das beim gesunden Menschen vorhandene Ferment zum Abbau der Homogentisinsäure im Blut des Alkaptonurikers fehlt (Abb. 3).

Und nun zur Blutgerinnung. Ich stelle mir vor, daß der Blutgerinnungsvorgang in seinen einzelnen Phasen von Genen, die über bestimmte spezifische Fermente wirken, gesteuert wird. Nach den bisher entwickelten Vorstellungen von Gen-Wirkketten ist es durchaus denkbar, daß in der 1. Phase der Blutgerinnung die Umwandlung des Prothrombins genabhängig ist. Diese geht in Gegenwart von Calcium durch das Ferment Thrombokinase (und andere globulinähnliche Stoffe — Faktor V, Faktor VII, anti-hämophiles Globulin) vor sich, das aus dem Thrombocytenzerfall frei wird. Dasselbe geschieht in der 2. Phase, in der das gelöste Fibrinogen (über eine Zwischenstufe) durch das fermentative Einwirken des Thrombins in Fibrin übergeht, oder, wenn in der 3. Phase das Blutplättchenferment Retraktocym auf das Fibrinfasernetz einwirkt.

Die sicher komplizierten Blutgerinnungsvorgänge sind hier absichtlich gar zu sehr vereinfacht dargestellt worden. Es kommt mir lediglich darauf an, zunächst ganz schematisch zu veranschaulichen, daß der Blutgerinnungsvorgang wahrscheinlich von einer Gen-Wirkkette abhängig ist, so wie wir sie von der Pigmentbildung bei Insekten oder von der normalen chemischen Abbaureihe des Tyrosinstoffwechsels beim Menschen her kennen. Natürlich wissen wir noch gar nichts darüber, wieviele Gene beteiligt sind, oder ob gar z. B. bei der chemischen Umsetzung des Prothrombins in Thrombin mehrere Gene zugleich eingreifen. Wenn aber Gene ihre Wirksamkeit über spezifische Fermente entfalten, wie BUTENANDT meint, gewinnt die soeben dargelegte Vorstellung über eine Gen-Wirkkette beim Blutgerinnungsvorgang an Wahrscheinllichkeit.

Wenn R. JÜRGENS die Gerinnungsstörung bei der konstitutionellen Thrombopathie in die 1. Phase der Gerinnung verlegt, in der die Aktivierung der Thrombokinase durch die Thrombocyten geschieht und dazu ein Plättchenenzym nötig ist, das auf die inaktive Plasmathrombokinase einwirkt, dann ist es denkbar, daß das für den normalen Ablauf des Vorganges verantwortliche Gen eine Mutation erfahren hat. Die Folge ist dann die Gerinnungsstörung, genau so wie etwa eine Genmutation den fermentativen Abbau der Homogentisinsäure stört und eine Alkaptonurie hervorruft. Wie im einzelnen die Vorgänge auch ablaufen mögen, soll hier außer Betracht bleiben. Grundsätzlich können wir annehmen, daß durch eine Genmutation an bestimmter Stelle eine erbliche Thrombopathie verursacht wird. Im Prinzip dürfte die Vorstellung von Genmutationen, die in den normalen Ablauf der Gerinnung eingreifen, auch für die Hämophilie und für andere erbliche hämorrhagischen Diathesen gelten, je nachdem, an welcher Stelle die Gerinnungsstörung liegt. [Vergleiche hiezu die Abb. 1 von DEUTSCH (S. 72).] Eine Genmutation an irgend einer Stelle bewirkt den Ausfall des normalen Genfermentes und verursacht so die eine oder die andere hämorrhagische Diathese. Hierauf aber noch einzugehen, überschreitet den Rahmen dieses Kurzreferates.

Abschließend sei gesagt, daß die soeben entwickelte Vorstellung der Genwirkung bei der normalen Gerinnung und der Genmutation bei der erblichen Thrombopathie selbstverständlich noch eine Hypothese, aber doch keine Spekulation mehr ist, da die experimentelle Genetik und Biochemie hierfür eine feste Grundlage geschaffen haben.

Diskussion zu den Vorträgen von E. Deutsch und F. Koller:

Herr J. JÜRGENS, Berlin, beschreibt einen Fall von *kongenitalem Faktor VII-Mangel* bei dem die hämorrhagische Diathese mit praktisch ausschließlich Nasenbluten besonders mild war. Gerinnungszeit und Thrombelastogramm zeigten keine Abweichung von der Norm, der ε-Wert war sogar übernormal groß. Das Thrombelastogramm versagt also zur Diagnostik dieser Gerinnungsstörung, was charakteristisch ist und wahrscheinlich darin seine Erklärung findet, daß die Vorphase normal abläuft. Die Gerinnungsstörung wird erst manifest, wenn man versucht, durch Gewebethrombokinase die Gerinnungszeit zu verkürzen. Bei diesem Patienten waren Gerinnungszeit nach LEE-WHITE und Prothrombinzeit nach QUICK mit 2 Minuten gleich lang. Die Plasmathrombokinase entsteht und wirkt vollkommen normal, so daß sich das Blut des Patienten diesbezüglich nicht von normalem unterscheidet. Die Blutungsneigung hingegen kommt dadurch zustande, daß die aus der Wunde stammende Gewebethrombokinase ohne Faktor VII unwirksam ist und die Gerinnung nicht zu beschleunigen vermag.

Der Gerinnungsdefekt wird durch normales Serum wie durch Serum eines Patienten mit Christmas-Disease normalisiert. Zusatz beider Seren in steigenden Verdünnungen bei Bestimmung der Prothrombinzeit nach QUICK ergab gleiche Titerhöhe (Abb. 1). Austausch der Seren mit Fräulein BIGGS in Oxford zeigte, daß Christmas-Serum die Thromboplastinzeit des Serums des Patienten mit Faktor VII-Mangel und Faktor VII-Mangelserum die Thromboplastinzeit und den Thromboplastin-Generation-Test des Patienten mit Christmas-Disease normalisieren. Aus diesen Ergebnissen kann man schließen, daß erstens im Serum von Patienten mit Christmas-Disease genügende Mengen von Faktor VII vorhanden sein müssen, und zweitens, daß der Faktor VII mit dem Christmas-Faktor nichts gemein hat. Beide Faktoren sind weder miteinander identisch noch näher verwandt.

Der Thromboplastin-Generation-Test ist mit $BaSO_4$-adsorbiertem Patientenplasma ebenso wie mit Patientenserum normal. Diese Ergebnisse sind insofern von besonderer Bedeutung, als mit ihnen bewiesen ist, daß der Faktor VII für die Vorphase bzw. die Bildung des Plasmathromboplastins nicht nötig ist. Ich möchte mich daher in dieser Beziehung der von Herrn KOLLER hier vorgetragenen Auffassung über die besondere Rolle des Faktor VII und damit die Grenzen der Vorphase der Blutgerinnung völlig anschließen. Der Beweis, daß der Faktor VII für die Aktivierung eines Zwischen- oder Endproduktes im Verlaufe der Plasmathromboplastinbildung gar nicht erforderlich ist, liegt besonders darin, daß der Gehalt an Faktor VII bei unserem Patienten zur Zeit der Durchführung dieses Thromboplastin-Generation-Testes nur 1,2% betrug. Der Faktor VII ist also ein spezifischer Accelerator der Gewebethrombokinase und nicht der Plasmathrombokinase. Er greift in die Vorphase gar nicht ein und muß daher mit seiner Wirkung in die I. Phase verlegt werden.

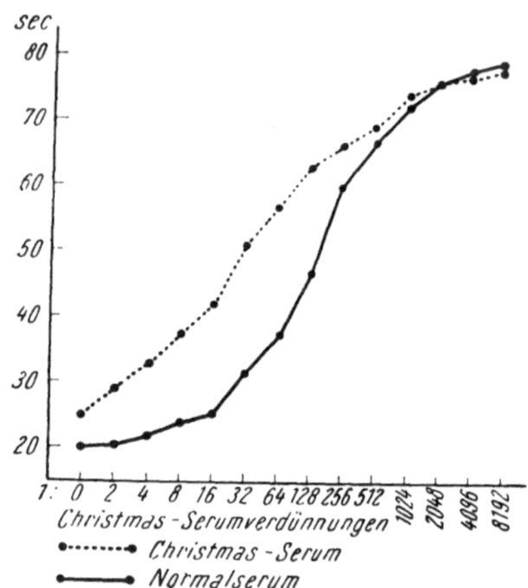

Abb. 1. Normalisierungseffekt verschiedener Verdünnungen von Normalserum und Christmas-Serum auf Plasma mit Faktor VII-Mangel. Gerinnungssystem: 0,1 ml Oxalatplasma (Faktor VII-Mangel), 0,1 ml Michaelis-Puffer pH 7,4, 0,1 ml Serumverdünnungen mit Puffer, 0,1 ml Thromboplastin, 0,2 ml Calciumchlorid. Abszisse: Verdünnung. Ordinate: Gerinnungszeit in Sekunden.

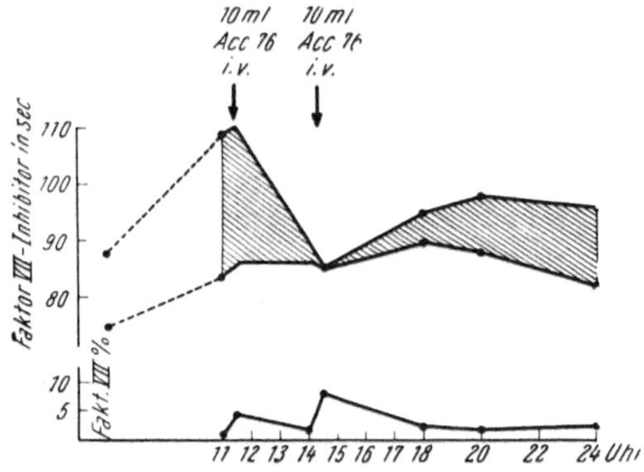

Abb. 2. Kongenitaler Faktor VII-Mangel (isoliert). Verhalten des Faktor VII und des Faktor VII-Inhibitors nach zweimaliger i. v. Injektion von Acc. 76. Abszisse: Zeit in Stunden. Ordinate: Konzentration des Faktor VII in Prozent bzw. Faktor VII-Inhibitorzeit in Sekunden.

Zum Thema der Hemmkörperhämophilie weist Herr J. JÜRGENS auf die Beschreibung eines Faktor VII-Inhibitors bzw. eines *Antiproconvertin* hin. Vor jeder Therapie seines Patienten mit kongenitalem Mangel an Faktor VII war der Inhibitor bei mehrfacher Bestimmung völlig normal gewesen. Nach Bluttransfusionen und besonders nach mehrmaliger i. v. Injektion des von MARX inaugurierten Präparates Acc. 76 der Behringwerke Marburg änderte sich das Verhalten. 14 Tage nach der Injektion war der Spiegel des Hemmstoffes deutlich erhöht und die Blutungsneigung verstärkt. Nach nochmaliger zweifacher Injektion von 10 ml Acc. 76 innerhalb von 3 Stunden sank der Faktor VII-Inhibitor-Gehalt sofort ab und der Gehalt an Faktor VII nahm etwas zu (Abb. 2). Einige Stunden später trat jedoch der alte Zustand wieder ein, der Faktor VII sank ab und der Inhibitor stieg weit über die Norm an und erreichte bei einer Kontrolle nach mehreren Tagen noch nie beobachtete Werte.

J. JÜRGENS schließt daraus, daß es sich hierbei um ein ähnliches Geschehen wie bei der Hemmkörperhämophilie handelt, jedoch mit dem Unterschied, daß der entstehende Inhibitor kein Antithromboplastin ist, sondern spezifisch gegen den aktiven Faktor VII gerichtet ist. Für diese Erkrankungsformen wird der Name Immunocoagulopathien vorgeschlagen und gleichzeitig vor der kritiklosen Anwendung der Substitutionstherapie mit Plasmafraktionen gewarnt.

Herr KOCH, Gießen, hat sechs Patienten mit *angeborenem Faktor VII-Mangel* beobachtet. Bei zwei Fällen handelte es sich um Mutter und Tochter, bei zwei weiteren um Vater und Tochter. Die Symptome der hämorrhagischen Diathese waren gering und fehlten bei drei Fällen; nur bei zwei Mädchen, bei denen der Faktor VII auf 15% bzw. 50 bis 60% vermindert war, fanden sich schwerere Blutungen. Es war immer nur ein Gerinnungsfaktor gestört.

Gemeinsam mit BELLER und MAMMEN wurde ein normales TEG gefunden und so die Beobachtung von J. JÜRGENS bestätigt. Zum Vergleich wurde auch das TEG bei Hämophilie B und C untersucht (Abb. 3). In Tab. 1 sind die Befunde bei isoliertem Defekt an Faktor V bzw. VII zusammengestellt. Es ergibt sich also, daß das TEG nur bei Störungen der Vorphase pathologisch ist, während es bei Störungen der I. Phase normal ist. Dies spricht im Sinne KOLLERS, der betonte, daß Faktor VII nur für die Bildung der Gewebethrombokinase und nicht für die Bildung der Blutthrombokinase erforderlich ist. Faktor V verhält sich gleich.

Nach Verabreichung von 100 mg Vitamin K als *Konakion* oral kam eine Sickerblutung bei einem Patienten mit angeborener Hypoproconvertinämie zum Stillstand, ohne daß der Faktor VII im Blut anstieg. Bei einer anderen Patientin mit Faktor VII-Mangel wurde die Menstrualblutung durch Vitamin K normalisiert. Vitamin K wurde dann sämtlichen Patienten mit Faktor VII-Verminderung gegeben, wobei sich zeigte, daß bei leichter Verminderung der Faktor VII auch im Blut anstieg, bei schwerer Verminderung jedoch nicht (Tab. 2 und 3). Das Ergebnis wird dahingehend gedeutet, daß unter Vitamin K zunächst der Faktor VII-Gehalt im Gewebe ansteigt, wobei die Gewebethrombokinase aktiviert wird und erst später der Faktor VII im Blut. (Erscheint ausführlich in Dtsch. Z. Kinderhk. **76**, Heft 3.)

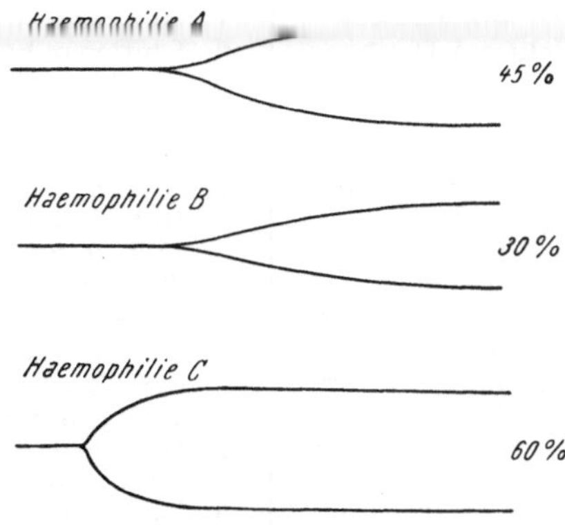

Abb. 3. TEG bei Hämophilie A, B und C.

Tabelle 1. *Nativ-TEG bei angeborenem Faktor V- bzw. Faktor VII-Mangel* *

	Pro-thrombin 2-Phas.-Ger.-Zeit	Faktor V	Faktor VII	r	K_1	K_2	m_ε	B^{30}	B^{60}	B^{90}	B^{120}	Index
				in Minuten								
Normalwerte	N	100%	100%	9 bis 14	5^{00} bis 8^{00}	40 bis 55	80 bis 180	60 bis 150	80 bis 150	70 bis 150	60 bis 130	70 bis 140
Patient 6 Angeborener Faktor V-Mangel		5 bis 10%	100%	12^{30}	7^{30}	52	89	67	89	79	69	77
Patient 7 Angeborener Faktor VII-Mangel (A. P.)	N	N	16%	11	6^{40}	50	135	120	135	120	110	98
Patient 8 Angeborener Faktor VII-Mangel (M. P.)	N	N	60 bis 80%	8^{30}	6^{00}	50	160	110	160	125	130	100
Patient 9 Angeborener Faktor VII-Mangel (Chr. K.)	N	N	50 bis 60%	11	4^{30}	50	140	117				128

* r = Reaktionszeit; K_1 = Thrombusbildungszeit, gemessen von der Reaktionszeit bis zu einer Verbreiterung der Kurve auf 20 mm; K_2 = Zeit vom Nullpunkt bis zur Erreichung der maximalen Thrombusfestigkeit; m_ε = maximale Thrombusfestigkeit, gemessen an der breitesten Stelle der Kurve; B^{30}, B^{60}, B^{90} = Breite der Kurve nach 30, 60 und 90 Minuten.

Tabelle 2. *Vitamin K_1-Versuche bei angeborener Hypoproconvertinämie*

		Prothrombin	Faktor V	Faktor VII
Patient 1 Faktor VII 15%	1. Blutentnahme	100%	100%	18%
	2. Blutentnahme (5 Stunden nach 200 mg K_1 oral)	100%	100%	18%
Mutter v. Patient 1 Faktor VII 60%	1. Blutentnahme	107%	100%	62%
	2. Blutentnahme (5 Stunden nach 200 mg K_1 oral)	120%	100%	80%
Patient 2 Faktor VII 50% 8^{00}	1. Blutentnahme (8^{15} 125 mg K_1, 11^{00} 125 mg K_1)	105%	100%	64%
15^{00}	2. Blutentnahme (20^{00} 125 mg K_1)	113%	100%	74%
8^{00}	3. Blutentnahme	113%	100%	80%

Tabelle 3. *Vitamin K_1-Versuche bei normalen Versuchspersonen und Patienten mit angeborener Hypoproconvertinämie*

Bestimmung	I. 5 gesunde V.-P. 1mal 20 mg K_1 oral	II. 7 gesunde V.-P. 2mal 150 mg K_1 oral	III. 3 Patienten mit Faktor VII-Mangel 50—70% 2mal 150 mg K_1 oral
Prothrombin	5mal Anstieg von 10—20% (Mittel: 16%)	7mal Anstieg von 4—44% (Mittel: 23%)	1mal Anstieg von 7% 1mal Anstieg von 13% 1mal 6% Verminderung
Faktor VII	5mal Anstieg von 20—50% (Mittel: 34%)	5mal Anstieg von 10—70% (Mittel: 52%) 2mal keine Beeinflussung	3mal Anstieg von 28—40% (Mittel: 34%)

Herr OERI, Basel, berichtet über zwei Fälle von angeborenem Mangel an Faktor V, verbunden mit Hämophilie A, die er gemeinsam mit MATTER, ISENSCHMID, HAUSER und KOLLER [*369*] beobachten konnte. Es handelte sich um zwei Brüder ohne familiäre Belastung mit Blutungen nach Verletzungen und subcutanen Hämatomen nach Kontusionen. Blutergelenke und Petechien fehlten. Der Faktor V war auf 8 bzw. $6^{1}/_{2}$% der Norm vermindert, dementsprechend auch der Prothrombinkomplex nach QUICK, während Prothrombin, Faktor VII, Fibrinogen und Antithrombin normal waren. Im Thromboplastin-Generation-Test war die Thrombokinasebildung mit Patientenserum, also der Faktor IX, normal (Abb. 4 *a*), mit $BaSO_4$-Plasma der Patienten jedoch pathologisch (Abb. 4 *b*). Bei Mischung des Patientenplasmas mit dem Plasma einer Hämophilie A, also bei Zusatz von Faktor V ohne VIII, wurde die Kurve nicht normalisiert (Abb. 4 *c*); bei Zusatz von Normalblut, welches die Faktoren V und VIII enthält, trat Normalisierung ein (Abb. 4 *d*). Dies zeigt, daß die gestörte Thrombokinasebildung auf einen Mangel von Faktor VIII und nicht auf den Mangel an Faktor V zurückzuführen ist. Gleichzeitig wird eine Hemmkörperhämophilie nach DEUTSCH ausgeschlossen.

In den Thrombocyten läßt sich normalerweise Faktor V-Aktivität nachweisen [*247,510*]. Dies gelang bei unseren Patienten trotz sonst erfolgreicher Methode nicht. Trotzdem ist die Aktivität zur Bildung von Thromboplastin in diesen Plättchen normal, wie der in Abb. 4 *d* dargestellte Mischversuch zeigt, in welchem Serum und Plättchensuspension von einem der Patienten genommen wurden.

Durch diese Versuche ist ein gleichzeitiger Mangel der Faktoren V und VIII bei diesen Patienten sicher nachgewiesen. Dies widerspricht der Auffassung, wonach angeborene, plasmatisch bedingte hämorrhagische Diathesen auf dem Mangel eines einzelnen Faktors beruhen, während nur erworben gemischter Faktorenmangel auftritt. Bei Durchsicht der Literatur waren unter 21 Fällen in elf Familien die hier genannten Fälle die einzigen, bei welchen gleichzeitig eine Hämophilie nachgewiesen wurde. Eine direkte Bestimmung des Faktor VIII wurde allerdings nur von Brinkhous (persönliche Mitteilung) bei einem dreijährigen Mädchen durchgeführt und dieser mit 78% normal gefunden. Die anderen Autoren haben entsprechende Unter-

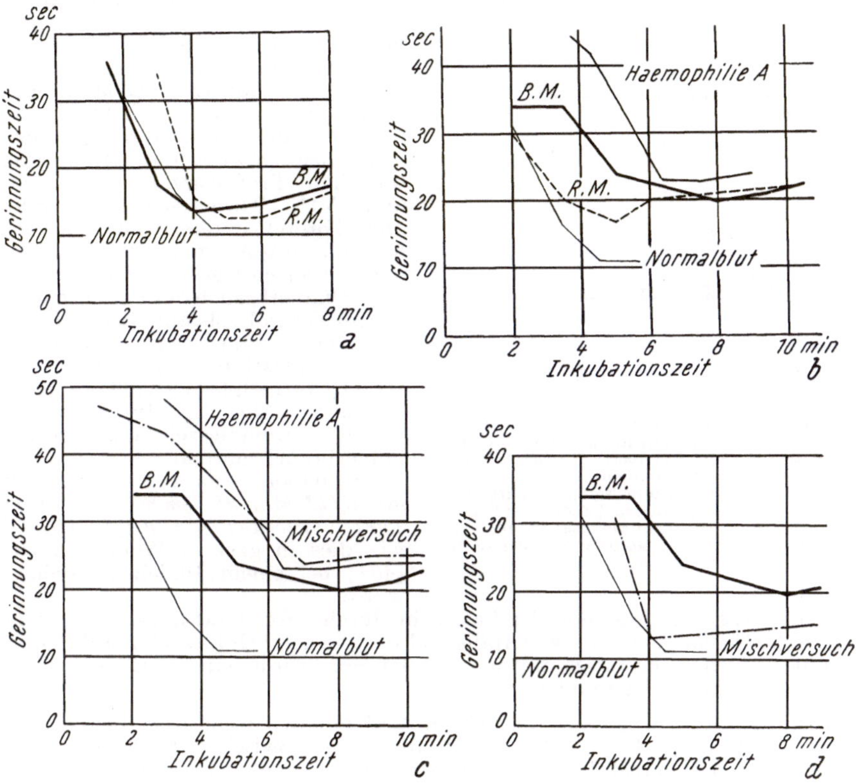

Abb. 4. Thromboplastin-Generation-Test bei Patienten mit kombiniertem Mangel der Faktoren V und VIII. *a* Thrombokinasebildung mit Patientenserum, *b* Thrombokinasebildung mit BaSO$_4$-Patienten-Plasma, *c* Mischung von BaSO$_4$-Plasma des Patienten mit solchem eines Patienten mit Hämophilie A, *d* Mischung mit normalem BaSO$_4$-Plasma. Serum und Plättchen des Patienten.

suchungen nicht mitgeteilt, so daß die Kombination häufiger sein könnte. Bei dem von Merk, Freiburg, an diesem Symposium erstmals mitgeteilten Fall soll die BaSO$_4$-Generation zwar pathologisch gewesen sein, wurde aber durch Mischung mit einer Hämophilie A normalisiert (s. S. 127).

Eine Kombination von Mangel an Faktor V mit Mangel an einem anderen Faktor wurde noch von de Vries [504] und Alexander [15] beschrieben. Beide fanden eine Verminderung des Prothrombins um zirka 50%, was nicht von einem nennenswerten Einfluß auf die Blutgerinnung sein dürfte. De Vries beschreibt zudem noch einen Mangel an SPCA, also an Faktor VII. Die kritische Betrachtung seiner Versuche läßt aber annehmen, daß nicht Faktor VII, sondern Faktor VI, also der aktivierte Faktor V, bestimmt wurde. Nur die Kombination mit Hämophilie A scheint sicher nachgewiesen zu sein. Die Faktoren V und VIII haben sehr ähnliche Eigenschaften. Sie verlieren rasch ihre Aktivität, sie passieren Seitzfilter und werden an die üblichen Adsorbentien nicht adsorbiert. Wir stellen uns daher die Frage, ob die beiden Faktoren, die auch chemisch nahe Beziehungen haben, möglicherweise aus derselben

Vorstufe, oder mit Hilfe desselben Fermentes gebildet werden. KOLLER hat diese Möglichkeit soeben besprochen (s. S. 93). Wenn dies zutrifft, dann würden unsere Fälle die bisherige Regel nicht durchbrechen, und auch sie würden auf einer isolierten Mißbildung beruhen. Besondere Aufmerksamkeit verdienen diese Fälle auch im Zusammenhang mit den Mitteilungen aus jüngster Zeit über kombinierten Mangel der Faktoren VII und IX, die ebenfalls untereinander sehr ähnliche Eigenschaften haben [*112*].

Herr FRISCHAUF, Wien, konnte gemeinsam mit KEIBL über ein zwölfjähriges Mädchen berichten, bei dem bei negativer Familienanamnese seit Geburt flächenhafte Hämatome, starkes Nachbluten nach kleinen Verletzungen und fast unstillbares Nasenbluten, aber keine Petechien und keine Gelenkblutungen beobachtet wurden. Die Gerinnungszeit nach LEE-WHITE war auf 12 bis 25 Minuten, die Blutungszeit auf über 1 Stunde verlängert, der Prothrombinverbrauch stark herabgesetzt, die Kapillarfragilität erhöht, Prothrombin, die Faktoren V und VII, Thrombinzeit, Retraktion und Thrombocytenmorphologie waren normal. 10% Normal- oder Seitzplasma normalisierten Gerinnungszeit und Prothrombinverbrauch des Patientenblutes. Die im Thromboplastin-Generation-Test verzögerte und stark verminderte Thromboplastinbildung wurde durch BaSO₄-Normalplasma vollkommen normalisiert (Abb. 5). Im Kapillarblut waren Gerinnungszeit und Prothrombinverbrauch normal.

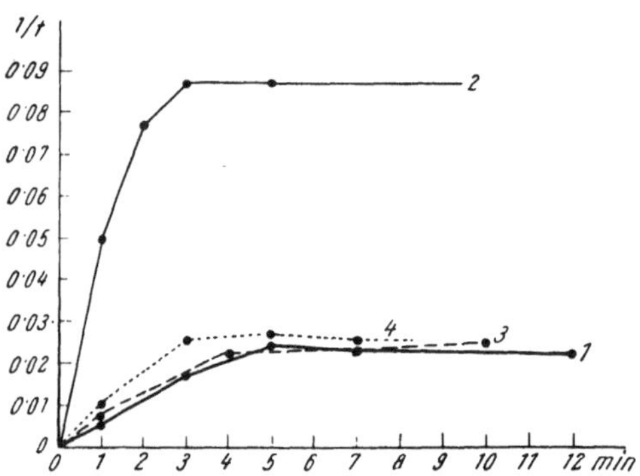

Abb. 5. Thromboplastin-Generation-Test. Kurve *1*: BaSO₄-Patientenplasma + Patientenserum + Thrombocyten der Patientin. Kurve *2*: BaSO₄-Normalplasma + Patientenserum + Patiententhrombocyten. Kurve *3*: BaSO₄-Patientenplasma + Normalserum + Patiententhrombocyten. Kurve *4*: Plasma und Serum der Patientin + normale Thrombocyten. Abszisse: Inkubationszeit in Minuten. Ordinate: Reziproker Wert der Gerinnungszeit.

Es handelt sich also um einen *Faktor VIII-Mangel kombiniert mit einer starken Störung der Kapillarfunktion*, wie dies in gleicher Weise von QUICK [*401*] bei einem Mädchen beschrieben wurde.

Bei einer Nachuntersuchung der Patientin durch Prof. FRANK, Istambul, konnte der Faktor VIII-Mangel sowie bei kapillarmikroskopischer Untersuchung die Störung der Kapillarfunktion bestätigt werden. Außerdem wurde eine Verminderung des Thrombocytenfaktors 3 gefunden.

Herr MARX, München, weist darauf hin, daß mit den bisherigen Testen nur die Aktivität des Faktor VIII (AHG) erfaßt, nicht aber zwischen Verminderung und Maskierung durch Hemmstoffe unterschieden werden konnte. Eine *Begleithämophilie* konnte MARX bei einem Fall von konstitutionellem Faktor V-Mangel mit 90%iger Verminderung des Faktor V und mäßiger Verminderung des Faktor VIII (AHG) sowie gemeinsam mit BURGSTEDT bei einer Afibrinogenämie mit 85%igem Faktor V-Mangel und mittlerer Verminderung des Faktor VIII beobachten.

In das bisher Bekannte kann die hämorrhagische Diathese eines Mannes nicht eingeordnet werden, bei der sich eine geringe Verminderung von Faktor VIII (AHG) im DOUGLAS-BIGGS-Test fand, die Blutungszeit auf mehr als eine Stunde, *r* und *k* im TEG verlängert und der RUMPEL-LEEDE schwach positiv waren. Es bestand keine Störung der Thrombocytenagglutination und -adhärenz, der Retraktion nach AGGELER, des *mᵉ* im TEG, des Prothrombinverbrauches nach SOULIER, des Antiheparinfaktors, also kein Anhalt für Thrombopathie. Die Faktoren V, VII, IX und X, PTA und Prothrombin waren normal. Der Vater, ein Onkel väterlicherseits und zwei Brüder sind Bluter. Es bestehen Zahnfleisch-, Nasen- und Wundblutungen, aber keine Gelenkblutungen.

Ein *symptomatischer Mangel an Faktor IX* (Christmas-Faktor) konnte bei einem Patienten mit einer Hämophilie, der täglich bis zu 20 Ampullen Eukodal und 10 Tabletten Phanodorm verbrauchte, und bei einem Patienten mit einer nicht ganz abgeklärten Speicherkrankheit mit Hepatomegalie beobachtet werden. Bei letzterem bestand gleichzeitig kein Faktor X-Mangel.

Von acht Patienten mit hereditärem Mangel an Faktor IX (Christmas-Disease) hatte nur einer Gelenkblutungen. Die Mutter und die Tante eines Patienten zeigten einen pathologischen Ausfall von Thromboplastin-Generation-Test, Howell- und

Diskussion 125

Nativblutgerinnungszeit. Bei drei Fällen war die Thrombuselastizität noch nach 6 Stunden vermindert und wurde durch eine kleine Menge Humanhirnthrombokinase normalisiert.

In einer Familie mit klassischer Hämophilie zeigten Mutter und Schwester eines Bluters erhebliche Störungen des Prothrombin-Consumption-Testes.

Man ist davon überzeugt, daß unter Dicumarol, Marcoumar, Phenylindandion und ähnlichen Präparaten außer Faktor X auch Faktor IX vermindert sein könne. BIGGS sei ähnlicher Meinung.

Bei einer Patientin mit *idiopathischem Faktor X-Mangel* mit Nasenbluten und Menorrhagien bei verlängerter Gerinnungszeit und grenzwertigem Prothrombinverbrauch ohne Leberanamnese normalisierte sich der Faktor X nach dreimal 50 mg Synkavit i. m. Bei manchen Fällen von Verschlußikterus, bei Carcinose und Lebercirrhosen splenomegaler und cardialer Art wurde eine mangelhafte Wirkung von Synkavit auf die Thrombokinasebildung beobachtet, während Vitamin K_1 rascher und intensiver wirkte. Bei diesen Fällen scheint die Umwandlung des Synkavit in die eigentliche Wirkform des Vitamin K gestört zu sein.

Herr LASCH, Heidelberg: Bei schweren *Lebererkrankungen* wurde neben einer Erniedrigung von Prothrombin, Acceleratorglobulin, Faktor VII, der Antithrombine und Fibrinogen auch jeweils eine Störung der Thrombokinasebildung nachgewiesen. Hierauf deutete der pathologische Ausfall des Thrombokinasebildungstestes von BIGGS und ein verminderter Prothrombinverbrauch hin. In vitro ließ sich die Thrombokinasebildungsstörung in vielen Fällen durch die Zugabe von Normalserum, im einzelnen auch durch eine Lösung von Faktor IX (dargestellt nach AGGELER, SPAET und EMMERY [11]) oder mit Marcoumar-Serum, das auf einen Faktor VII-Gehalt von 10 bis 15% abgesunken und wahrscheinlich auch arm an Faktor X war, ausgleichen. Diese Normalisierung konnte so kaum auf dem zugesetzten Faktor X beruhen. Es scheint also auch der Faktor IX von der Leber gebildet zu werden und bei schwersten Leberaffektionen abzusinken. Es erhebt sich die Frage, warum es in einem Fall von schwerer Lebererkrankung zur „cholämischen" Blutung kommt, in einem anderen mit einer ähnlichen Gerinnungsanalyse jedoch nicht, ein Problem, das Herr HARTERT kürzlich mit der Begriffsbildung „kompensierte und dekompensierte Gerinnungsstörung" angeschnitten hat. Wir glauben nicht, daß man dafür allein einen Gefäßschaden verantwortlich machen kann. Wäre es nicht möglich, daß bei einer relativ gleichmäßigen Erniedrigung aller Gerinnungsfaktoren das Gleichgewicht zwischen gerinnunghemmenden und gerinnungfördernden Komponenten erhalten bleibt, und es so nicht zu einer Blutung kommt, während bei der betonten Senkung eines oder zweier Faktoren das Gleichgewicht nach der „cholämischen" oder besser nach der „hepatogenen Blutung" hin dekompensiert?

Herr BELLER, Gießen: Bei *Neugeborenen* findet sich eine Verminderung und Verzögerung der Plasmathromboplastinbildung durch Verminderung einer Serumkomponente, deren Identität mit Faktor IX unwahrscheinlich ist. Zum Nachweis des fraglichen Faktors wurde eine eigene Methodik entwickelt [34]. Bezüglich der Nomenklatur ist zu betonen, daß ROSENTHAL, DRESKIN und ROSENTHAL [422] ihre Arbeit über den PTA vor dem ersten Vortrag von KOLLER [282] über den Faktor X veröffentlicht haben. Solange KOLLER die Identität von Faktor X und PTA verneint, müßte in Konsequenz der KOLLERschen Nomenklatur der PTA als Faktor X und der KOLLERsche Faktor als Faktor XI bezeichnet werden.

Von der ROSENTHALschen Arbeit ausgehend, wurde der Thromboplastin-Generation-Test dadurch erweitert, daß versucht wurde, die im Nabelvenenblut fehlende Komponente durch kleine Mengen Normalserum, $Al(OH)_3$-adsorbiertes Normalserum oder Hämophilie-B-Serum zu ersetzen (Tab. 4). Es zeigt sich, daß im Nabelvenenblut Faktor VIII und Thrombocyten normal sind, und daß der fehlende Faktor durch Zusatz von 10% Faktor IX-freiem Serum, $Al(OH)_3$-adsorbiertem Serum oder Plasma ersetzt werden kann, ein Verhalten, das den ROSENTHALschen Angaben über den PTA vollkommen entspricht. Der PTA-Mangel kann bei Verwendung des $Al(OH)_3$-Plasmas in einer Verdünnung 1 : 5 nicht nachgewiesen werden, sondern erst in einer Verdünnung 1 : 10. Die Verminderung ist wie jene des Faktor X von KOLLER bis in die 2. Lebenswoche nachweisbar. Cumarinserum, Serum eines Patienten mit Hepatitis sowie nach Injektion von Neodympräparaten gewonnenes Serum haben keine normalisierende Wirkung (Tab. 5). Nach Verabreichung des Geigy-Präparates G 23350 sinkt der PTA in Abhängigkeit von der Dosis schneller oder langsamer ab. Nach 28 mg geht das Absinken nicht mit dem des Faktor VII parallel, nach 40 mg sinkt er schon am ersten Tag stark ab (Abb. 6). Das Verhalten von PTA und Faktor X ist in allen Versuchen so ähnlich, daß kein Anlaß besteht, diese beiden Faktoren voneinander zu unterscheiden.

Bei allen Fällen, bei denen ein Faktor IX-Mangel festgestellt wurde, könnte es sich auch um einen PTA-Mangel handeln, so daß dieser ausgeschlossen werden muß. Für den PTA-Mangel wird nach dem Vorschlag von VERSTRAETE und VANDENBROUKE [501] die Bezeichnung Hämophilie C vorgeschlagen.

Tabelle 4

	normal	normal	pathologisch	pathologisch	pathologisch	pathologisch	normal	normal	pathologisch	pathologisch	normal	normal	normal	normal	pathologisch	normal
Al(OH)$_3$-Normalplasma (Grundtest)	+*	+	+	+	+	+	+	+	+	+	+	+	+	+	+	+
Thrombocyten normal	+	+	+	+	+	+	+	+	+	+	+	+	+	+	+	+
Nabelvenenserum					○						+	+	+	+	+	
Al(OH)$_3$-Nabelvenenserum	+	+	+	+	+	+										
Normalserum	○						○				○					+
Al(OH)$_3$-Normalserum				○			+	+	+	+				○		
Al(OH)$_3$-Normalplasma			○							○				○		
Normalplasma		○						○					○			

Tabelle 5

	Al(OH)$_3$-Norm.-Plasma	Normalserum	Normal-Thrombocyten	Al(OH)$_3$-Normalserum	Serum, Nabelvene	Serum, Cumarin	Serum, Hepatitis	Serum, Neodym
normal	+	+	+					
pathologisch	+		+	+				
normal	+		+	+	○			
normal	+		+	+		○		
normal	+		+	+			○	
normal	+		+	+				○
pathologisch	+		+	+				
pathologisch	+		+	+		○		
pathologisch	+		+	+			○	
pathologisch	+		+	+				○
normal	+		+	+	+			

* + bedeutet Grundkomponente des Thromboplastin-Generation-Testes, ○ bedeutet Zusätze, die den pathologischen Test normalisieren sollen.

Herr HARTERT, Heidelberg, berichtet über einen Patienten mit *Mangel an Retraktions-Cofaktor*. Dieser Faktor wurde 1953 von HARTERT beschrieben, garantiert eine ausreichende Festigkeit des Gerinnsels und ist nicht mit dem Fibrinserumfaktor von SHULMAN und LAKI identisch. Die einzig nachweisbare Störung bei dem genannten Patienten bestand in einer Verminderung der Thrombusfestigkeit, die durch Normalserum, seitzfiltriertes oder Al(OH)₃ adsorbiertes Serum, nicht aber durch Fibrinogen oder Plättchensuspensionen normalisiert werden konnte.

Herr MERK, Freiburg, berichtet über eine 27jährige Patientin mit einer schweren erworbenen hämorrhagischen Diathese. Der QUICK-Wert war auf 10 bis 15% vermindert, Faktor VII war normal, Prothrombin vermehrt und Faktor V fehlte vollkommen. Gerinnungs- und Recalcifikationszeit waren verlängert, der Thromboplastin-Generation-Test mit BaSO₄-Plasma deutlich pathologisch, der Prothrombinverbrauch vermindert. Gereinigter Faktor V oder Hämophilie-A-Plasma besserten die Thrombokinaseaktivität. Von HÖRDER konnte gezeigt werden, daß die Aktivität von zugesetztem Faktor V innerhalb von 10 Minuten auf 20% vermindert wurde und Zusatz von Patientenplasma die Faktor V-Aktivität von normalem Menschen- oder Rinderplasma senkte. Nach Ätherextraktion hatte das Patientenplasma diese Wirkung verloren. Es wird das Vorliegen eines Hemmstoffes angenommen.

Herr ACHENBACH, Köln, nimmt zur Frage des *Operationsrisikos* beim Bluter Stellung. Bei einem 16jährigen Jungen mit Hämophilie A kam die Wundblutung nach subtrochantärer Umlagerungsosteotomie wegen einer Schenkelhalspseudarthrose trotz Anwendung von 25 l Frischblut und 9 g antihämophilem Globulin innerhalb von 7 Tagen nicht zum Stillstand. Das Blut war heparinisiert als Dauertropf unter Abdeckung der Heparinwirkung durch Protamin verabreicht worden. Die Blutung kam erst zum Stillstand, als an einem Tag mehrere Frischbluttransfusionen und 1400 mg antihämophiles Globulin verabreicht wurden. Die Wunde wurde außerdem mit thrombingetränktem Fibrinschaum tamponiert und mit flüssigem Thrombin infiltriert. Unterstützend dürfte eine mehrere Tage aufrecht erhaltene potenzierte Narkose gewirkt haben. Es ergibt sich, daß Operationen bei Blutern trotz der modernen Hilfsmittel nicht ungefährlich sind.

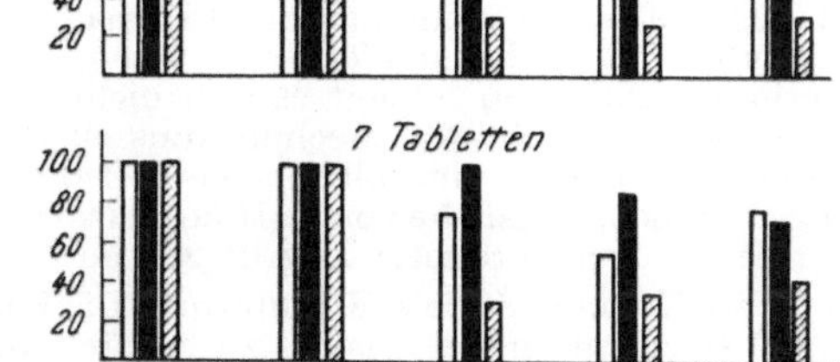

Abb. 6. Abnahme des Faktor X bzw. PTA in der Abhängigkeit von der Cumarindosis. Schwarze Säule: PTA. Links der schwarzen Säule: Prothrombin. Rechts der schwarzen Säule: Faktor VII.

Herr HECHT, Utrecht, weist auf die unblutige und schmerzlose *Zahnentfernung* durch Gummiringe hin, die um den Zahnhals gelegt werden. Die Priorität kommt CORN. AUR. CELSUS [72] zu, der in seiner im 1. Jahrhundert n. Chr. erschienenen Enzyklopädie „De Medicina" die Anwendung von trocken pulverisierten, giftigen Stacheln des im Mittelmeer vorkommenden Fisches Trigon pastinaca, vermischt mit Harz, empfiehlt. Durch den Druck auf die Gingiva wird eine künstliche Paradentose erzeugt. Gummiringe wurden erstmals von MISCH [353] 1924 empfohlen. Der Zahn muß zu Beginn der Behandlung schmerzfrei, der Nerv abgetötet sein [115, 210]. Es dürfen sich keine aktiven, entzündlichen Prozesse an der Wurzel abspielen. Der Zahn muß abgeschliffen werden, damit er nicht beim Aufsteigen durch den Kontakt mit den Antagonisten schmerzt. Die Nachbarzähne müssen geschützt werden, damit sie sich nicht auch loslösen. Falls die Krone zerstört ist, muß ein entsprechender Aufbau gemacht werden. Die Entfernung dauert 2 Tage bis 2 Wochen.

Herr Witte, Erlangen, untersuchte die Beziehung zwischen Blutgerinnung und Gefäßpermeabilität an den Gefäßen des Rattenmesenteriums nach langsamer Thrombininfusion mit Hilfe des Fluoreszenzfarbstoffes Brillantsulfoflavin, der an Albumin gebunden ist. Sofort nach Beendigung der Infusion waren die Thrombocyten auf 10% abgesunken, Prothrombin, die Faktoren V und VII nur geringgradig vermindert, die Kapillarpermeabilität nicht gestört. $1/_2$ bis $1^1/_2$ Stunden nach der Infusion war die Thrombocytenzahl nahezu wieder normalisiert, das Prothrombin auf etwa 8% abgesunken, die Faktoren V und VII deutlich vermindert, der Farbstoff in das perivasculäre Gewebe ausgetreten. 3 bis 4 Stunden nach der Infusion waren die Thrombocyten vollkommen normalisiert, das Prothrombin noch auf 20% vermindert, die Faktoren V und VII kaum vermindert, die Gefäßpermeabilität noch bei der Hälfte der Tiere erhöht.

Die Gefäßpermeabilität ist also zumindest bei einer transitorischen Thrombopenie vom Verhalten der Thrombocyten unabhängig. Eine normale Thrombocytenzahl kann eine Permeabilitätsstörung nicht verhindern. Anderseits scheint eine Verminderung der humoralen Gerinnungsfaktoren eine Steigerung der Gefäßpermeabilität zu bedingen.

Herr Mainx, Wien: Über die Frage der multiplen Allelie der Hämophilie B und der klassischen Hämophilie läßt sich derzeit nichts Entscheidendes sagen. Der unterschiedliche pathophysiologische Charakter ist kein strenger Beweis gegen die multiple Allelie. Es wäre möglich, daß ein „gene-compound" oder Supergen vorliegt, von dessen Teilgenen die verschiedenen Formen der geschlechtsgebunden vererbten Coagulopathien bewirkt werden. Ähnliche „gene-compounds" für verwandte physiologische Eigenschaften kennen wir im Erbgeschehen bei niederen und höheren Organismen. Die Frage könnte wohl nur durch das Studium der Kopplungsbeziehungen der Hämophilieformen, etwa mit der Rot-Grün-Blindheit, geklärt werden. Es würde sich empfehlen, die Stammbäume, auf die sich die Kopplungsangaben zwischen der klassischen Hämophilie und der Rot-Grün-Blindheit stützen, wenn möglich einer Nachuntersuchung bezüglich der Hämophilieform zu unterziehen.

Herr Deutsch, Wien, Schlußwort: Bei einem eigenen Fall mit klassischer Hämophilie hat sich das antihämophile Plasma als überlegen gegenüber dem antihämophilen Globulin der Behring-Werke erwiesen. Bei der Immunantikörperbildung gegen Gerinnungsfaktoren scheint es sich nicht um einen auf die Thrombokinase und ihre Vorstufen beschränkten Mechanismus zu handeln, so daß dem Prinzip der „Hemmkörperhämophilie" eine allgemeinere Bedeutung zukommen dürfte, als ursprünglich angenommen, so daß die von J. Jürgens vorgeschlagene Bezeichnung Immuno-Coagulopathie als übergeordneter Begriff gebraucht werden könnte.

Herr Koller, Zürich, Schlußwort: Die Faktor VII-Mangelfälle von J. Jürgens und Koch scheinen unsere Ansicht zu bestätigen, daß hier eine relativ milde hämorrhagische Diathese durch Insuffizienz der Gewebethrombokinase vorliegt. Die Untersuchungen von Marx über einen Mangel von Faktor IX bei Dicumarolbehandlung können bestätigt werden. Bei Tromexanbehandlung ist von vornherein neben dem Faktor X, der am stärksten vermindert ist, auch Faktor IX vermindert, während bei Behandlung mit Marcoumar eine Verminderung des Faktor IX erst nach längerer Behandlung nachweisbar wird. Die Ansicht von Lasch, daß bei schweren Leberschädigungen neben Faktor X auch Faktor IX vermindert ist, ist durchaus möglich. Hingegen ist eine Identifizierung von Faktor X und PTA abzulehnen. Faktor X scheint in erster Linie bei Leberaffektionen und Dicumarolwirkung vermindert. In diesen Fällen wird durch die Plasmageneration nichts Pathologisches gefunden. Der Rosenthal-Faktor ist, soweit die Definition zutrifft, beim Generation-Test im Plasma und im Serum enthalten, was bei Dicumarol und den Leberfällen keineswegs zutrifft. Bei der Publikation im Jahre 1953 war im übrigen über das Verhalten des PTA im Generation-Test noch nichts bekannt. Die Bemerkung Herrn Achenbachs über die Wirkung von Heparinblut bei Hämophilie ist wichtig. Im übrigen ist es sicher das beste, bei Hämophilen Operationen zu vermeiden.

Diskussion zu dem Vortrag von P. de Nicola:

Herr Beller, Gießen, weist auf die Bedeutung der Afibrinogenämie für den Geburtshelfer hin. Es handelt sich um eine erworbene Erkrankung, verursacht durch einen pathologischen Geburtsablauf mit einer vollständigen Restitutio ad integrum, wenn die Patientin die Entbindung überlebt.

Unabhängig von der Entstehungsursache ist vom klinischen Standpunkt aus eine Trennung in zwei Gruppen notwendig. Die erste Form ist die akute Fibrinogenverminderung bei der vorzeitigen Placentalösung, die unter dramatischen Bedingungen abläuft und zu schnellem Handeln zwingt. Da eine Hypofibrinogenämie nur bei einem geringen Teil der Patienten mit vorzeitiger Placentalösung vorkommt, ist der schnelle Nachweis des Fibrinogenmangels notwendig, der mit Hilfe der QUICK-Zeit möglich ist, da bei dem meist normalen Gehalt an Prothrombin und den Faktoren VII und X eine Verlängerung derselben auf einen Fibrinogenmangel zurückgeführt werden kann.

Die zweite Form ist die Fibrinogenverminderung durch Fibrinolyse, wie sie bei Rh-Isoimmunisation, Foetus mortuus usw. beobachtet wird. Sie entwickelt sich langsam, so daß Zeit zu therapeutischen Überlegungen, Bereitstellung von Fibrinogen oder Antifibrinolysin zur Verfügung steht. Zu ihrem Nachweis muß eine Fibrinolyseuntersuchung durchgeführt werden, wozu sich das TEG nach HARTERT besonders eignet.

Ursächlich bedingt sind diese Störungen durch drei verschiedene Mechanismen:
1. Die Fibrinogenverminderung durch Einschwemmung von thromboplastininaktiven Substanzen (Deciduastücken oder solchen des retroplacentaren Hämatoms, von Fruchtwasser oder fötalen Zellelementen) entsteht durch einen protrahierten Gerinnungsablauf im Sinne der Tierversuche von R. JÜRGENS [264], GOOSSENS [174] und CH. SCHNEIDER [440] (Hydraulic-Pump-System). Wir rechnen zu dieser Form auch die massive Thrombineinschwemmung, wie sie von J. JÜRGENS und Mitarbeitern [249] in einem Fall beobachtet worden ist und die zu dem paradoxen Syndrom der Gerinnungshemmung mit Fibrinembolie (M. MAYER [337]) führt. Bei dieser Form der Hypofibrinogenämie, wie sie sich bei der vorzeitigen Lösung findet, wird eine fibrinolytische Aktivität seltener beobachtet.

2. Die zweite Form ist durch das Auftreten eines fibrinolytischen Fermentes im mütterlichen Kreislauf charakterisiert, dessen Aktivität so groß sein kann, daß auch das Fibrinogen schon fermentativ abgebaut wird (Fibrinogenolyse). Diese Form ist deshalb besonders gefährlich, weil ohne Inaktivierung des fibrinolytischen Fermentes das durch Bluttransfusion zugeführte Fibrinogen sofort fermentativ abgebaut wird. Diesem Ursprungsmechanismus sind jene Fälle zuzurechnen, bei denen es trotz Transfusion von bis zu 20 Litern Blut zum Exitus kam.

3. Bei der dritten Form läßt sich ein Anticoagulans vom Heparintyp nachweisen. Da diese Störung häufig kombiniert mit den anderen auftritt, halten wir es für richtig, grundsätzlich bei Vorliegen einer Afibrinogenämie Protaminsulfat zu injizieren, da wir der Auffassung sind, daß die durch WITTE [524] und andere Autoren beobachtete Fibrinogenausfällung durch Protamin in diesem Zusammenhang keine Rolle spielt, die Injektion aber durch die Ausfällung des heparinartigen Körpers sehr viel nützen kann. Außerdem dauert der Nachweis der Heparinämie aus methodischen Gründen ziemlich lange, so daß man bei akuten Fällen nicht auf das Ergebnis warten kann.

Herr HARTERT, Heidelberg, berichtet in Bestätigung der Ausführungen DE NICOLAS über einen Fall von Lebercirrhose, bei dem die Kombination einer erheblichen Spontanfibrinolyse — totale Fibrinolyse im TEG nach drei Stunden — mit einem deutlichen Mangel an Faktor V und VII, einem deutlich pathologischen Thromboplastin-Generation-Test und einer mäßigen Thrombopenie zu schweren Blutungen führte. Man darf wohl annehmen, daß weder die Faktorendefekte im Gerinnungssystem einschließlich des Plättchenmangels noch die starke Spontanfibrinolyse allein in der Lage gewesen wären, eine so schwere hämorrhagische Diathese zu verursachen.

Herr HECHT, Utrecht, konnte bereits 1942 [203] eine stoßweise Thrombinbildung in hämophilem Blut nachweisen, indem er das Blut in mehreren kleinen Röhrchen auffing und zu verschiedenen Zeitpunkten auf seinen Thrombingehalt testete. Hierbei erhält man zunächst Plasma, dann Plasma-Serum-Mischungen und schließlich Serum. Den höchsten Thrombingehalt findet man im Normalblut zum Zeitpunkt der Spontangerinnung. Die erhaltenen Kurven entsprechen den von BIGGS und MACFARLANE [48] 1953 als Thrombin-Generation-Test beschriebenen. Fixiert man die Gerinnsel und untersucht sie in histologischen Serienschnitten, so findet man bei Normalen ein gleichmäßiges Fibrinnetz, bei Hämophilen einen schichtweisen Aufbau.

Diskussion zu dem Vortrag von W. Lehmann:

Herr OREL, Wien: Im Rahmen erbbiologischer Untersuchungen habe ich mich im Jahre 1932 mit den Nachkommen aus Verwandtenehen beschäftigt. In bzw. vor einer derartigen Ehe hat eine Frau ihrem Vetter zehn Kinder lebend geboren (Abb. 7). Obwohl keiner der beiden Ehepartner jemals zu pathologischen Blutungen geneigt haben soll — von einer bei der Fünfzigjährigen an der Klinik SCHAUTA behandelten Erosio follicularis abgesehen —, sind sechs ihrer Kinder verblutet[1]. Die Blutungen sollen meist nachts aufgetreten sein, wenn die Kinder ganz ruhig waren.

Das erstgeborene Kind, Rosa H. (54) hatte schon oft an Nasenbluten gelitten, die letzte Blutung im Alter von $3^3/_4$ Jahren führte zum Tode. Anzeige wegen Vergehens nach § 356 ÖStGB. (Verschulden eines Heilarztes durch Unwissenheit) löste gerichtliche Obduktion der Leiche aus, die im Wiener Universitätsinstitut für gerichtliche Medizin (Band 18, 13. II. 1891, S. 291) von E. v. HOFMANN durchgeführt wurde. Das Gutachten schließt mit dem Satze: „Allem Anschein nach war das Kind mit Hämophilie (Bluterkrankheit) behaftet und gehörte zu den sogenannten Blutern."

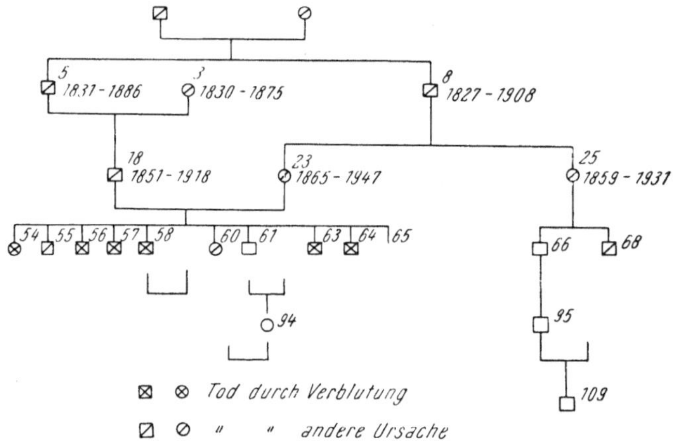

Abb. 7.

Drei Söhne (56, 57 und 64) verbluteten laut Anamnese als Säuglinge bzw. als Kleinkinder.

Ein Sohn, Edwin H. (58), hatte häufig Nasenbluten, leicht Haut- und Zahnfleischblutungen. 32 Jahre alt, wurde er wegen Melaena in die damals (1928) von SCHNITZLER geleitete Chirurgische Abteilung des Wiedner Krankenhauses in Wien eingeliefert. Blutbefund: „1 450 000 Erythrocyten, Sahli 28, Gerinnungszeit 2′, Nachblutungszeit verlängert 12′. Starke Polynukleose mit geringgradiger Linksverschiebung .... Keine Thrombopenie. Thrombocyten normal groß, keine Riesenformen." Obduktion durch K. STERNBERG: Anaemia universalis acuta gravis. Erosiones ventriculi subsequente haemorrhagia gravi intestini. (Haemophilia.)"

Ein Sohn, Karl H. (63), blutete oft aus der Nase, 16 Jahre alt, verblutete er im Jahre 1916 nach Turnübungen. Keine Obduktion.

Ein Sohn (55), eine Tochter (60) und ein frühgeborenes Kind (65) starben; der Todesursachen konnte sich die Mutter nicht mehr erinnern.

Ein einziges der Kinder, der 1897 geborene Alfred H. (61), lebt noch. Im Alter von 6 Jahren machte er Diphtherie mit; in der Krankengeschichte der Infektionsabteilung des Wilhelminen-Spitales ist „Epistaxis" während der Genesung vermerkt. Im Alter von 37 Jahren wurde sein Blut in der II. Medizinischen Universitätsklinik von Dr. ZIMMERMANN-MEINZINGEN untersucht: „324 400 Thrombocyten, in Form, Größe und Verteilung völlig normal. Blutungszeit beendet nach 50″, Gerinnungszeit komplett nach 19′, Retraktion des Blutkuchens normal." Vor kurzem hatte Dozent

---

[1] In meiner Arbeit im Arch. Rassen- und Ges.biologie **28**, 281—307 (1934) sind diese Fälle auf S. 291 bzw. 294 unter „Thrombocytopenie?" angeführt.

Dr. DEUTSCH die Liebenswürdigkeit, bei diesem Manne den Gerinnungsstatus zu untersuchen, ist aber noch zu keinem abschließenden Urteil gekommen.

Inwieweit eine von mehreren Sippenangehörigen gemachte Angabe, wonach eine Großtante der Bluter (eine Schwester der 3) als Erwachsene in der Badewanne sitzend aus Mund und Nase verblutet sein soll, den Tatsachen entspricht und erbbiologisch von Belang ist, kann heute nicht mehr geklärt werden.

Unter den zahlreichen Nachkommen der Brüder H., von deren gemeinsamen Enkeln die meisten verblutet sind, ergibt bloß bei einem die Anamnese Hinweise, die auf wenigstens zeitweise abnorme Blutungsbereitschaft schließen lassen könnten: Hugo H. (66), geb. 5. Oktober 1885, lag vom 6. Dezember 1907 bis 11. Januar 1908 wegen „Tbc. pulm. incip. (apic. dext.), Hämoptoe und Hämophilie" in der Medizinischen Klinik in Basel. Die Medizinische Klinik in Zürich erhob im Jahre 1932 Blutbefunde bei diesem Manne. Bemerkenswert war damals die Blutplättchenzahl (75 000, Bestimmung nach FONIO), die Blutungszeit betrug 1', die Gerinnungszeit $14^{1}/_{2}$'[1].

[1] Durch diesen Befund aufmerksam gemacht, hatte Prof. KOLLER, Zürich, die Freundlichkeit, diesen Patienten nachzuuntersuchen, und erhob den Befund einer Haemophilie B.

III. Vasculär bedingte hämorrhagische Diathesen

Zur Pathophysiologie und Klinik
hämorrhagischer Diathesen ohne Gerinnungsstörung

Von

R. Klima

Aus der Medizinischen Abteilung des Kaiserin-Elisabeth-Spitales der Stadt Wien
(Vorstand: Prof. Dr. R. Klima)

Für hämorrhagische Diathesen, die nicht durch Veränderungen des Plättchen-
apparates oder der Blutgerinnung gekennzeichnet sind, pflegt man in der Klinik
vasculäre Faktoren verantwortlich zu machen. Ganz allgemein nimmt man
sogar an, daß der Gefäßfaktor für das Zustandekommen hämorrhagischer
Diathesen ebenso wesentlich ist, wie die beiden anderen Faktoren. Gewisse
Blutungsmanifestationen, wie z. B. bei manchen Formen von Purpura, werden
nur durch alleinige Gefäßwirkung erklärt und selbst bei den Formen mit pathologischem Plättchen- bzw. Gerinnungsbefund wird eine Mitwirkung von Gefäß-
faktoren angenommen.

Im allgemeinen treten uns die Blutungsmechanismen in Form eines komplexen
Geschehens entgegen, in dem die einzelnen Komponenten oft nur schwer ab-
grenzbar sind. Dazu kommt, daß der Gefäßfaktor sicherlich nicht einheitlicher
Art ist und daß in der Klinik für einen exakten Nachweis des Gefäßschadens
und für seine Beurteilung nur wenig Möglichkeiten gegeben sind.

Bemerkenswerterweise scheint der Anteil des *Gefäßfaktors* an den Blutungs-
vorgängen gerade bei den *Thrombopenien* sehr wesentlich zu sein. Dafür sprechen
auch gewisse Erfahrungen der Klinik, vor allem auch die Tatsache, daß das
Ausmaß der Blutungen nicht immer mit dem Verhalten der Plättchen gleichsinnig ist. Wir sehen, wie mitunter bei Leukämien, Kranke, die trotz sehr niedriger
Thrombocytenzahlen keine oder nur geringfügige Blutungen haben. Die
Blutungen setzen aber sofort in stärkstem Ausmaß ein, sobald Komplikationen,
wie z. B. fieberhafte Sekundärinfektionen, auftreten, die als Belastungen für
das Kapillarsystem zu werten sind. Wir sehen ferner bei plötzlichem Plättchensturz unter Einwirkung kleinster Chinin- oder Sedormid-Dosen bei dafür sensibilisierten Menschen Blutungen nur in einem Teil der Fälle. Bei Thrombopenien
beginnen die Blutungen nicht selten nach körperlichen Belastungen (Stress)
und, besonders bei nervösen Frauen, auch im Anschluß an Erregungszustände,
also unter zentralnervösen Einflüssen. Umgekehrt gibt es Fälle, wie z. B. bei
Urämie, mit profusen Blutungen, bei denen die Thrombocytenzahl erst im Verlauf der Blutung ausgiebig absinkt.

Die Wirkung des Gefäßfaktors ist auch dann deutlich, wenn bei unverändert
niedriger Thrombocytenzahl die Blutungen zum Stillstand kommen, wie z. B.
sofort nach einer Milzexstirpation. Gewisse gefäßaktive bzw. gefäßdichtende

Stoffe, wie Stryphnon, Adrenalin, ACTH oder Cortison, wirken auch bei noch bestehendem Plättchenmangel blutstillend. In diesem Zusammenhang kann ich auf meine Erfahrungen mit Stryphnon hinweisen [275], das als Vorstufe von Adrenalin neben seiner starken vasoconstriktorischen Wirkung auch bei thrombopenischen Zuständen einen sehr wirksamen blutstillenden Effekt hat. Auch dem Adrenalin und gewissen ähnlichen Substanzen kommt eine hämostyptische Wirkung auf vasculärer Grundlage zu. Die Adrenalinwirkung ist aber viel flüchtiger als die des Stryphnons. Die lang anhaltende hämostyptische Wirkung konnte von Roskam [424] im Tierversuch bestätigt werden. Hierher gehört bis zu einem gewissen Grad auch der Effekt von ACTH und Cortison bei Thrombopenien, wobei die hämostyptische Wirkung oft trotz anhaltender Plättchenverminderung sehr ausgiebig sein kann.

Demgegenüber können gefäßerweiternde Einflüsse, z. B. ein warmes Handbad, Hautblutungen auslösen. Ebenso kann auch ein einfacher vasodilatatorischer Hautreiz, z. B. ein positiver Dermographismus, wie ich in letzter Zeit wieder beobachten konnte, eine ausgedehnte lokale Eruption von Petechien verursachen. Ganz allgemein ist bekannt, daß Petechien bei Thrombopenie durch mechanische und statische Einflüsse ausgelöst werden und bei venöser Stauung kapillare Blutungen auftreten. Darauf beruht ja auch das Rumpel-Leedesche Phänomen, das allerdings häufig auch bei intaktem Plättchenapparat positiv ist und demnach als ein vasculäres Phänomen zu werten ist.

Alle diese Beobachtungen, die sich noch weiter ausführen ließen, sprechen dafür, daß bei den Thrombopenien, welcher Art auch immer sie sind, für das Entstehen der Blutungen neben der Plättchenverminderung der Gefäßfaktor eine wesentliche Rolle spielen muß.

Diese Annahme wird durch die experimentelle Forschung eindeutig gestützt. Dies konnte schon in den älteren Arbeiten von Bedson [29], die später von Elliot und Whipple [121] bestätigt wurden, ferner von Roskam [424] u. a. gezeigt werden, die mit Antiplättchenserum und mit anderen plättchenvermindernden und kapillarschädigenden Maßnahmen gearbeitet haben. Eine plötzliche Plättchenverminderung durch schwächer dosiertes Antiplättchenserum bewirkte noch keine Purpura; bei Tieren, deren Kapillaren geschädigt waren, kam es aber sofort zu Blutungen. Es zeigte sich ferner, daß das Antiplättchenserum bei stärkerer Dosierung neben der Thrombocytenwirkung offenbar auch eine ausgesprochene Wirkung auf die Kapillarwände hat und deshalb Blutungen verursacht.

Japanische Autoren, Katsura [268] u. a., konnten mit einem Antiendothelserum zeigen, daß ein intensiver Gefäßschaden allein eine hämorrhagische Diathese erzeugen kann, die weitgehend der thrombopenischen Purpura entspricht, obwohl die Plättchen an der Reaktion nicht beteiligt sind, was späterhin von Clark und Jacobs [77] bestätigt werden konnte.

Zu der gleichen Auffassung kommen auch neuere Autoren, wie Ackroyd [5—7], der den Mechanismus der Sedormid-Purpura eingehend untersuchte und zeigen konnte, daß bei sensibilisierten Menschen Sedormid bei Applikation auf die Haut nur durch alleinige Einwirkung auf die Kapillaren, also ohne Plättchenverminderung, petechiale Blutungen hervorrufen kann. Ackroyd meint deshalb, daß Antikörper, die die Plättchen angreifen, auch das Kapillarendothel schädigen können, daß also Thrombocytopenie und Endothelschädigung unter den gleichen Bedingungen entstehen können. Ackroyd glaubt aber doch, daß bei der Purpura die Kapillarschädigung den Hauptfaktor bildet, der Plättchenmangel aber nur die hämorrhagische Tendenz verstärkt.

Der Gefäßfaktor ist ebenso bedeutsam für die Blutungen bei den *plasmatisch bedingten Gerinnungsstörungen*. Es könnten dafür aus der Klinik ebenso zahlreiche Beispiele angeführt werden, wie bei den Thrombopenien. Im Tierversuch können Blutungen auch bei völlig ungerinnbarem Blut fehlen, wie R. JÜRGENS [*250*] bei seinen Versuchen mit wiederholten Thrombininjektionen (und nachfolgendem Fibrinogenschwund) zeigte. Das gleiche Verhalten ist bei überdosierter Dicumarol-Behandlung zu beobachten (BINGHAM und Mitarbeiter [*49*]). Anderseits können Dicumarol-Präparate die Gefäße schädigen und dadurch zu ausgedehnten Blutungen führen, auch wenn der Prothrombinspiegel nur wenig gesenkt ist. McCARTER und Mitarbeiter [*322*] konnten unter Dicumarol teilweise auch histologisch nachweisbare Kapillarschädigungen erkennen. Aber auch bei gesunden Versuchspersonen ist bei Belastung mit Dicumarol und Tromexan eine Herabsetzung der Kapillarresistenz und damit auch eine vermehrte Blutungsneigung festzustellen (LINKE [*316*]).

Der bei den Versuchen mit Antiplättchen- oder Antiendothelserum sowie bei Sedormid-Einwirkung bei Überempfindlichen entstehende diffuse Gefäßschaden, der im besonderen das Kapillarendothel zu treffen scheint, ist als *Immunoreaktion* zu deuten.

Anatomisch erfaßbare *Kapillarwandveränderungen* müssen damit nicht verbunden sein. Wie HUMBLE [*232*], ferner SPAET [*451*] u. a. im Kapillarmikroskop gesehen haben, treten die Blutungen im Stauungsversuch, ebenso aber auch bei spontanen petechialen Blutungen im Kapillarbereich, vorwiegend am Beginn des arteriellen Schenkels oder überhaupt an den Verzweigungsstellen auf. Durch eine vorher nicht erkennbare Öffnung der Kapillarwand fließt Blut in das perikapillare Gewebe, worauf sich die Kapillare sofort wieder schließt und weiterhin ein unauffälliges Verhalten zeigt. Es ist bekannt, daß die Kapillarendothelien sich reversibel voneinander entfernen können [*73, 74, 411*]. Die Blutungen können anscheinend auch von den Arteriolen und Venolen ausgehen [*313*].

Unter anderen Bedingungen, wie z. B. beim SHWARTZMAN-SANARELLI-Versuch, zeigen sich die Kapillaren und Venolen maximal erweitert, was zu sehr ausgedehnten Hämorrhagien führt [*469*]. MACFARLANE [*323*] sah bei seinen Untersuchungen bei verschiedenen hämorrhagischen Erkrankungen irreguläre Kapillarschlingen mit funktionellen Schädigungen.

Bei Einwirkung gewisser Bakterientoxine und Allergene entstehen *entzündliche Reaktionen* im Bereich der Kapillaren und des perikapillaren Gewebes mit Exsudation, leukocytärer Infiltration, Endothelveränderungen u. a. [*114, 191, 424*].

Schon EPPINGER [*123*] hat darauf hingewiesen, daß es durch Infektionen, Intoxikationen u. a. zu *degenerativen Veränderungen* der Kapillarwände kommt. CHAMBERS und ZWEIFACH [*74*] heben die Hyalinisierung der perikapillaren Hüllen hervor, die insbesondere bei Nephrosklerose und Hypertonie ein hohes Ausmaß erreicht. Die Kapillarresistenz kann durch verschiedenartige weitere Faktoren herabgesetzt werden, die nur zum Teil eine vermehrte Blutungsbereitschaft hervorrufen [*113, 126, 158, 294*].

Bei der Beurteilung der vasculären Blutungsbereitschaft haben wir zu beachten, daß auch das perivasculäre Gewebe und die davon ausgehenden Einflüsse dafür sehr bedeutsam sein können. Viele Arbeiten befassen sich mit der vom Gewebe ausgehenden *Gefäßwirkung histaminartiger Substanzen* ([*305*] u. a.). Es ist bekannt, daß Histamin schwere Schädigungen des Gefäßendothels und entzündliche Gefäßwandveränderungen hervorruft, wie sie vorhin bei den allergisch-entzündlichen Reaktionen skizziert wurden ([*191*] u. a.). Großes Interesse beansprucht auch die Wirkung der *Hyaluronidase*. Bei intravenöser Injektion und ebenso auch beim Auftropfen auf die Kapillaroberfläche verursacht Hyaluronidase petechiale Hämorrhagien, die durch Erweichung des anliegenden Stützgewebes und damit Änderung der endo-perikapillaren Druckverhältnisse erklärt werden. Gewisse Wirkungen von Bakterientoxinen auf die Kapillaren, die zu petechialen Hämorrhagien führen, werden ebenfalls auf eine Hyaluronidasekomponente zurückgeführt [73, 74].

In der Klinik verfügen wir nur über wenige Möglichkeiten, das Verhalten der Gefäße bei hämorrhagischen Diathesen zu prüfen. Zumeist begnügt man sich hier mit der Prüfung der *Kapillarresistenz* gegen Über- bzw. Unterdruck. Die Vielzahl der dafür angegebenen Methoden und Apparaturen zeigt uns an, daß deren Ergebnisse nicht vollauf befriedigen. Freilich liegt es nicht so sehr an der Methodik, sondern daran, daß die Verwertbarkeit der Befunde durch eine große Anzahl von Faktoren beeinträchtigt wird, die mit der Blutungsneigung nur wenig zu tun haben. Die Kapillarresistenz ist bei den vasculär bedingten hämorrhagischen Diathesen in der Regel herabgesetzt, doch gibt es zahlreiche andere Zustände, bei denen die Kapillarresistenz ebenso niedrig ist, ohne daß damit eine vermehrte Blutungsneigung verbunden wäre.

Vielfach bedeutet die herabgesetzte Kapillarresistenz nicht mehr als ein unspezifisches Krankheitszeichen, das etwa in ähnlicher Weise gewertet wird, wie eine beschleunigte Blutsenkung oder eine entsprechende pathologische *Verschiebung der Bluteiweißkörper*. Wie diese finden wir eine starke Herabsetzung der Kapillarresistenz besonders bei akuten und chronischen Infektionen oder bei chronischen Hepatopathien [133, 331, 370, 514]. Auf die Beziehungen der Hyperglobulinämien und Dysproteinämien zu hämorrhagischen Diathesen hat besonders auch LINKE [314] hingewiesen; ich werde darauf noch zurückkommen.

Nach den Untersuchungen von CHAMBERS und ZWEIFACH [73, 74] muß man annehmen, daß für die Abdichtung der Kapillaren die Intercellularsubstanz maßgeblich ist, die, ebenso wie eine der Endothelschicht anliegende Zwischensubstanz (Eiweißfilm), dem Bluteiweiß entstammt bzw. mit diesem in direkten Beziehungen stehen soll. Auch von diesem Gesichtspunkt aus gesehen dürften Verschiebungen im Plasmaeiweiß für die Kapillarfunktion bedeutsam sein. Man kann sich der Tatsache nicht verschließen, daß schwere Dysproteinämien, wie übrigens auch andere Zustandsänderungen des Plasmas, in irgendeiner Form die Gefäßwände ernsthaft schädigen. Die dabei mitunter auftretenden Paraproteine können darüber hinaus Abwehrmechanismen im Organismus hervorrufen und auch dadurch auf die Gefäße einwirken. Die Dysproteinämien sind ja oft Begleitsymptome schwerer Erkrankungen, die, wie die chronischen Hepatopathien, auch noch auf anderen Wegen hämorrhagische Diathesen verursachen.

Für die Beurteilung der Blutungsvorgänge bei den hämorrhagischen Diathesen ist vielleicht noch das Verhalten der Gefäße unter *Stresswirkung* bedeutsam. Wie KRAMAR [289] im Tierexperiment feststellen konnte, kommt es unter anstrengender Muskelarbeit, starken Kältereizen, aber auch unter gewissen emotionellen Belastungen durch Hypophyseneinwirkung und Ausschwemmung von Glucocorticoiden sowie Adrenalin zunächst zu einer Erhöhung der Kapillarresistenz, die bei fortgesetzter Stresswirkung zu einem kritischen Abfall, einer Kapillarkrise, führt, die lange Zeit anhalten kann. Diese kapillare Krise wird auf eine Verminderung der adrenocorticalen Aktivität bezogen. Während ACTH und Cortison die Kapillarresistenz verbessern, wird sie durch DOCA verschlechtert [416].

Bei der Besprechung der gefäßbedingten Blutungsursachen müssen auch die *Teleangiektasien* erwähnt werden, die unter dem Bilde der OSLERschen Krankheit (Morbus Rendu-Osler) bekannt sind. Hier handelt es sich vorwiegend um eine

Ausweitung der kleinsten Gefäße, die anscheinend zu arteriovenösen Anastomosen in Beziehung stehen ([*487*] u. a.). Bei der Oslerschen Krankheit können auch arteriovenöse Aneurysmenbildungen vorkommen ([*532*] u. a.). Multiple Gefäßausweitungen sieht man aber auch unter anderen Bedingungen, z. B. bei der Purpura teleangiectodes Majocchi und vor allem auch bei Lebercirrhosen, worauf besonders Eppinger hingewiesen hat. Bei der Laparoskopie konnten wir Gefäßerweiterungen auch unabhängig von einer Pfortaderstauung im Bereich der Gefäße am Peritoneum erkennen. Es ist durchaus in Betracht zu ziehen, daß ähnliche Gefäßveränderungen bei den nicht immer klaren Blutungen aus dem Magen-Darmtrakt bei Leberkranken eine Rolle spielen. Gerade Leberkrankheiten sind ein Beispiel für vielfältige Mechanismen der Blutungszustände.

Im klinischen Bild lassen sich die vasculären hämorrhagischen Diathesen bis zu einem gewissen Grad nach den geschilderten pathogenetischen Mechanismen einordnen. Bei den vorwiegend mit Hautblutungen einhergehenden Krankheiten sind zwei große Gruppen zu unterscheiden:

1. Die echte Purpura bzw. Purpura simplex mit Blutaustritten ohne weitere Veränderung im umgebenden Gewebe, wie sie auch bei den Thrombopenien vorkommen.

2. Purpura mit Veränderungen des perivasculären Gewebes in Form von Ödem, Entzündung u. a.

Die Fälle mit einfacher Purpura können als Begleitsymptom verschiedener *akuter Infektionen* (z. B. bei Septikämien), seltener bei alimentären bzw. medikamentösen Schädigungen auftreten. Solche Eruptionen kommen, wie Ackroyd [*5—7*] und Hansen [*190*] hervorheben, entweder auf der Höhe der Krankheit oder auch im Spätstadium nach Abklingen der akuten Erscheinungen vor. Während für die Purpura auf der Höhe der Infektion mehr kapillartoxische Faktoren maßgebend sein dürften, spielen bei der in der Rekonvaleszenz auftretenden Purpura offenkundig allergische Einflüsse oder auch unspezifische Überempfindlichkeitsreaktionen eine Rolle ([*191*] u. a.).

Eine Purpura kann bei Infekten unter verschiedenen Bedingungen entstehen: so im Verlaufe bakterieller Streuungen durch Bakterientoxine, unspezifischer Überempfindlichkeit (nach Art des Shwartzman-Sanarelli-Phänomens) oder durch spezifisch allergische Reaktion, durch schwere Leber-, Milz-, Nierenveränderungen mit ihren verschiedenartigen Auswirkungen (Urämie, endogene Intoxikation, Dysproteinämien, aber auch Gerinnungsstörungen und Thrombopenien). Ein Phänomen schließt das andere nicht aus und so gehört die Differenzierung hämorrhagischer Manifestationen zu den schwierigsten und auch sehr verantwortungsvollen Aufgaben des Klinikers; die richtige Einstellung der Therapie und damit auch der weitere Ablauf sind davon abhängig.

Es gibt Infektionen, bei denen die hämorrhagische Diathese das Leitsymptom bildet, wie das in den letzten Jahren wiederholt beschriebene *epidemische hämorrhagische Fieber*. Es handelt sich dabei offenbar um eine Virusinfektion, die vorher schon von russischen und japanischen Autoren in verschiedenen Typen beschrieben und dann wieder häufiger auf dem Kriegsschauplatz in Korea beobachtet wurde. Bei schwerem, toxischem Gesamtzustand treten Haut- und Schleimhautblutungen sowie Blutungen in den verschiedensten Organen auf, auch Hämoptysen und Hämatemesis. Neben schweren gastrointestinalen Störungen kann es dabei auch zu einer Niereninsuffizienz und Urämie kommen. Dabei wird eine universelle Gefäßlähmung mit Kapillarschädigung gefunden ([*19, 24, 162, 336, 384*] u. a.).

Einfache vasculäre Purpuraformen werden auch unter dem Bilde der *hereditären familiären Purpura* beschrieben ([*101, 145, 235, 352*] u. a.). Es handelt sich dabei um chronische, schon in der Kindheit auftretende hämorrhagische Zustände mit spontanen oder durch geringfügige Traumen ausgelösten Hautblutungen (Ecchymosen), Epistaxis, Hypermenorrhoe u. a. Die Blutungszeit wird normal oder verlängert angegeben, die Kapillarresistenz ist herabgesetzt. Ähnliche Zustände werden auch als Pseudohämophilie beschrieben [145].

Als klassisches Beispiel einer hämorrhagischen Diathese durch vermehrte Kapillardurchlässigkeit ist auch die Vitamin C-Hypovitaminose zu nennen, die in ihrer vollen Ausbildung unter dem Bilde des *Skorbut*, bzw. bei Kleinkindern der Möller-Barlowschen Krankheit, in Erscheinung tritt. Bei Kücken wurde eine hämorrhagische Diathese durch Vitamin E-Mangel beobachtet [91].

Die Schoenlein-Henochsche Purpura wird heute als eine immunovasculäre Erkrankung beschrieben ([5—7, 92, 131] u. a.) und dem Formenkreis der rheumatischen Affektionen zugezählt. Es kommt dabei zu generalisierten, vasculären und perivasculären, hyperergisch-entzündlichen Veränderungen der kleinen Blutgefäße, vor allem mit Ödem, Zellinfiltration und Blutungen. Im klinischen Symptomenbild dominieren eruptive, pleomorphe, exanthematische Hauterscheinungen, die in ihrem Verhalten an das Erythema exsudativum multiforme erinnern, ferner rheumatoide Gelenkmanifestationen und gastrointestinale Störungen mit Koliken und blutigen Durchfällen. Die Hauptsymptome können in sehr wechselndem Ausmaß ausgeprägt sein. Nicht selten kommt dazu eine Glomerulonephritis. Ebenso sind die Hautblutungen sehr verschiedenartig. Es gibt Fälle, wie bei einer eigenen Beobachtung, mit einfachen Hautblutungen nach Art der Purpura simplex und viel häufiger solche mit Hautexanthemen, die mehr oder minder hämorrhagisch werden. Ziemlich regelmäßig findet sich eine Gesamteiweißvermehrung mit Hyperglobulinämie, auch eine Plasmocytose des Knochenmarkes wurde beobachtet [385]. Bei den unterschiedlichen klinischen Formen handelt es sich nur um verschiedene Typen desselben Syndroms. Die Krankheit verläuft in Schüben, die offenbar durch manifeste oder nichtmanifeste Infektionen (besonders Streptokokken), und zwar oft solche des Nasen-Rachen-Raumes, ausgelöst werden. Sie wird u. a. auch im Verlauf der Lungentuberkulose beobachtet [90]. Ähnliche Zustände können in seltenen Fällen auch bei Überempfindlichen gegen Nahrungsmittel und Medikamente entstehen. Die Ausprägung der allergischen Symptome ist nicht in allen Fällen gleich. Es können daneben auch septische bzw. bakteriotoxische Symptome, aber auch unspezifische Überempfindlichkeiten gegen bakterielle Noxen nach Art des Shwartzman-Sanarelli-Phänomens mitwirken. Das offenbar nicht selten wechselhafte Spiel zwischen derartigen allergischen Manifestationen kann zu verschiedenartigen Varianten der allgemeinen Symptome und der Purpura führen, so daß schwer einzuordnende Zustände entstehen, die einmal mehr dem Bild der Schoenlein-Henochschen Form, ein anderes Mal mehr der infektiösen Purpura zugerechnet werden können.

Die sehr seltene *Purpura fulminans* entsteht am häufigsten in der Rekonvaleszenz nach Scharlach, kann sich aber auch unter anderen Einwirkungen, z. B. einer Tuberkuloseschutzimpfung [295], entwickeln. Sie hat einen foudroyanten Verlauf mit schwersten Blutungen. Ihr pathogenetischer Mechanismus erinnert an das Shwartzman-Sanarelli-Phänomen. Koller und Mitarbeiter [285a] finden bei diesem, ebenso wie bei einem Fall mit Purpura fulminans, einen Faktor V-Mangel. Anklänge an das Shwartzman-Phänomen zeigt auch das im Verlaufe der Meningokokkensepsis in einzelnen Fällen vorkommende, bösartige Waterhouse-Friderichsen-Syndrom, das durch Blutungen bzw. Nekrosen in den Nebennieren charakterisiert ist.

Nach den Mitteilungen von Waldenström (erstmals 1943) [508] wurde eine neue Form einer chronischen Purpura bekannt, die *Purpura hyperglobulinaemica*. Sie tritt gewöhnlich in Schüben in Form von Blutpunkten an den Beinen, gelegentlich auch an den oberen Extremitäten, auf. Schleimhautblutungen wurden nicht beobachtet. Die Blutungen werden hauptsächlich durch statische und mechanische Einwirkungen ausgelöst, sie hinterlassen häufig multiple Pigmentflecke. Der cytologische Blutbefund und ebenso der Gerinnungstatus sind nicht charakteristisch. Das Zustandsbild ist auffällig durch eine exzessiv hohe Blutsenkung und durch hochpositive Eiweißlabilitätsproben, als deren Grundlage bei der Elektrophorese eine hochgradige Zunahme der Globuline, vorwiegend der Gammaglobuline, hervortritt. Dazu kommen oft uncharakteristische Lymphknotenschwellungen. MIELKE [*342*] verzeichnet bei einer Biopsie eines mesenterialen Lymphknotens eine einfache lymphatische Hyperplasie mit großzelliger Wucherung der Reaktionszentren und hier, sowie in der exstirpierten Milz, eine beträchtliche diffuse Gewebseosinophilie. Im gleichen Fall hebt G. BRUNS [*63*] die Ausbildung von Speicherzellen hervor. Mitunter ist die Milz, nur selten die Leber, vergrößert. Es bestehen Beziehungen zur Polyarthritis, zum SJÖGREN- und MIKULICZschen Syndrom sowie zum Lupus erythematodes disseminatus. Bei einem interkurrent verstorbenen Kranken zeigten sich lymphatische Infiltrate in der Leber, im Pankreas u. a. Der Verlauf ist gutartig, zieht sich aber über Jahrzehnte hin. Pathogenetisch scheinen für das Zustandekommen der Purpura allergische Vorgänge eine wichtige Rolle zu spielen ([*117, 127, 342, 508*] u. a.), doch dürften auch ganz allgemeine Beziehungen zwischen der erhöhten Kapillardurchlässigkeit und bestimmten Hyperglobulinämien bestehen. Im allgemeinen wird die Purpura hyperglobulinaemica nur als ein Syndrom gewertet, das unter verschiedenen ursächlichen Bedingungen zustande kommen kann. WALDENSTRÖM [*508*] vermutet insbesondere Virusinfektionen mit hyperergischer Reaktion als Ursache, doch scheint das Zustandsbild auch rein symptomatisch bei verschiedenen Krankheiten mit Dysproteinämie vorzukommen, wie z. B. beim Böckschen Sarkoid u. a. Von einzelnen Autoren [*385, 488*] wird die hyperglobulinämische Purpura als Spielart der rheumatischen Purpura aufgefaßt. Andere, wie SCHMENGLER und ESSER [*127*], sehen darin eine primäre endoallergische Schädigung, wobei die Dysproteinämie als Symptom einer Immunoreaktion aufzufassen wäre [*63*]. Durch die Endoallergene wird unter Einwirkung weiterer pathogenetischer Faktoren (Dysproteinämie u. a.) eine Gefäßschädigung und Purpura hervorgerufen.

Unter seinen Fällen mit Dysproteinämie fand WALDENSTRÖM [*508*] noch eine zweite Gruppe von hämorrhagischen Diathesen, die sich durch eine Paraproteinämie in Form reichlich vorhandener *Makroglobuline* auszeichnet. Solche Fälle wurden in den letzten Jahren in zunehmender Zahl auch von anderen Autoren mitgeteilt. Sie gehen mit Schleimhautblutungen aus Mund und Nase einher, die besonders nachts in Erscheinung treten, sowie mit Blutungen im ZNS [*127*]. Diese Kranken sehen blaß aus, klagen über Müdigkeit sowie Kurzatmigkeit und zeigen auch Ödeme u. a. Häufig sind dabei generalisierte Lymphknotenschwellungen, seltener auch Milz- und Leberschwellungen. BIANCHI und Mitarbeiter [*40*], CAGIANUT und HOFFMANN-EGG [*69*] beschreiben ferner Veränderungen im Augenhintergrund, und zwar Netzhautabhebung, die sie auf Einlagerung der Makroglobuline beziehen, sowie eine ausgesprochene Blutungstendenz im Bereich der Netzhautgefäße.

Man findet regelmäßig eine normochrome Anämie, die Thrombocyten sind in der Regel nicht erheblich vermindert. Auch hier fallen die außerordentlich stark beschleunigte Blutsenkung und die hochpositiven Labilitätsreaktionen auf, die Formolgelreaktion ist sofort positiv. Im besonderen ist auch die *Sia*-Reaktion positiv. Wegen dieses Verhaltens rechnet WALDENSTRÖM die hier in Erscheinung tretenden pathologischen Proteine den Euglobulinen zu.

Elektrophoretisch läßt sich im Serum eine meist hohe und schmale pathologische Zacke mit der ungefähren Wanderungsgeschwindigkeit der β- bis γ-Globuline nachweisen, wie sie in gleicher Weise beim Plasmocytom zu finden ist. Von den normalen Globulinen unterscheidet sich dieses Globulin durch ein außerordentlich hohes Molekulargewicht, das mit etwa 1 000 000 bestimmt wurde. Die Ultrazentrifugierung zeigt eine Sedimentationskonstante von 15 bis 25 SVEDBERG-Einheiten (S. E.). Aber nicht in allen Fällen, die klinisch dem Zustandsbild entsprechen, ist die Makroglobulinämie nachweisbar. WIEDEMANN [515], der 20 solcher Fälle untersucht hatte, konnte nur in 9 Fällen die Makroglobulinämie mit der Ultrazentrifuge sicherstellen. Mit serologischer Methodik haben HABICH [188], HÄSSIG [202], WUHRMANN [527], WUHRMANN und WUNDERLY [528] nachweisen können, daß hier ein besonderes Paraprotein vorliegt, das mit Hilfe eines Antimakroglobulin-Kaninchenserums identifiziert werden kann. In einzelnen Fällen bleibt allerdings auch dieser serologische Test negativ (2 von 16 bei HABICH [188]). Durch diese Besonderheiten läßt sich die Makroglobulinämie von anderen Dysproteinämien abgrenzen. In einem Teil der Fälle tritt schon bei mäßiger Abkühlung eine Spontangelifizierung des Serums auf [312]. Man spricht hier auch von *Kryoglobulinämien*. Solche können auch bei Myelom, Endocarditis lenta, Nephrose u. a. vorkommen. Durch intravasale Spontangelifizierung entstehen mitunter reversible Raynaud-artige Zustandsbilder. Der Verlauf ist chronisch, zieht sich oft über Jahre, seltener nur über Monate hin. Komplikationen von seiten der Nieren, des Myokards, des Zentralnervensystems sowie eine erhöhte Anfälligkeit für Infektionen beeinflussen die Prognose ungünstig. Auffällig ist auch die verhältnismäßige Häufung von malignen Blastomen bei Makroglobulinämien [266, 435], wobei auch auf die Beobachtungen WUHRMANNS hinzuweisen ist, der im Verlauf von lang dauernden Dysproteinämien ein rapid verlaufendes Carcinom bzw. Sarkom beobachtete.

Die Ursache der Blutungen ist hier, ebenso wie bei der Purpura hyperglobulinaemica, nicht eindeutig geklärt. Meist wird eine Schädigung der Kapillaren durch die Paraproteine in Erwägung gezogen, entweder durch das pathologische Eiweiß an sich oder im Wege über toxische bzw. hyperergische Vorgänge. Im histologischen Bild wurden in einzelnen Fällen sichtbare morphologische Alterationen der Gefäßwände festgestellt.

Besonderes Interesse für die Deutung des Krankheitsgeschehens beanspruchen die verhältnismäßig häufigen Veränderungen der Lymphknoten, allenfalls auch der Milz, der Leber und des Knochenmarkes, die meist als Hyperplasien bzw. Infiltrationen mit lymphoiden Zellen beschrieben werden ([215, 266] u. a.). Man ist aber nicht einig, ob ein reaktiver Zustand, z. B. als Folge einer Virusinfektion, eine Retikulose [127, 361, 419, 527], eine atypische lymphatische Leukämie, ein lymphoidzelliges Retikulosarkom [435] oder doch ein Plasmocytom [435, 488] vorliegt.

Da die Gewebeveränderungen auch im Knochenmark auftreten, war es mehrfach möglich, sie cytologisch im Sternalpunktat zu studieren. Aber auch hier wird der Befund verschieden gedeutet, entweder im Sinne einer medullären Lymphadenose oder eines reifen kleinzelligen Plasmocytoms [435]. HORSTER [230] findet in seinem Fall abweichend vom Myelom mehrere Zellarten verändert und beschreibt neben pathologischen Reticulumzellen eine Vermehrung und Veränderung von Plasmazellen. WILDE und HITZELBERGER [516] (Klinik HEILMEYER) fanden in den Sternalpunktaten Zellen, die in der Mitte zwischen Lymphocyten und Plasmazellen stehen. WUHRMANN [527] verzeichnet im peripheren

Blut und im Knochenmark eine prozentuelle Vermehrung lymphoider Zellen und hebt das fast vollständige Fehlen der Plasmazellen hervor. Undritz [497], der die Mikrophotographien für Wuhrmann anfertigte und insgesamt vier Fälle von Makroglobulinämie untersuchen konnte, fand in diesen Fällen eine lymphocytäre Reaktion, wobei er im Knochenmark, in den Lymphknoten und soweit vorhanden auch im Blut, die gleiche Art von Reaktion sieht. Unabhängig davon verzeichnet er, wie auch andere Autoren, das Vorkommen einer Plasmocytose, Monocytose und Gewebseosinophilie. Rohr [419] rechnet die lymphoiden Zellen dem retikulo-histiocytären System zu.

Die von Wuhrmann [527] als unreife Plasmazelle abgebildete Zellform entspricht meines Erachtens nicht der echten Plasmazelle, sondern einer plasmazellenähnlichen, lymphocytären Reaktionsform bzw. Reizungsform, die gewöhnlich mit den echten Plasmazellen des Knochenmarkes verwechselt wird. Ich kann das um so mehr annehmen, als ich in einem eigenen Fall, der seiner gesamten Befundlage nach der Makroglobulinämie Waldenström zuzurechnen ist, im Blut und in den Abklatschen probeexzidierter Lymphknoten eine *lymphatische Reaktion* mit starker reaktiver Umbildung der lymphocytären Elemente nachweisen konnte. Eine solche Feststellung erscheint mir besonders wichtig, da solche Zellumbildungen gerade für reaktive Vorgänge charakteristisch sind und bei der Differentialdiagnose zwischen Blastom und hyperergischem Prozeß, der ja bei der Makroglobulinämie Waldenström im Vordergrund der Diskussion steht, unbedingt für einen reaktiven Prozeß sprechen. Ich habe in meinen Arbeiten wiederholt auf die reaktive Umbildungsfähigkeit der lymphocytären Elemente hingewiesen und möchte hier neuerdings darauf aufmerksam machen. In experimentellen Arbeiten mit meinem Mitarbeiter Beyreder [278] konnten wir feststellen, daß bei übersteigerter Antikörperproduktion gerade diese lymphocytären Reaktionsformen in so eindrucksvoller Weise und weitgehend gleichsinnig mit der Antikörperbildung hervortreten, daß man die lymphatische Reaktion mit der Globulinvermehrung in Beziehung bringen muß. Auch bei dem eigenen Fall wurde bei der Autopsie im histologischen Befund in erster Linie die Diagnose eines Reticulosarkoms in Erwägung gezogen. Das Gesamtgeschehen und auch der hämatologische Befund waren aber im Sinne eines exzessiv gesteigerten reaktiven Vorganges zu deuten.

Bei der *Therapie* der gefäßbedingten hämorrhagischen Diathesen, auf die ich hier nur ganz kurz hinweisen kann, haben wir jeweils auf den Zustand der Gefäße Rücksicht zu nehmen. Bei einfachen Kapillarblutungen ohne Gefäßwandveränderungen ist die Aussicht gegeben, mit gefäßaktiven Stoffen eine Wirkung zu erzielen. Vor allem empfehle ich dafür die *adrenalinartigen Stoffe*, die mit ihrer vasoconstriktorischen Wirkung auch einen ausgesprochen hämostyptischen und offenbar auch kapillarabdichtenden Effekt verbinden ([275, 424] u. a.). Ich habe schon vor 20 Jahren das Stryphnon zur Behandlung von Blutungen bei hämorrhagischen Diathesen angegeben und damit nicht nur bei rein vasculären Blutungen, sondern vor allem auch bei thrombopenischer Purpura u. a. eindrucksvolle Erfolge erzielt. Gestern hat hier Feissly über einen ausgezeichneten therapeutischen Erfolg mit Adrenalin bei thrombopenischer Purpura berichtet. Das Stryphnon hat vor dem Adrenalin den Vorteil der protrahierten, über mehrere Stunden anhaltenden Wirkung. Man muß es deshalb bei schweren Blutungen in etwa sechsstündigen Abständen geben. Die Wirkung von Stryphnon konnte auch von anderen Autoren bestätigt werden [146, 407, 420]. Roskam [424] konnte den hämostyptischen Effekt auch im Tierversuch nachweisen.

In den letzten Jahren werden dafür auch Adrenochrom, Adrenoxyl und verschiedene andere Abkömmlinge des Adrenalins empfohlen und zum Teil mit

Erfolg angewendet ([*424, 453*] u. a.). Noradrenalin, das ebenfalls eine etwas protrahiertere Wirkung zeigt, kann insbesondere bei jenen Zuständen, die mit einer Kapillarlähmung einhergehen, wie das WATERHOUSE-FRIDERICHSEN-Syndrom, empfohlen werden [*496*]. Ich selbst sah vor kurzem bei einer toxischen, vasculären Purpura mit schwerer Hypotonie eine überraschend schnelle Wirkung auf Blutungen und Hypotonie. In letzter Zeit werden zur Bekämpfung hämorrhagischer Diathesen auch Präparate von Schlangengift angegeben, so auch die sehr gut verträgliche und wirksame Reptilase [*146*].

Viel verwendet werden auch Präparate aus der Gruppe des *Vitamin P* (Rutin, Hesperidin, Citrin und deren Abkömmlinge). Während sie im Tierversuch die Kapillarresistenz verbessern, ist ihre Wirkung bei den hämorrhagischen Diathesen vielfach umstritten. HEILMEYER [*214a*] hebt die gute Wirkung von Rutin bei OSLERscher Krankheit und ebenso auch bei verschiedenen anderen Formen der vasculären Purpura hervor. Neuerdings werden Kombinationspräparate der verschiedenen Substanzen empfohlen ([*503*] u. a.). Die Wirkung der Vitamin P-Faktoren soll über den Adrenalinstoffwechsel durch Hemmung der oxydativen Zerstörung dieser Stoffe oder aber auch durch einen Antagonismus zur Hyaluronidase erfolgen. Einen stark kapillardichtenden Effekt hat das *Vitamin C*, das in spezifischer Weise auf die durch C-Hypovitaminose entstehenden Gefäßschädigungen einwirkt.

Bei den vorwiegend allergisch bedingten Purpuraformen mit entzündlichen Veränderungen der Gefäßwand bewähren sich neben der Therapie gegen das Grundleiden (bakterielle Herde usw.) *Maßnahmen zur Minderung der Überempfindlichkeit* und des überschießenden reaktiven Geschehens. Bei der SCHOENLEIN-HENOCHschen Purpura werden vorwiegend antirheumatisch wirksame Therapeutica versucht und in jüngster Zeit vor allem auch das *ACTH* bzw. *Cortison* [*64, 217, 381, 486*]. Es gibt darüber schon zahlreiche Mitteilungen, doch ist die Beurteilung der Erfolge nicht einheitlich. Offenbar liegt das auch an der Verschiedenheit der Fälle. Neben der allgemein umstimmenden und antiallergischen Wirkung scheinen diese Stoffe auch einen ausgesprochen kapillardichtenden Effekt zu haben [*9, 271, 309, 415*]. Da aber manche dieser Zustände durch aktive bakterielle Infektionen bedingt sind, erfordert die Anwendung dieser Substanzen, die ja die Resistenz gegen Infektionen herabsetzen, eine besondere Vorsicht. Mitunter wird man, wie das HEILMEYER [*214a*] in jüngster Zeit empfohlen hat, diese Therapie mit antibiotischen Maßnahmen verbinden müssen. Mit LAUDA [*309*] ist anzuführen, daß unter Einwirkung von Cortison Blutungszustände auftreten können, besonders Hämatemesis, Melaena, aber auch Purpura. Vielleicht sind das jene Fälle, bei denen die bakterielle bzw. toxische Komponente über die hyperergische überwiegt.

Medikamentös bedingte hämorrhagische Diathesen

Von

H. Fleischhacker

Aus der Medizinischen Abteilung des Hanusch-Krankenhauses, Wien XIV
(Vorstand: Prof. Dr. H. Fleischhacker)

Eine Reihe von Präparaten (Sedormid, Phenacetin, Chinin, Chinidin, Salicylate, Pyramidon, Barbiturate, Jod, Nirvanol, organische Arsenverbindungen, Salvarsan, Mutterkorn- bzw. Goldpräparate, Phenylhydrazin, Sulfonamide, Thiosemicarbazon u. a.) führt nach mehrmaliger Einverleibung zum Auftreten hämorrhagischer Diathesen. Dabei haben wir die *toxische* Wirkung, die erst bei längerer, meist kontinuierlicher Verabreichung höherer Dosen beobachtet wird, von den *Überempfindlichkeitsreaktionen* zu trennen. Bei diesen kommt es zu einer Sensibilisierung, vom Organismus werden Antikörper gegen das Präparat gebildet, die nunmehr, nach einer neuerlichen Einverleibung des Mittels als Folge einer Antigen-Antikörper-Reaktion zur hämorrhagischen Diathese führen. Da es sich bei den Arzneimitteln in der Regel um einfache Körper handelt, die erst nach der Bindung an Eiweißkörper zum Vollantigen werden, wäre zunächst die Frage zu beantworten, unter welchen Umständen es zu der Reaktion zwischen Präparat und Eiweißkörper kommt. Es fällt die Tatsache auf, daß die Ausbildung einer Überempfindlichkeit gegen ein Präparat nur bei einem Bruchteil aller Patienten beobachtet wird, die das Medikament oft jahrelang einnehmen, wobei auch wieder bestimmte Organe bevorzugt sind, während andere vollkommen frei bleiben. In einem Falle kann sich die Auswirkung auf die Thrombocyten beschränken, in anderen werden die Leukocyten, die Erythrocyten, die Haut, das Gehirn, Leber oder Milz u. a. betroffen. Wir müssen uns demnach vorstellen, daß es zunächst zu einer Einwirkung des Präparates auf eines der genannten Systeme kommt; dadurch entsteht erst das Vollantigen, das nunmehr zur Antikörperbildung führt, wobei die Eiweißbindung für die Spezifität der Wirkung verantwortlich ist. Für die erstmalige Bindung des Medikamentes an ein spezielles Organsystem spielt, abgesehen von einer gewissen obligaten Affinität, vielleicht ein vorangehender Infekt eine Rolle, der nur durch Beladung der Oberfläche gewisser Zellen mit unspezifischen Globulinen die Haftfähigkeit des Antigens bewirkt. Ebenso könnte es durch Anlagerung eines Virus zu einer Oberflächenänderung kommen, die das Haftenbleiben des Arzneimittels bewirkt. Erst nun wird die Verbindung von Medikament mit dem bestimmten Zelleiweiß das reticuloendotheliale System zur Antikörperbildung anregen. Wird später das betreffende Mittel nochmals in den Körper eingebracht, kommt es zur Antigen-Antikörper-Reaktion an den Zellen, die den spezifischen Eiweißkörper zur Bildung des Vollantigens beisteuerten. So verstehen wir, daß das gleiche Präparat zur Thrombopenie, Leukopenie oder zur Kapillarwandschädigung in bestimmten Organen führen kann.

Bei den rein *vasculär bedingten hämorrhagischen Diathesen* der Haut gleichen die klinischen Erscheinungen denen der Purpura rheumatica (Peliosis rheumatica, anaphylaktoide Purpura nach Glanzmann). Charakteristisch ist, daß die Blutungen in einem veränderten Gewebe auftreten. Sie entstehen auf Grund eines Erythems, Exanthems, einer Urticaria oder papulöser Effloreszenzen, die erst sekundär hämorrhagisch werden. Nie sind es reine Blutungen, sondern es bestehen immer die Zeichen entzündlicher Veränderungen in der Haut. Durch eine neuerliche Verabreichung des Präparates lassen sich die gleichen klinischen Erscheinungen wieder hervorrufen.

Selten sind bei den medikamentös bedingten Purpurafällen Erscheinungen von seiten des *Magen-Darmtraktes* mit Bluterbrechen, blutigen Stühlen und krampfartigen Bauchschmerzen. Die Schleimhautblutungen kommen durch allergische Entzündungen der Magen- (gastritische Purpura) bzw. Darmschleimhaut zustande. Ebenso handelt es sich bei den Nierenblutungen um den Ausdruck einer hämorrhagischen Glomerulonephritis. Auch eine isolierte Purpura des Peritonaeums und hämorrhagische Pleuritiden [*116*], Perikarditiden sowie Zahnfleisch- und Nasenblutungen können im Vordergrunde stehen [*215*].

Diesen durch Arzneimittel ausgelösten Überempfindlichkeitsreaktionen liegt histologisch eine Gefäßwandschädigung (allergische Arteriolitis) zugrunde, die sich an verschiedenen Organen äußert.

Wenn man die Gerinnungsverhältnisse untersucht, dann ist zu erkennen, daß mitunter die Thrombocyten, deren Empfindlichkeit bei allergischen Reaktionen bekannt ist, an dem Krankheitsgeschehen anteilnehmen und oft stärker absinken. Im akuten Anfall findet man oft eine Hypoprothrombinämie, die auf eine Mitbeteiligung der Leber an dem allergischen Geschehen zurückgeführt wird. Die Zahl der Leukocyten ist meist erhöht, die Senkungsgeschwindigkeit beschleunigt. Auch ein erhöhter Antithrombintiter des Blutes konnte nach Zufuhr des Antigens nachgewiesen werden.

Die *Purpura annularis teleangiectoides* (Majocchi) steht der Schönlein-Henochschen Form nahe. Es kommt besonders an den Unterschenkeln zu ringförmigen, meist symmetrischen Blutungen, die aus entzündlichen exsudativen Veränderungen hervorgehen und unter Pigmentbildung abheilen. Dabei handelt es sich um eine erhöhte Kapillarpermeabilität und -zerbrechlichkeit, deren Ursache in einer neuro-vaskulären Dysfunktion liegt.

Im *Gehirn* können wir bei Salvarsan- oder Schlafmitteleinwirkungen als Folge eines perakuten Permeabilitätsverlustes zahlreiche Blutungen feststellen, die vorwiegend bestimmte Gebiete der weißen Substanz in der Umgebung der Ventrikel betreffen.

Bei der *Peliosis lienis* finden sich disseminierte Blutungen in der Mizpulpa, die stellenweise zur vollständigen Auflösung des Gewebszusammenhanges führen und dadurch eine vorübergehende Einschwemmung von Pulpazellen in die Blutbahn zur Folge haben [*26*]. Ebenso ist die *Purpura hepatica* zu beurteilen.

Auch im Bereiche des *Myokards* können Blutungen auf medikamentös-allergischer Basis entstehen. Beim Myokardinfarkt finden wir nach manchen Statistiken in über der Hälfte der Fälle als Ursache eine subintimale Blutung der Coronargefäße.

Von den sich an den Blutelementen abspielenden Antigen-Antikörper-Reaktionen ist hier besonders die medikamentös bedingte *Thrombopenie* anzuführen. Das klinische Bild ist durch Haut- und Schleimhautblutungen gekennzeichnet, wobei entzündliche Veränderungen der Gefäße vollkommen fehlen. Wie der positive Rumpel-Leedesche Stauungsversuch, der Jürgensche Kneifversuch und der Hechtsche Saugversuch schon nahelegen, sind aber außer den Plättchen auch die Gefäßendothelien an dem Krankheitsgeschehen beteiligt. Dem Gefäßfaktor kommt für das Entstehen der Blutungen eine ausschlaggebende Bedeutung zu, da bei normaler Gefäßwand auch bei vollständigem Plättchenschwund ohne traumatische Einwirkung keine Blutungen auftreten. Allerdings ist der Zustand der Gefäßendothelien weitgehend von der Zahl funktionierender Plättchen abhängig.

Bei den medikamentös bedingten Thrombopenien ist die Unterscheidung in *toxische* und *allergisch* bedingte Formen leicht mit Hilfe des Knochenmarkbefundes durchzuführen. Die Megakaryocyten des Knochenmarkes sind bei den toxischen Thrombopenien immer deutlich struktuell verändert und stärker vermindert. Die Veränderungen nehmen bei weiterer Einwirkung des schädlichen Agens langsam progredient zu, wenn auch die klinischen Erscheinungen mit Blutungen akut auftreten können, da die Insuffizienz der Thrombopoese erst beim vollständigen Zusammenbruch der Plättchenneubildung und gleichzeitiger höhergradiger Kapillarwandbeeinträchtigung manifest wird. Wir konnten solche toxisch bedingten Thrombopenien im Verlaufe der Mapharsenbehandlung beobachten. Bei stärkerer Markbeeinträchtigung weist der Großteil der Plättchen eine deutliche pyknotische Granulation auf, die Riesenzellen sinken zahlenmäßig ab und zeigen gleichfalls eine gröbere, pyknotische und dunklere Granulation. Auch nach Verabreichung von Mapharsen ist eine gleichzeitige Gefäßwandschädigung nachweisbar, da es direkt an den Gefäßendothelien angreift. Bei diesen Fällen ist keine Antikörperwirkung festzustellen.

Bei den *allergischen* Thrombopenien sind die Riesenzellen des Knochenmarkes immer vermehrt, wobei auch eine deutliche Linksverschiebung zu vermerken ist. Wir haben schon vor vielen Jahren gemeinsam mit Klima [276] und Walterskirchen [148] darauf hingewiesen, daß es sich dabei nicht um den Ausdruck einer Reifungsstörung handeln kann, sondern die Zunahme junger Riesenzellen die Folge eines erhöhten peripheren Plättchenverbrauches ist. Auch Heilmeyer [215] nahm, namentlich für die Sedormid-Purpura, eine anaphylaktische Reaktion mit Verteilungsänderungen der Thrombocyten und Zerstörung in der Lunge, Milz und Leber an, deren Kapillaren massenhaft Plättchen enthielten. Es ist also schon lange festgestellt worden, daß der allergischen Thrombopenie auf Arzneimittel eine vermehrte Thrombocytolyse zugrunde liegt.

Der Thrombocytensturz im Anschluß an die Verabfolgung eines Medikamentes stellt sich nie nach der ersten Verabfolgung ein, sondern erst bei längerem Gebrauche oder wenn das Mittel nach einer Pause wieder genommen wird. Zunächst kommt es zu einer Sensibilisierung und dann erst, als Folge einer anaphylaktisch-hyperergischen Reaktion, zur Thrombopenie. Der Beweis kann jederzeit durch eine neuerliche Verabfolgung kleiner Mengen des Medikamentes, gegen das eine Überempfindlichkeit erworben wurde, erbracht werden, da es dann innerhalb weniger Stunden wieder zum Plättchensturz mit Blutungen kommt. Oft findet man dabei im Blute, deutlicher im Knochenmark, eine Eosinophilie, die im Sinne der allergischen Reaktionslage des Organismus gewertet wird.

3 bis 5 Stunden nach $^1/_4$ bis $^1/_2$ Tablette Sedormid schwinden bei Überempfindlichen die Plättchen aus dem peripheren Blute, wobei die Erscheinungen durch eine leichte Nervosität, Unbehagen, Schüttelfrost und aufschießende kleinste Blutungen eingeleitet werden. Im Knochenmark bleiben die Riesenzellen zunächst unverändert. Erst nach einiger Zeit, besonders, wenn die Thrombopenie länger unterhalten wird, macht sich eine Zunahme der Riesenzellen mit stärkerer Anteilnahme jüngerer Formen bemerkbar. Der Milz kommt dabei kaum eine Bedeutung zu, da auch nach der Splenektomie durch Sedormid der Plättchenschwund in der gleichen Intensität und innerhalb der gleichen Zeit ausgelöst werden kann [148].

Wir stellten uns ursprünglich vor, daß für die Agglutination und Auflösung der Plättchen die durch den anaphylaktischen Schock bedingten Plasmaeiweißveränderungen mit Freiwerden verschiedener Substanzen verantwortlich sind. Es kommt zur Steigerung der Fibrinolyse, zum Schwund des Fibrinogens und Prothrombins sowie zu Änderungen der Blutelweißzusammensetzung. Die weiteren Untersuchungen legen aber die Annahme nahe, daß die Thrombocytolyse durch bestimmte Antigen-Antikörper-Komplexe bewirkt wird.

Bei der idiopathischen Purpura konnten Thrombocytenagglutinine in der β_2-Globulinfraktion festgestellt werden [462]. FLÜCKIGER, HÄSSIG und KOLLER [151] fanden dabei inkomplette Thrombocytenagglutinine, so daß die Genese der Immunothrombopenien weiter geklärt erscheint.

Während aber das Serum von Kranken mit idiopathischer Thrombopenie die Thrombocyten normaler Personen agglutiniert und in der Folge auflöst, kam es bei unseren Untersuchungen mit Transfusionen von Blut einer Sedormid- oder Chinidinpurpura auf Gesunde nicht zur Thrombocytolyse, sofern vollkommene Blutgruppengleichheit bestand. Nur zu Beginn der Thrombopenie, solange noch das spezifische Arzneimittel im Patientenblut kreist, kann bei Übertragung von Vollblut des Überempfindlichen auf gruppengleiche Normalpersonen ein eindeutiges Absinken der Plättchenwerte ausgelöst werden.

STORCK, BIGLIARDI, BRENN und HOIGNÉ [468] berichten, daß sich auch bei Arzneimittelallergien ohne Thrombopenie die Plättchen im Blute des Patienten nach dem Verabfolgen kleiner Mengen des Präparates, gegen das eine Überempfindlichkeit erworben wurde, innerhalb von $1^1/_2$ Stunden um 15 bis 40% vermindern und auf eine Reihe von Medikamenten selbst bei Nichtsensibilisierten ein obligater, geringer Thrombocytensturz beobachtet wird.

In vitro kommt es nach Zugabe des Allergens zum Oxalatblut des Patienten zu einem Anstieg agglutinierter Plättchen, der aber nur in einem bestimmten Bereiche stattfindet. Wenn das Allergen zu gering oder konzentriert zugesetzt wird, tritt das Phänomen nicht ein.

Die Thrombocytenagglutination soll bei Überempfindlichen durch das Zusammenwirken eines spezifischen und eines unspezifischen thermolabilen Serum- oder Plasmafaktors mit den Thrombocyten aus dem Blute des sensibilisierten Patienten oder von einer blutgruppengleichen gesunden Versuchsperson und dem Allergen (= Medikament, Nahrungsmittel oder Inhalationsallergen) zustande kommen.

Bei den speziellen Arzneimittelthrombopenien müssen wir aber außer einem oder mehreren *Plasmafaktoren* und dem *Antigen* noch einen *Thrombocytenfaktor* annehmen, da sich bei unseren Untersuchungen an Chinidinthrombopenien wohl beim Versetzen des Patientenplasmas mit den Patiententhrombocyten nach Chinidinzusatz eine Thrombocytolyse nachweisen ließ, nicht aber wenn dazu Plättchen einer gesunden, blutgruppengleichen Person Verwendung fanden.

S. SCHMID [438] konnte bei einer Chinidinpurpura nachweisen, daß im Zitratblut der Patientin nach Zusatz einer Chinidinlösung eine Thrombocytolyse zustande kommt. Patiententhrombocyten im gruppengleichen Blute von Gesunden wurden nicht aufgelöst, ebensowenig wie gesunde Thrombocyten im Patientenplasma. Die Retraktion des Blutcoagulum der Patientin wurde durch Chinidinzusatz gehemmt. Die Intensität der einzelnen Reaktionen nahm mit zunehmender Genesung ab und war nach acht Wochen nicht mehr festzustellen.

Bei den medikamentösen Thrombopenien handelt es sich um eine Reaktion des zum Vollantigen ergänzten exogenen Allergens mit dem Plasma- bzw. Serumantikörper, die sich an den Thrombocyten des Überempfindlichen abspielt.

Schließlich hätten wir noch auf Medikamente einzugehen, die durch Verminderung eines oder mehrerer der Gerinnungsfaktoren, des Prothrombins sowie der Faktoren V, VII oder X eine hämorrhagische Diathese auslösen.

Als *Anticoagulantien* finden neben den verschiedenen Dicumarinpräparaten Phenylindandion, Heparin, Heparinoide und die Salze der seltenen Erden Verwendung.

Von den *Röntgenbestrahlungen* wissen wir, daß sie zuerst zu einer geringen Hemmung der Prothrombinsynthese in der Leber führen. Bei hohen Dosen steigt aber der Prothrombinspiegel über die Norm an und kann zur Thrombose führen.

Durch P^{32} kommt es zu einer kurz dauernden Abnahme von Prothrombin, Faktor V und VII, durch Au^{198} zum Absinken der Thrombocyten sowie zur Verminderung von Prothrombinverbrauch und Faktor VII [502].

Besonders wichtig ist der Einfluß der *Salicylsäure* auf den Gerinnungsmechanismus. Bei einer Überdosierung kann es zur Hypoprothrombinämie und hämorrhagischen Diathese kommen. Dies ist insbesondere bei der PAS-Therapie zu beachten, die nicht mit einer Dicumarolverordnung kombiniert werden soll. Es bestehen Beziehungen zwischen Salicylsäure und Dicumarol, weshalb vorgeschlagen wurde, bei einer länger dauernden Salicyltherapie Vitamin K prophylaktisch zu verordnen.

Acetylsalicylsäure wirkt noch stärker prothrombinsenkend als Salicylsäure, allerdings nur bei peroraler Verabreichung. Die Prothrombinzeitverlängerung tritt in der zweiten und dritten Woche auf, um später auch bei Fortsetzung der Salicyltherapie wieder zu verschwinden. Es wird angenommen, daß die Salicylate im Darm durch die Wirkung der Bakterien zu Dicumarol synthetisiert werden, da bekannt ist, daß beim Abbau von Dicumarol Salicylsäure entsteht. Bei der technischen Dicumaroldarstellung wird oft von der Salicylsäure ausgegangen. Die durch Salicylate bedingten Hypoprothrombinämien können durch Vitamin K behoben werden. Es wird auch die Ansicht vertreten, daß ein Abbauprodukt der Salicylsäure für die Wirkung auf das Prothombin verantwortlich sei, das wahrscheinlich in der Leber entsteht, wo die Entgiftung der Salicylsäure durch Koppelung an Glukuronsäure erfolgt.

Auch von Antipyrin, Amidopyrin, Acetanilid, Acetphenetidin und Cinchophen ist eine prothrombinsenkende Wirkung bekannt.

Rieben [412] fand, daß L-*Ascorbinsäure* und die L-*Dehydroascorbinsäure* gegen das Prothrombin, *Cystein* und *Taurin* gegen Thrombin gerichtet sind. Auch durch BAL kommt eine Prothrombininaktivierung zustande [134]. Bei der üblichen Dosierung ist aber die Wirkung von BAL zu gering, um eine hämorrhagische Diathese zu bewirken.

Schließlich sei noch darauf verwiesen, daß nach großen Dosen von *Vitamin A* bei Ratten ein Prothrombinabfall festzustellen ist. Es könnte sein, daß durch die hohen Dosen von Vitamin A eine Hemmung der Vitamin-K-Synthese entsteht.

Eine eindeutige Verminderung des Prothrombingehaltes bei Ratten ist auch durch *Sulfaguanidin* und *Sulfasuxidin* (Succinylsulfathiazol) nachgewiesen worden. Der Effekt kann durch p-Aminobenzoesäure aufgehoben werden. Die Hypoprothrombinämien beim Menschen im Gefolge einer Therapie mit verschiedenen Antibioticis sind gleichfalls durch die Beeinflussung der Darmbakterienflora zu erklären.

Diskussion zu den Vorträgen von R. Klima und H. Fleischhacker:

Herr Rohr, Zürich: Die Kenntnis der Bedeutung des *Agglutinationsmechanismus* für die Genese gewisser Thrombo- und Leukopenien bedeutet zweifellos einen bedeutenden Fortschritt für das Verständnis solcher Blutveränderungen. Wie bei

allen neuen Entdeckungen schwingt der Pendel eine Zeitlang allzusehr nach der einen
Seite, was heute sicher auch für die Immunohämatologie gilt. So wurde die allergische
Agranulocytose allein durch den Mechanismus der Leukocytenagglutination zu verstehen versucht. In neuerer Zeit hat man aber hier bereits hinzugelernt und unterscheidet zwischen Autoantikörpern und sogenannten allergischen oder anaphylaktischen Antikörpern, wobei die letzteren nur in Gegenwart eines exogenen Faktors, z. B.
eines Medikamentes, gebildet werden, während die Autoantikörper sich jederzeit im
Serum nachweisen lassen.

Auf dem Gebiete der medikamentösen Thrombopenien hat vor allem die Aufklärung der Sedormid-Thrombopenie durch ACKROYD [3] die Bedeutung der Thrombo-
agglutinine klargelegt. Seither mehren sich die Mitteilungen, wo der Nachweis der
medikamentösen Ätiologie einer thrombopenischen Purpura durch den Nachweis von
Thrombocytenagglutininen erbracht zu werden versucht wird [99, 226, 227].

Beim Studium dieser Arbeiten sind einige Punkte auffällig und regen zu Diskussion und Kritik an, weil sie unseres Erachtens im Widerspruch stehen sowohl mit
der Pathogenese der Thrombopenien als auch mit der Klinik der sogenannten allergischen Thrombopenien. Ich sehe nicht ein, wieso für die Entstehung einer Thrombopenie, übrigens auch einer Agranulocytose, der Nachweis von Thromboagglutininen
bzw. Leukoagglutininen allein genügen soll. Die Thrombo- bzw. Leukoagglutination
ist noch nicht gleichbedeutend mit einer Thrombopenie bzw. Neutropenie, wozu es
bekanntlich noch eines thrombocytolytischen bzw. leukolytischen Faktors bedarf.
Es ist hier im Prinzip genau so wie bei der Erythropoese, wo die Hämagglutination
noch nicht mit der Hämolyse gleichgesetzt werden darf.

Ferner ist darauf hinzuweisen, daß die Thrombocytenagglutination an sich nicht
thrombocytenspezifisch ist, sondern einen Mechanismus darstellt, der sich bei zahlreichen Sensibilisierungszuständen nachweisen läßt, wie dies von STORCK, HOIGNÉ [227]
usw. festgestellt wurde, wobei der Grad der Thrombocytopenie als Ausdruck der
Thrombocytenagglutination sogar als Test zum Nachweis von Allergenen bei Asthma,
Urticaria usw. ausgearbeitet wurde. Der Nachweis der Thrombocytenagglutination
sagt also nur etwas über das Bestehen einer allergischen Sensibilisierung, wobei
Schockorgane bald die Haut, bald die Schleimhäute, bald ein anderes Organ sein
können. Das Thrombocytensystem muß aber nicht betroffen sein. Die Thrombocytenagglutination ist also ein Phänomen, das im Rahmen des anaphylaktischen Schocks
angetroffen wird. Ähnliches gilt auch für die Leukocytenagglutination. Es scheint
demnach, daß *für das Zustandekommen einer medikamentös bedingten, thrombopenischen
Purpura zwar die Thrombocytenagglutination notwendig, aber nicht hinreichend* ist zum
Beweis der ätiologischen Bedeutung eines Medikamentes. Bekanntlich verlangt der
Beweis, wie dies für die Sedormidthrombopenie gilt, außer der Thrombocytenagglutination die Thrombocytolyse, die Verlängerung der Retraktionszeit und die
Reproduktion in vivo.

Was die *klinische Symptomatologie* anbetrifft, so fällt bei dem von DAUSSET [99] beschriebenen Fall auf, daß das für die thrombopenische Purpura verantwortliche
Medikament sowohl das Phenyl-dimethyl-isopropyl-pyrazolon als auch Sedormid
enthält, wobei die Erkrankung anscheinend nichts mit dem Sedormid zu tun haben
soll. Der in-vivo-Versuch steht dabei aus. Außerdem hat sich später gezeigt, daß der
Patient auch auf einen anderen Pyrazolonkörper mit einer Purpura reagierte und daß
der Patient sowohl mit diesem Präparat als auch spontan eine Thrombocytenagglutination aufwies. Gerade die Tatsache, daß zwei oder mehrere Medikamente
zur Thrombocytenagglutination führen, was auch für einen Fall von HOIGNÉ [226] gilt
(Salicyl und Codein), ist nach unserer bisherigen Erfahrung außerordentlich unge-
wöhnlich, weil die Sensibilisierung im allgemeinen hochspezifisch ist. Ferner zeigen
solche angeblich medikamentös bedingten Thrombocytopenien einen uncharakteristi-
schen Verlauf, indem die schwereren hämorrhagischen Phänomene erst Tage nach
der Medikamentenverabreichung auftreten, und schlecht oder gar nicht auf Cortison
und ACTH reagieren.

Ich möchte damit die Frage zur Diskussion stellen, inwieweit die Thrombocyten-
bzw. die Leukocytenagglutination für die Pathogenese der Thrombopeniepurpura
bzw. der Agranulocytose verantwortlich gemacht werden kann. Dieses Phänomen
scheint mir allein nicht beweisend zu sein, um den Nachweis eines Medikamentes als
ursächliches Agens einer allergischen Thrombopenie bzw. Leukopenie zu erbringen.

Herr HARTERT, Heidelberg: Wir haben zusammen mit R. KUHN und QUADBECK
Sedormid-vergiftete Ratten untersucht. Die Ratten entwickelten eine schwere hämorrhagische Diathese mit deutlicher Thrombopenie. Die Thrombelastogramme zeigten
jedoch durchweg, daß die gerinnselbildende Funktion der Blutplättchen intakt

geblieben war. Dieses Verhalten erinnert an andere durch Toxineinwirkung entstandene hämorrhagische Diathesen. APITZ und HÜHN konnten z. B. mit Benzol eine schwere Purpura am Versuchstier erzeugen. Dabei fand sich lediglich eine Plättchenverminderung mit schwerer Kapillarschädigung, aber keine Funktionsstörung der Plättchen im obigen Sinne.

Herr QUATTRIN, Neapel, berichtet über eine neue Beobachtung einer Familie mit *erblicher Thromboteleangiopathie* (QUATTRIN), bei der mehrere Familienmitglieder an Blutungen besonders aus dem Verdauungstrakt gestorben sind (Abb. 1). Sämtliche plasmatischen Gerinnungsfaktoren und das Plasmaeiweiß erwiesen sich als normal. Die Thrombocyten waren in normaler Zahl vorhanden, zeigten aber pathologische Formen und ein Fehlen der Agglutination. Bei der kapillarmikroskopischen Untersuchung zeigte sich ein schwer verändertes, infantiles Bild.

Bezüglich der hyperglobulinämischen und makroglobulinämischen Syndrome teilt der Verfasser die Schlußfolgerungen, die er aus seinen Fällen ziehen konnte, mit. Die hämorrhagische Makroglobulinämie (WALDENSTRÖM) ist als ein plasmo-teleangio-thrombopeno-thrombopathisches Bild aufzufassen; sie ist ein Syndrom und kein umschriebenes Krankheitsbild. Der sichere Unterschied zwischen dieser und einer Purpura mit Hypergammaglobulinämie besteht nur in der An- bzw. Abwesenheit der Makroglobuline bei der Untersuchung mit der Ultrazentrifuge.

Schließlich können alle genotypischen hämorrhagischen Diathesen als konstitutionelle hämorrhagische Mesenchymopathien aufgefaßt werden, weil sie oft von Störungen nicht hämopoetischer Gewebe oder Organe ento-mesodermaler Herkunft begleitet sind.

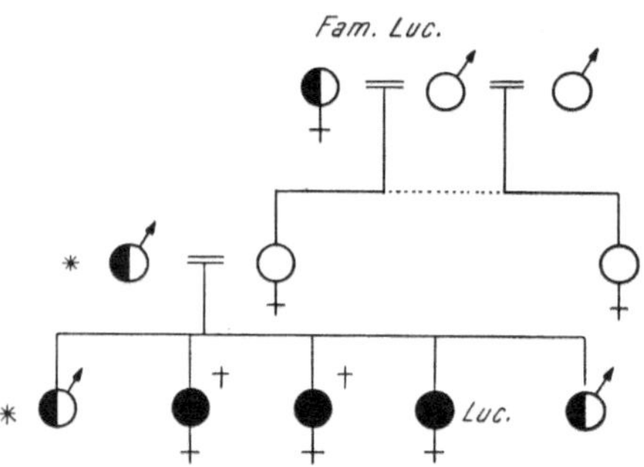

Abb. 1. Stammbaum einer Familie mit erblicher Thromboteleangiopathie.

Herr LINKE, Heidelberg, betont die Häufigkeit der *dysproteinämischen Purpura* und zeigt das Bild einer Patientin, bei der nach Hustenstößen eine Purpura am Hals und an den Augenlidern auftrat. Als einzige Störung waren Veränderungen im Plasmaeiweiß nachweisbar, so daß das Krankheitsbild als dysproteinämische Purpura aufzufassen war. Es wird auf die Bedeutung mechanischer Einflüsse für Auftreten und Lokalisation der dysproteinämischen Purpura hingewiesen. Die Einteilung sollte nach biochemischen Gesichtspunkten erfolgen (dysproteinämische und paraproteinämische Purpura). Eine Sonderform stellt die cryoglobulinämische Purpura dar, die im Reagensglas einfach nachweisbar ist und nur bei Kälteexposition klinisch Symptome macht. Häufiger als die primären Formen ohne nachweisbare Grundkrankheiten sind sekundäre Formen der hyperproteinämischen Purpura bei Nephrosen, Lebercirrhosen und chronischen Entzündungen.

Über den Modus des Zustandekommens der Blutungen bestehen noch keine sicheren Angaben. Es scheint aber so zu sein, daß die Kapillarwand, physikalisch-chemisch betrachtet, ein Gel darstellt, eine Netz- und Wabenstruktur zeigt und von einem Eiweißfilm ausgekleidet ist, der bei Dys- oder Paraproteinämien verändert sein könnte. Hierdurch könnte es zu einer Änderung der Permeabilität kommen, die sich nicht nur in einem vermehrten, im LANDIS-Test meßbaren Eiweiß- und Flüssigkeitsaustritt, sondern auch in einer Durchlässigkeit für Erythrocyten auswirkt.

Herr GROSS, Marburg: Die Komplexität der angiopathischen hämorrhagischen Diathesen kommt an einer Reihe klinischer Beobachtungen deutlich zum Ausdruck. Bei einer Patientin mit echtem Morbus Osler mit schweren Veränderungen der Mund- und Nasenschleimhaut wurde die an sich leichte hämorrhagische Diathese längere Zeit nicht verschlechtert, obwohl sich zusätzlich eine chronische lymphatische Leukämie mit schwerer Thrombopenie entwickelt hatte. Schließlich verstarb die Kranke doch an einer Hirnblutung. Bei Urämien können Blutungen infolge der vasculären Komponente und wegen Störung der Funktion der Thrombocyten schon vor ihrem zahlenmäßigen Absinken auftreten, während sich die Thrombocytenfunktion bei Milzexstirpation normalisiert, ehe die Thrombocytenzahl ansteigt. Man darf in diesen Fällen nicht aus den normalen Thrombocyten*zahlen* per exclusionem auf rein vasculäre Vorgänge schließen.

Herr HENNING, Erlangen, weist auf ein subklinisches vasculäres Blutungsübel hin, das bei adipösen Frauen unabhängig vom Cyclus bei geringen Traumen auftritt. Die Kapillarteste sind positiv, die Gerinnungsfaktoren normal. Substanzen der Vitamin P-Gruppe wirksam. Auffällig ist eine gesteigerte Schmerzempfindlichkeit des subcutanen Fettgewebes.

Herr BELLER, Gießen, weist auf die Häufigkeit des Auftretens blauer Flecken nicht nur bei adipösen, sondern auch bei asthenischen Patientinnen hin, die von den Patientinnen selbst meist nicht beachtet werden. Der Gerinnungsstatus weist keine Abweichung von der Norm auf; auch findet sich keine vermehrte Blutungsbereitschaft nach Operationen und Entbindungen.

Herr SCHOEN, Göttingen, berichtet über zwei seltene, schwere *Dicumarolschäden* [*442*]. Der erste Fall betraf eine 57jährige Frau mit dekompensierter essentieller Hypertonie, welche wegen einer Beinvenenthrombose mit 750 mg Dicumarol behandelt wurde. Die auftretenden Blutungen hielten trotz Normalisierung des Prothrombin- spiegels mit Vitamin K$_1$ noch einige Wochen bis zum Tode an. Histologisch fanden sich eine schwere Verfettung der Leber mit Kapillarschäden und degenerative Ver- änderungen der Nierentubuli. Im Fall eines 55jährigen Mannes wurde eine Arm- venenthrombose mit im ganzen 400 mg Dicumarol behandelt; auch hier traten Blutun- gen auf, die nach Normalisierung des Prothrombinspiegels intermittierend fort- bestanden und nach einer schweren Blutung in die Lendenmuskulatur zum Tode führten. Es fand sich ein carcinomatös entartetes kleines Magengeschwür mit aus- gedehnten Knochenmetastasen. Die Leber war hochgradig verfettet, die Nieren- tubuli zeigten degenerative Veränderungen und Kapillarschäden.

Sicher spielen hier komplexe Einflüsse für die ungewöhnlichen Dicumarolfolgen eine Rolle, wobei im ersten Falle an die vorhandene Gefäßschädigung, im zweiten Falle an die Knochenmarkschädigung und Dysproteinämie zu denken wäre. Prof. KLIMA hat in seinem musterhaften Referat die komplexe Genese der Blutungen vorsichtig abwägend zum Ausdruck gebracht. Wir kennen zahlreiche Voraussetzungen — Plasmaeiweißveränderungen, reaktive Blutzellenveränderungen, Endothelstörungen usw. —, aber die Ursache ist in den einzelnen Fällen schwer zu ergründen.

Herr WITTE, Erlangen, nimmt ebenfalls zur Frage der unerklärten Blutungen bei Dicumarolbehandlung Stellung und weist darauf hin, daß in Einzelfällen unabhängig von der Dicumarolgabe, aber in Beziehung zur Grundkrankheit eine Vermehrung des Thrombininhibitors vorkommen kann. Die Therapie besteht in der Injektion von Protamin. Eigene Erfahrungen haben gezeigt, daß in solchen Fällen die Blutungen nach der Protamingabe stehen, obwohl die durch Dicumarol beeinflußbaren Faktoren unverändert niedrig bleiben.

Herr J. JÜRGENS, Berlin: Zu der Beobachtung von Herrn SCHOEN, die für die gesamte Anticoagulationstherapie sehr große Bedeutung haben dürfte, möchte ich bemerken, daß es unwahrscheinlich ist, daß das *Gerinnungssystem* nach einer Di- cumarolintoxikation derartiger Schwere völlig normalisiert wurde, selbst wenn auch die Prothrombinzeit nach Vitamin K$_1$-Applikation wieder anstieg. Meines Erachtens wurde sicherlich die Prothrombinzeit bzw. Thromboplastinzeit normalisiert, während sich das Gesamtgerinnungssystem durch Vitamin K$_1$ nach eigenen Erfahrungen nicht stets völlig normalisieren läßt.

Herr SZIRMAI, Budapest, berichtet, daß bei Frauen, die eine stark gewürzte Er- nährung bevorzugen, teils in der Schwangerschaft eine Thrombophilie, teils unter der Geburt eine Blutungsbereitschaft besteht. Er führt dies auf eine Vermehrung von Fibrinogen A und B zurück, die einerseits eine Thrombocytenagglutination mit thrombopenischer Purpura, andererseits eine intravasale Fibrinausscheidung bewirkt. Die Prothrombinzeit nach QUICK und die Gerinnungszeit sind verkürzt, die Thrombin- inaktivierung beschleunigt und der disponible Heparinspiegel vermindert. Dies wird auf eine Erhöhung der Erregbarkeit des sympathischen Plexus der Gefäße und ein hierdurch bedingtes Einströmen von Aktivatoren in das Blut zurückgeführt. Bei Untersuchungen in vitro wurden durch Zusatz von 0,1%igen Lösungen der Gewürze die Gerinnungszeiten bei der Bestimmung von Prothrombin, Faktor V und VII, sowie die Recalcifikations- und Thrombingerinnungszeit in normalem und Dicumarolplasma verkürzt [*476—484*].

Herr R. JÜRGENS, Basel, berichtet über eine experimentelle hämorrhagische Diathese infolge einseitiger Ernährung von Ratten mit frisch geröstetem Mais (ge-

meinsam mit H. Pfaltz). Die sich in der Subcutis des Rückens entwickelnden
Blutungen hatten V-förmige, symmetrische Anordnung. Im Endzustand bestand
Hypoprothrombinämie, aber keine Thrombopenie. Zu diesen Befunden besteht eine
klinische Parallele. In Angola, Südafrika, wurde von Missionär Bruhet eine schwere,
meist akut verlaufende hämorrhagische Diathese bei Bantunegern während der

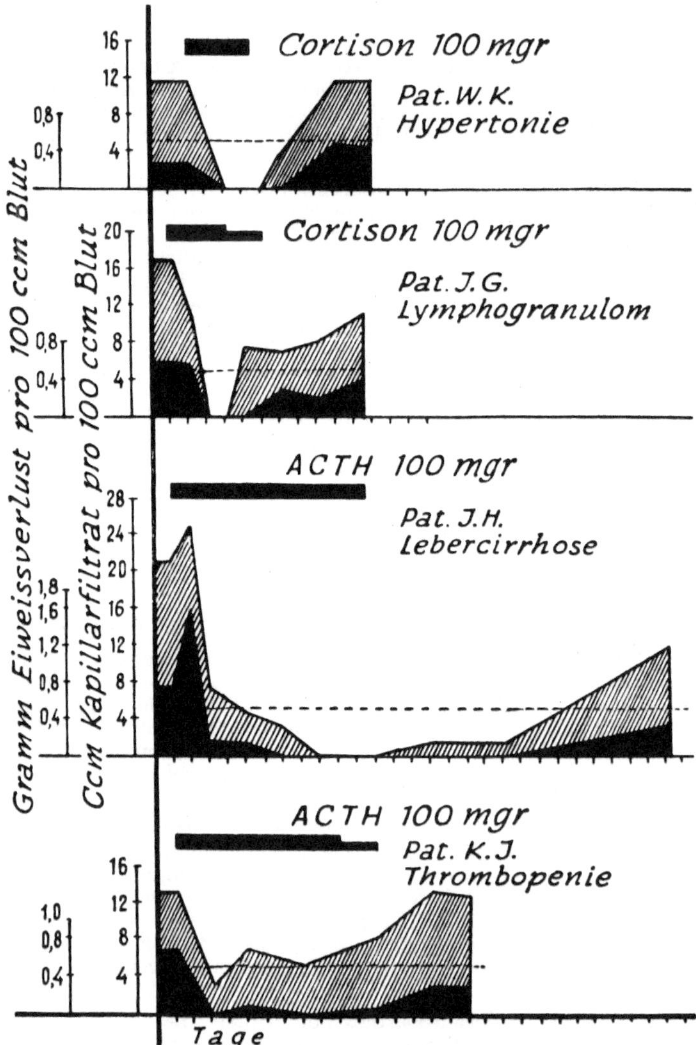

Abb. 2. Verhalten des Flüssigkeits- und Eiweißaustrittes (schraffiert bzw. schwarz gezeichnet) aus dem Kapillargebiet unter Stauung bei chronisch Kranken, die klinisch auf ACTH oder Cortison nicht ansprechen. (Die
unterbrochenen Horizontallinien in den Diagrammen geben die obere Grenze der Norm des Flüssigkeitsaustrittes
an.) (Aus [*166*].)

Maisernte beobachtet, die sich nach reichlichem Genuß von frisch geröstetem Mais
entwickelte. Die Blutungen traten in Form von Petechien und Sugillationen oft
symmetrisch an den Streckseiten der Extremitäten auf. Wir haben dort eingehende
gerinnungsphysiologische Untersuchungen veranlaßt und normalen Prothrombingehalt und normale Plättchenzahlen bei normaler Spontangerinnung festgestellt.
Mit einer Pflanzenwurzel konnten bei den Eingeborenen Heilungen erzielt werden.
Extrakte aus diesen Wurzeln verhüteten die experimentelle hämorrhagische Diathese
bei der Ratte. Ob diese Beobachtung mit der als Onyalai in Südafrika beschriebenen

hämorrhagischen Diathese übereinstimmt, ist noch nicht geklärt. Pellagra liegt jedenfalls nicht vor.

Herr KEIBL, Wien: In Untersuchungen mit der LANDIS-Methode läßt sich zeigen, daß ACTH und Cortison die Gefäßpermeabilität deutlich herabsetzen (Abb. 2). Die Verhältnisse des Plasmaproteinaustrittes liegen jedoch tatsächlich komplizierter, wie aus späteren Untersuchungen [70] hervorgeht, in denen wir die LANDIS-Methodik durch elektrophoretische Auswertung verfeinert hatten. Dabei stellte es sich heraus, daß bei einem Staudruck von 40 mm Hg hauptsächlich Albumine die Kapillarwand passieren, bei einem Druck von 60 mm Hg die Proteinzusammensetzung im Kapillarfiltrat etwa der des Serums entspricht und bei 80 mm Hg Druck merkwürdigerweise mehr Globuline als Albumine im Eiweiß des Kapillarfiltrates zu finden sind. Dieser vermehrte Durchtritt grobdisperser Proteine erscheint physikalisch-chemisch nicht ohne weiteres erklärbar.

Gestörte Permeabilitätsvorgänge können jedoch nicht allein zur Erklärung einer vasculären Blutungsneigung herangezogen werden. Daß beide Vorgänge offenbar nicht parallel gehen müssen, ist sowohl klinisch deutlich, als auch experimentell erwiesen und theoretisch fundiert.

Herr ACHENBACH, Köln, beschreibt eine 60jährige und eine 28jährige Frau, bei denen plötzlich unter stechenden oder brennenden Schmerzen kleine Hämatome an den Fingern und Handtellern auftraten, wobei die befallenen Finger vorübergehend anschwollen. Der Gerinnungsstatus war bei beiden vollkommen normal. Bei einem 44jährigen Mann mit primärer Amyloidose bestanden Blutungen nach Art eines Brillenhämatoms und flächenhafte Blutungen am Rumpf und an den Extremitäten. RUMPEL-LEEDE und Kneifphänomen waren positiv, die Thrombocytenzahl und die Gerinnungsfaktoren der I. und II. Phase waren normal bzw. geringgradig vermindert. Ein ähnlicher Fall wurde von PROPP [386] mitgeteilt.

Herr LINKE, Heidelberg, erklärt die hämorrhagische Diathese bei dem letzten Patienten von ACHENBACH durch eine abnorme Quellbarkeit und Brüchigkeit der Gefäße infolge von Amyloideinlagerungen in die Wand [314].

Herr KLIMA, Wien, Schlußwort: Die ebenso interessante wie eingehende Diskussion zur Frage der vasculären hämorrhagischen Diathesen hat gezeigt, wie bedeutsam der Gefäßfaktor für das Zustandekommen hämorrhagischer Diathesen ist und wie komplex seine Beziehungen zu anderen Systemen sind. Vor allem geht aus der Diskussion auch hervor, wie wesentlich die Plasma-Eiweiß-Veränderungen (Dysproteinämien) für die Gefäßfunktion und damit für die hämorrhagischen Manifestationen sind. Die Diskussion zeigt schließlich, wie schwierig die Klärung solcher Fälle in der Klinik sein kann und wie vielfältig die Aufgaben sind, die von der Pathologie und Klinik auf dem Gebiete der vasculären hämorrhagischen Diathesen noch der Lösung harren.

IV. Chemischer Teil

Zur Biochemie der Gerinnungsfaktoren

Von

A. Winterstein

Aus den Laboratorien der F. Hoffmann-La Roche u. Co. A. G., Basel

Mit 7 Textabbildungen

Die im Durchschnitt konstante Zusammensetzung des Blutes findet ihren physikochemischen Ausdruck in den Begriffen der *Isohydrie* — Konstanz des pH-Wertes — der *Isoionie*, Konstanz der Ionenstärke bzw. des ionalen Gleichgewichtes — und der *Isotonie* — Konstanz des osmotischen Druckes. Verschiebungen in diesen Konstanten führen im Organismus zur Katastrophe; der Chemiker macht sich Verschiebungen in Isohydrie und Isoionie *in praxi* zunutze, um die Plasmafaktoren voneinander zu trennen.

Dieses Prinzip kann auch zur Trennung der Gerinnungsfaktoren angewendet werden. Sie stellen Eiweißkörper dar, Proteine, von denen wir jedes als eine Einheit anzusprechen haben, wohl definiert durch die verschiedenen physikochemischen Konstanten wie Molekulargewicht, isoelektrischer Punkt, Löslichkeit, usw.

Es ist als einer der großen Fortschritte der modernen Biochemie zu werten, wenn es uns heute gelingt, aus dem Sammelsurium von Plasmaproteinen laboratoriumsmäßig oder gar technisch — ich denke an die bei uns durchgeführte großtechnische Produktion von Thrombin — ganz nach Wunsch den einen oder anderen Eiweißkörper aus dem Plasma abzutrennen. Chemisch sind alle aufs nächste miteinander verwandt; in den Bausteinen, den Aminosäuren und Aminozuckern, finden sich keine prinzipiellen, sondern nur graduelle Unterschiede.

Betrachten wir diejenigen Proteine, die therapeutisch bedeutungsvoll sind, so ergibt sich folgendes Bild (Tab. 1).

Tabelle 1. *Therapeutisch wichtige Blutproteine*

Protein	g/l-Plasma	Verwendungsmöglichkeit
Albumin	32,6	Transfusion (Schock, Verbrennungen), parenterale Ernährung. Serologie usw.
γ-Globulin	5,5	Prophylaxe oder Milderung von Infektionskrankheiten (Masern, Hepatitis, Poliomyelitis, Röteln, Mumps)
Antihämophiles Globulin	< 3,1	Transfusion bei Hämophilie-A-Blutungen.
Isoagglutinine	2,6	Serologie. Blutgruppen-Untersuchung.
Fibrinogen	3,1	Reagentien bei der Anticoagulantien-Therapie, Therapeutica in speziellen Fällen.
Prothrombin	1,7	
Faktor V	0,2	
Faktor VII	0,2	
Thrombin*		Zur lokalen Blutstillung (nie i. v.)
Fibrin		Als Film, Schaum und Spray in der Neurochirurgie, bei Brandwunden etc.

* Die österreichische Schule hat sich um die therapeutische Verwertung des Thrombins besondere Verdienste erworben.

Wir kennen von jedem Faktor Eigenschaften und Konzentration im Plasma recht genau (Tab. 2).

Tabelle 2. *Eigenschaften der Blutgerinnungsfaktoren*

Faktor Nr.	Name	Nachweis	Durch Cumarine vermindert	An $BaSO_4$ adsorbiert	COHN-Frakt.	Stabilität im Plasma	Plasma-konz. %	Fällung aus Plasma
I	Fibrinogen	grav. als Fibrin	○	○	I—2	bei 56° koagul.	0,31	8% C_2H_5OH/0°. 50% NaCl oder 25% $(NH_4)_2SO_4$-Sättigung
II	Pro-thrombin	Zweistufen-methode	+	+	III—2	relativ stabil	0,02	pH = 5,1/10faches Plasmavol. (α-Globulin, Glycoprotein)
III	Thrombo-plastin	Verkürzung der Recalci-fizierungs-zeit	○	○	—	ziemlich hitze-stabil	—	
IV	Calcium	gravi-metrisch	○	○	—	stabil	0,01	Wird elimin. durch Zitrat, Oxalat, Kationen-austauscher usw.
V	Faktor V	an gealtert. Menschen-plasma	○	○	III	bei 56° in-aktiviert	0,03—0,05	Sehr labil im Plasma. 10% Äther/pH = =5,3/— 2° oder 45% $(NH_4)_2SO_4$-Sätt.
VI	Faktor VI	vgl. Faktor V	○	○	—	geringer als F. V	—	(Aktivierungsprod. aus F. V + Spuren Thrombin)
VII	Faktor VII	faktor-VII-freies Rinder-plasma	+	+	III—2	stabil 30 Min. bei 50°	0,015—0,030	Stabiler u. stärker adsorb. als Pro-thrombin. Isoelektr. Pkt. bei pH = 5,1. Schwer trennbar v. Fakt. IX
VIII	Anti-hämophiles Globulin	Thrombo-plastin-Generation-Test und Pro-thrombin-Verbrauchs-Test	○	○	I	bei 56° stabil	≪ 0,3	Sehr schwer trennbar von Fibrinogen. 33% $(NH_4)_2SO_4$-Sättigung
IX	‚Christmas'-Faktor		○	+	IV	stabil 30 Min. bei 50°	< 0,015	Sehr schwer trennbar von Fakt. VII. 40—50% $(NH_4)_2SO_4$-Sättigung
X	Faktor X		+	+	—	ziemlich stabil	—	Ähnlich Fakt. VII und Fakt. IX

Ich möchte hier unterstreichen, daß die Konzentration dieser Faktoren von Tierart zu Tierart recht erheblich schwanken kann (s. hierzu auch KOLLER, DE NICOLA [*363a*]). Wir müssen uns aus diesem Grunde davor hüten, Befunde vom Tier ohne weiteres auf den Menschen zu übertragen.

Unter Einsatz von Reagenzien, die in unseren Laboratorien in der letzten Zeit entwickelt worden sind, und die sich auch klinisch diagnostisch als brauchbar er-weisen, haben wir für Faktor V und VII folgende Befunde erheben können:

Tabelle 3. *Gerinnungsfaktoren bei Mensch und Tier*

	Prothrombin	Faktor V	Faktor VII
Mensch	100%	100%	100%
Junges Kalb (4 Wochen)	100%	—	—
Älteres Kalb (8 Wochen)	100%	—	—
Junges Rind (1 Jahr)	100%	—	—
Altes Rind (10 Jahre)	100%	550%	45%
Schwein	90%	2250%	450%
Schaf.............................	53%	200%	20%
Pferd	90%	190%	150%
Ratte	180%	3300%	165%
Hund	70%	1280%	230%
Kaninchen	100%	4800%	160%

Es fallen die hohen Werte für Faktor V bei Ratte und Kaninchen, der hohe Gehalt an Faktor VII beim Schwein auf.

Zur Plasmafraktionierung

In Anbetracht der Kostbarkeit des Ausgangsmaterials — menschliches Blut — ist es naheliegend, als Therapeuticum für die einzelnen doch sehr verschiedenen Indikationen nicht Vollblut oder Gesamtplasma zu verwenden, sondern jene Reinfraktionen, wie sie sich durch gezielte Fraktionierung gewinnen lassen.

Die Vorteile der Plasmafraktionierung sind evident: Bessere Ausnützung (etwa zehnmal mehr Patienten), Möglichkeit der Verabreichung in konzentrierter Form, größere Stabilität isolierter Faktoren als des Gesamtplasmas, Möglichkeit einer Individualisierung der Stapelung. Die Übertragung der Serumhepatitis ist bei Verwendung von Albumin und γ-Globulin weitgehend ausgeschlossen. Ein weiterer Vorteil besteht möglicherweise darin, daß sich die Zahl der durch Übertragung von Pättchenagglutininen auftretenden Zwischenfälle vermindern läßt.

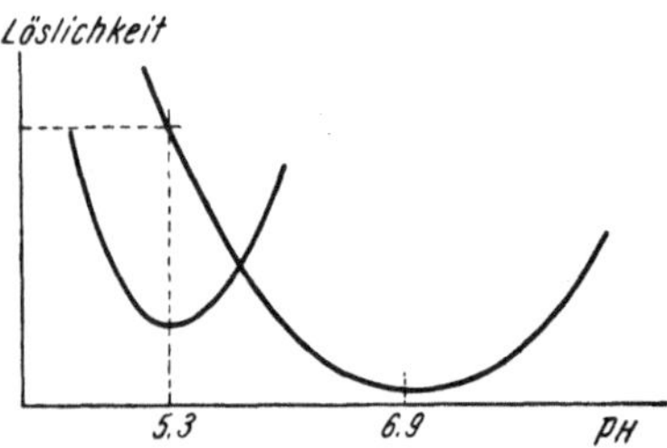

Abb. 1. Fraktionierung von Proteingemischen.

Es steht zu hoffen, daß sich die sachgemäße Verwertung des Blutes mehr und mehr durchsetzt und zwar nicht kommerzialisiert, sondern z. B. unter den Auspizien der Rotkreuz-Organisationen.

Was versteht man unter Fraktionierung, welche Grundprinzipien und Gesetzmäßigkeiten sind dabei ausschlaggebend? Eine eingehendere klare Darstellung gibt Strässle [*470 a*].

Das Prinzip der Trennung ist einfach: Wir nützen die unterschiedliche Löslichkeit der einzelnen Plasmaproteine unter verschiedenen Versuchsbedingungen aus.

Die Löslichkeit jedes Proteins ist in charakteristischer Weise abhängig von folgenden Faktoren: pH, Salzkonzentration bzw. Ionenstärke, Zusammensetzung des Milieus (Gegenwart von Alkohol usw.) und Temperatur. Grundbedingung für eine erfolgreiche Trennung ist die tiefe Temperatur, die meist unter 0° liegen muß, um Denaturierung der Proteine zu vermeiden.

Zu den theoretischen Details der Fraktionierung will ich mich nicht äußern. Ein einfaches Beispiel zeigt Ihnen, worauf es ankommt (Abb. 1). Prothrombin besitzt bei pH = 5,3 die geringste Löslichkeit, während viele Begleitproteine bei diesem pH gut löslich sind.

Nach der sogenannten Methode 6 von COHN wird durch zwei Varianten, nämlich durch Variation des pH und des Milieus-(Alkoholzusatz) — also unter ver-

Tabelle 4. *Fraktionierung von menschlichem Plasma*
(COHN, Methode 6)

Fraktion	pH	% Äthylalkohol	Temperatur °C	Zusammensetzung
I	7	8	— 2	Fibrinogen
II + III	7	25	— 5	γ-Globuline β_1-Lipoprotein Prothrombin Isoagglutinine Plasminogen
IV—1	5,2	18	— 5	α-Globulin (Lip.) Blaugrün. Pigm.
IV—4	5,8	40	— 5	α-Globulin, lip. frei Fe-bind. Glob. Serumesterase β-Globulin
V	4,8	40	— 5	Albumin (4% α, 1% β)
VI				Aminosäuren Peptide Salze u. a.

hältnismäßig einfachen Bedingungen eine Aufteilung des Plasmas in sechs Fraktionen erzielt, von denen I, II und V therapeutisch wertvoll sind (Tab. 4).

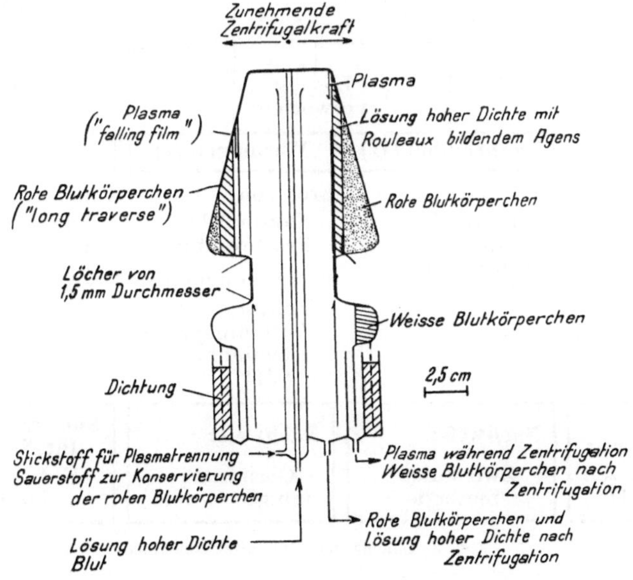

Abb. 2. Fraktionierung des Blutes durch Zentrifugieren.

Im Auffangen und in der ersten Aufteilung des Blutes sind in neuerer Zeit
wesentliche Fortschritte gemacht worden: Das Blut wird vom Spender zunächst
durch eine Amberlitpatrone geleitet, wobei Calcium entzogen und das Blut damit

ungerinnbar gemacht wird. Im Amberlitfilter bleibt der größte Teil der Plättchen zurück, die als Therapeuticum verwendbar sind.

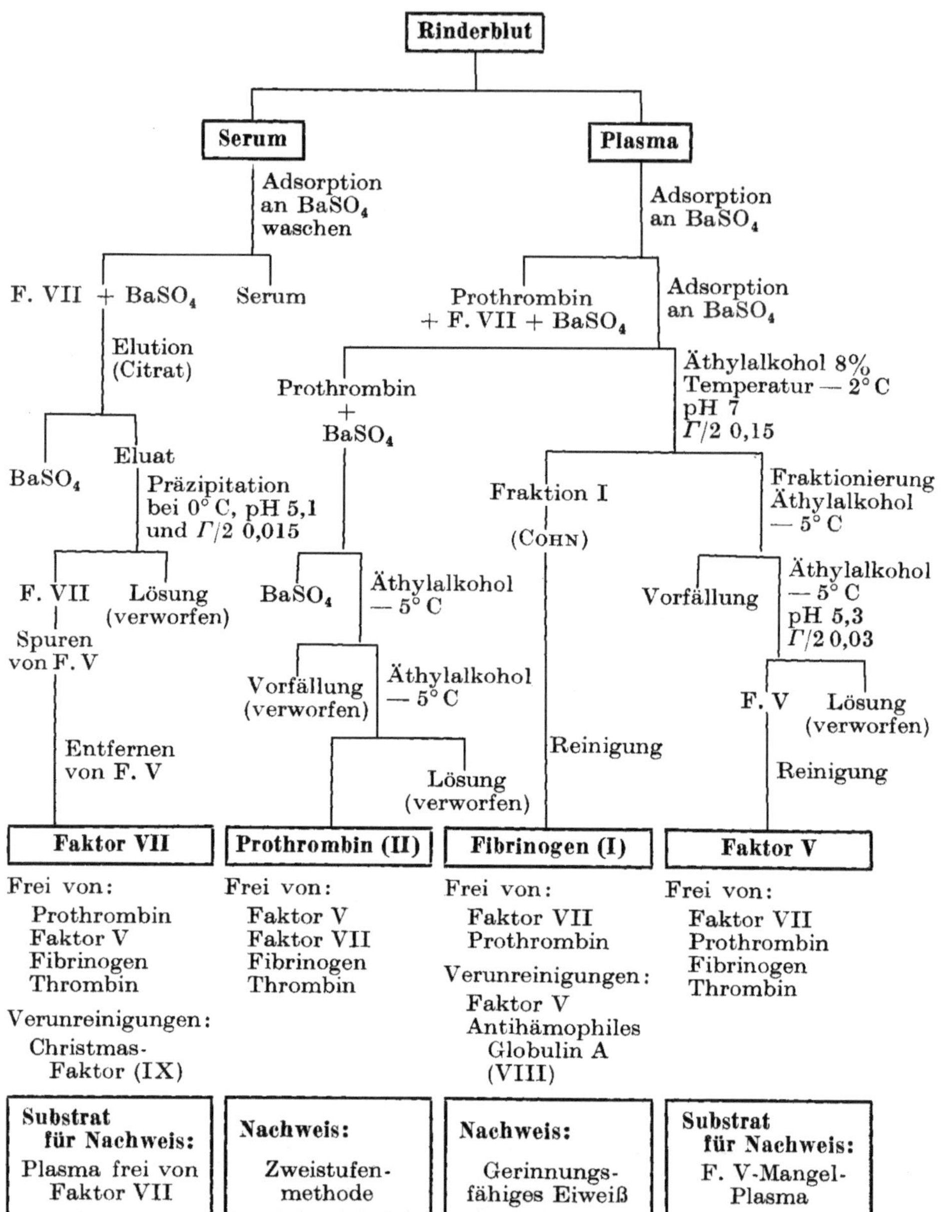

Abb. 3. Schema der Plasmafraktionierung.

In einem speziellen Zentrifugenkopf erfolgt die Abtrennung der roten Blutkörperchen, der Leukocyten sowie des Plasmas (Abb. 2).

Neuerdings verwendet man zur Fraktionierung mehr und mehr die Methode 10
von COHN, bei welcher die Gefahr einer Denaturierung der Proteine noch geringer
ist als bei COHN 6. Im Prinzip handelt es sich um ein Verfahren, gemäß welchem

die Plasmafaktoren selektiv aus dem festen Gemisch herausgelöst werden — im Gegensatz zu Cohn 6 also keine fraktionierte Präzipitation, sondern eine fraktionierte Extraktion.

Vorstehendes Schema (Abb. 3) gibt Ihnen einen Überblick, wie wir in unseren Laboratorien die verschiedenen Gerinnungsfaktoren isoliert haben. Als Reinheitskriterien dienen unter anderem Elektrophorese, Ultrazentrifugation usw. (Abb. 4).

Es ist eine Frage des Einsatzes, der Zeit, um die Proteine so weit zu reinigen, daß sie als einheitliche Verbindungen erscheinen und damit der exakten chemischen Analyse zugeführt werden können. Für den Fall des Prothrombins ist diese Reinigung verwirklicht, so daß eine Analyse der Bausteine durchgeführt werden konnte.

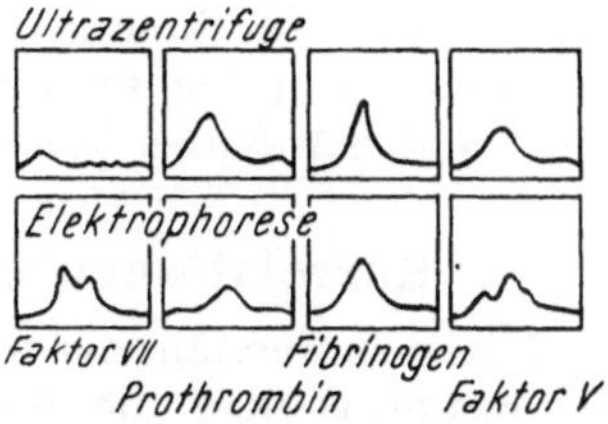

Prothrombin ist ein Glucoproteid; unter den Aminosäuren treten Glutaminsäure, Asparaginsäure und Arginin durch einen verhältnismäßig hohen Gehalt hervor.

Das reine Prothrombin besitzt einen Titer von 1350 NIH-Einheiten pro mg. 1 mg des daraus gewonnenen Thrombins vermag etwa 2,5 Liter Plasma in 30 Sekunden zum Gerinnen zu bringen.

Es ist zu unterstreichen, daß ein Gerinnungsfaktor mit einem Plasmaeiweißkörper verunreinigt sein kann, der die gleichen physiko-chemischen Eigenschaften besitzt, aber die Gerinnung nicht beeinflußt. Für viele Zwecke reichen solche „biologisch reine" Faktoren aus.

Abb. 4. Physiko-chemische Eigenschaften gereinigter Gerinnungsfaktoren.

Zur Dynamik des Gerinnungsprozesses

Gestützt auf theoretische Überlegungen betreffend den Sol-Gel-Zustand der lebenden Zelle habe ich [521] schon vor längerer Zeit die These aufgestellt, daß sich das gesamte Gerinnungssystem in einem dynamischen Gleichgewicht befinde. Allen [17] und neuerdings auch Laki [298] führen diesen Gedanken weiter aus, wobei Laki von einem „steady state" spricht.

Wir nehmen an, daß der Gerinnungsprozeß nicht nur im Falle einer Blutung in Gang kommt, sondern auch physiologischerweise dauernd abläuft. Wir nehmen also an, daß sich dauernd Prothrombin in Thrombin umwandelt und daß dauernd kleine Mengen Fibrinogen in Fibrin verwandelt werden. Zur Thrombusbildung kommt es dabei nicht, weil das Fibrin in kleinsten Flocken ausfällt und weil die Gegenregulationen richtig ablaufen. Diese Annahme wird gestützt durch die Tatsache, daß Prothrombin nur eine kurze Lebensdauer besitzt — bewiesen unter anderem durch die mit Dicumarol zu induzierende Hypoprothrombinämie und durch die Beobachtungen Sternbergers [466] über das Vorkommen inaktivierten Thrombins. Die Vorstellung des dauernden und raschen Umsatzes der Gerinnungsfaktoren wird für den Fall des Fibrinogens durch die Versuche von Jürgens [263a] (1947, Regeneration beim Hund in 2 bis 3 Stunden), neuerdings wieder durch Madden [327] bewiesen.

Daß auch andere Gerinnungsfaktoren sehr rasch umgesetzt werden, hat unlängst Brinkhous [60a] für den Fall des AHG gezeigt. Im normalen Hund wurde der AHG-Spiegel künstlich auf das $2^1/_2$fache der Norm erhöht, im Verlauf weniger Stunden war die Normalisierung eingetreten. Beim Hämophilen gehen 90% des zugeführten AHG in 4 bis 6 Stunden verloren, Spuren lassen sich noch nach Tagen nachweisen.

Zur Thrombinbildung selbst liegt ein Befund aus unseren Laboratorien vor [472], gemäß welchem Thrombin sich aus Prothrombin unter Umständen bilden

kann, bei denen die Thrombinbildung theoretisch gar nicht zu erwarten ist. An
gewissen Oberflächen wie Bariumsulfat verläuft die Umwandlung des Prothrombins
zu Thrombin offenbar besonders leicht bzw. nicht ganz in Sinne der klassischen
Vorstellung.

Ich bin auf das Problem der physiologischen intravasalen Fibrinbildung eingegangen, um zu zeigen, daß eine von Copley [79] entwickelte Vorstellung betreffend das Auftreten von Gefäßläsionen theoretisch nicht ganz unbegründet ist.
Copley postuliert einen auf dem Gefäßendothel aufliegenden Fibrinschleier, der
mitbestimmend für die Gefäßintegrität sein soll, der also die Gefäßläsion verhindern soll. Fehlt dieser Fibrinschleier infolge Ausfalles der physiologischen
Fibrinbildung, so kommt es zum Durchtritt des Blutes aus den Kapillaren. Die
Auffassung von Copley wird durch Beobachtungen über das paradox erscheinende
gleichzeitige Auftreten von Thromben und Hämorrhagien im Kapillargebiet gestützt.

Korrelationen zwischen Plasmafaktoren und Plättchen

Für das Verständnis der Thrombopenien und Thrombopathien scheint mir
die Kenntnis über die Korrelationen zwischen Plättchen und Plasmafaktoren
von fundamentaler Bedeutung. Hier steht die Forschung noch am Anfang.

Es hat mich in diesem Zusammenhang besonders gefreut zu hören, daß hier
in Wien Herr Braunsteiner über Korrelationen zwischen Plättchen und einem
Plättchenaktivierungsfaktor bzw. Hemmfaktor arbeitet (s. S. 52).

Eine wichtige Beziehung besteht vielleicht zwischen Thrombin und Plättchen. Wir deuten sie in unserem Gerinnungsschema[1] als autokatalytische
Reaktion an. Im Prinzip stellen wir uns dabei vor, daß kleinste Mengen Thrombin durch Einwirkung auf Plättchen eine Kettenreaktion in Gang bringen, die
letzten Endes dann zur Thrombusbildung führt. Zu diesem Problem liegen aus
neuester Zeit Arbeiten verschiedener Schulen vor.

Eine ausführliche Darstellung geben Stefanini [455] sowie de Robertis [414].
Gemäß diesen Untersuchungen bewirken Thrombinspuren Agglutination und Desintegration der Plättchen. Es kommt so die Bildung des Blutthromboplastins
in Gang und damit wiederum die Bildung weiterer Mengen Thrombin, das
sich nun rasch vermehrt und eben im Sinne der Kettenreaktion den Ablauf der
Gerinnung enorm beschleunigt.

De Robertis hat im Elektronenmikroskop demonstrieren können, daß die Wirkung des Thrombins tatsächlich zuerst nur an einigen wenigen Plättchen eintritt
und daß der Effekt in direkter Proportionalität zum Logarithmus der Thrombin-
konzentration steht. Die Desintegration des Hyalomer schreitet von der Peripherie zum Zentrum rasch fort.

Biggs [44] beschreibt diesen Thrombineffekt ebenfalls und bringt ihn in
direkte Beziehung zur Bildung des Blutthromboplastins.

Biggs verwendet für die Versuche so kleine Mengen Thrombin, daß Plasma
damit nicht mehr zum Gerinnen gebracht werden kann, die Thrombinwirkung
läßt sich noch im System Fibrinogen + Thrombin fassen.

Die Thromboplastinmenge, die gebildet wird, ist direkt proportional der
Plättchenmenge. Die Zeit, die verstreicht, bis die Thromboplastinbildung ein-
setzt, ist im wesentlichen abhängig von der Konzentration des AHG und weniger
von der Zahl der Plättchen — vorausgesetzt, daß eine Minimalmenge von Plättchen vorhanden ist. Wir erkennen, daß in diesem Falle die Korrelationen Plätt-
chen-Plasmafaktoren schon einigermaßen quantitativ betrachtet werden können.

---

[1] Das dreifarbige Schema 20 × 30 cm stellen wir Interessenten gerne zur Verfügung.

QUICK [*402*] hat diese Beziehungen unlängst auch untersucht. Er kommt zu einem etwas anderen Ergebnis; das Prinzipielle aber, die Funktion von Thrombinspuren als Initialzünder für die Kettenreaktion, wird jedoch ebenfalls akzeptiert.

Weitere Korrelationen bestehen zwischen Plättchen und dem frisch gebildeten Fibringerinnsel — ich denke an die Retraktion, über die uns Dr. HARTERT [*201 a*] wohl in der Diskussion eine Bemerkung machen kann.

Mit der Korrelation Plättchen—Heparin haben wir uns etwas näher in unseren Laboratorien befaßt. Es ist zunächst festzustellen, daß Heparin als physiologischer Plasmabestandteil zu gelten hat, wobei dessen Menge etwas größer ist, als bisher angenommen wurde. FREEMAN [*159*] findet zirka 100 I.E./Liter Plasma.

Die gerinnunghemmende Wirkung des Heparins ist bekanntlich um so größer, je kleiner die Plättchenzahl ist [*510 a*].

Abb. 5 zeigt uns die Heparinwirkung im System Plasma/Thrombin/Heparin bei Abwesenheit oder Gegenwart von Plättchen. Mit 0,1 mg Heparin pro ml Plasma wird dieses in Abwesenheit von Plättchen praktisch ungerinnbar.

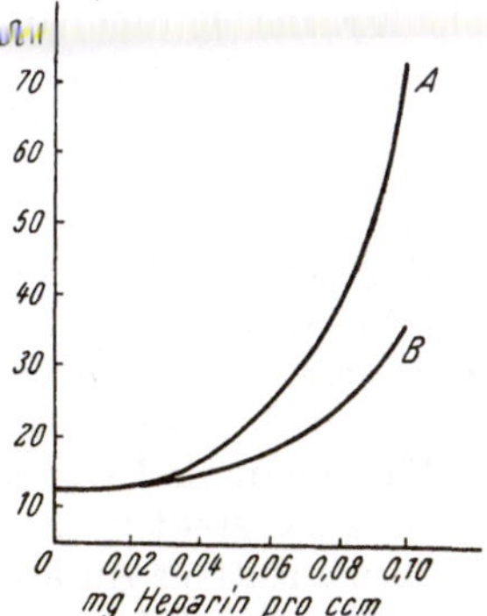

Abb. 5. Plättchenwirkung auf Heparin (Antithrombinzeitbestimmung) in Abhängigkeit vom Plättchengehalt des Plasmas. *A* Plasma ohne Plättchen, *B* Plasma mit Plättchen. Abszisse: Heparin in mg/ml. Ordinate: Antithrombinzeit in Sekunden.

Die Abhängigkeit der Heparinwirkung vom Alter des Plasmas ergibt sich aus Abb. 6.

Im gelagerten Plasma besitzt Heparin, offenbar infolge Anwesenheit von Zerfallsprodukten der Plättchen, nur eine geringe Wirkung.

Die Tatsache, daß die Plättchen als Antiheparine anzusprechen sind, ist in praxi bei verschiedenen Methoden zur Gerinnungsbestimmung, wie Heparintoleranztest, Antithrombinzeitbestimmung, unbedingt zu berücksichtigen. Irrtümer können beim Lagern des Blutes auftreten. Divergenzen können schon durch Verschiedenheit in der Zentrifugation d. h. durch verschieden starke Sedimentation der Plättchen auftreten. BELLER [*33*] weist unlängst eindrücklich auf diese Fehlermöglichkeit beim Arbeiten mit dem Thrombelastographen hin und macht entsprechende Korrekturvorschläge.

Die zwischen Plättchen und Heparin bestehende Beziehung machen uns das Auftreten hämorrhagischer Diathesen nach Heparinmedikation eher verständlich. PLANCHEREL [*383*] beobachtete, daß nach längerer Verabreichung von Depot-Heparin gelegentlich Thrombocytenstürze allergischer Genese auftreten.

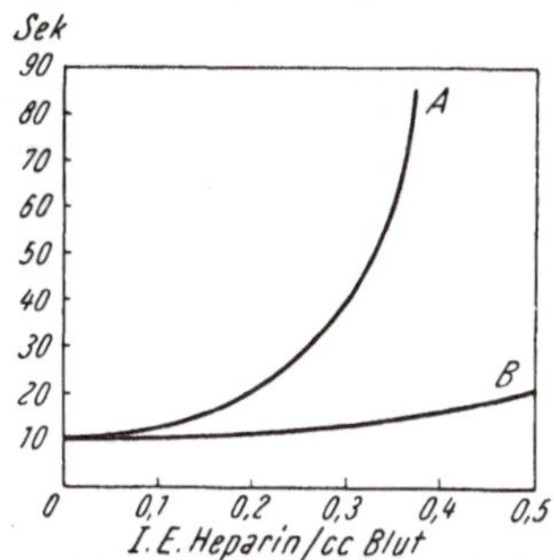

Abb. 6. Abhängigkeit der Heparinwirkung vom Alter des Plasmas. *A* 1 bis 3 Stunden nach Blutentnahme, *B* 18 bis 20 Stunden nach Blutentnahme. Abszisse: Heparin in internat. Einheiten per ml Blut. Ordinate: Antithrombinzeit in Sekunden.

Die Situation wird bedrohlich, wenn die Thrombocytenzahl unter etwa 50 000 fällt, verständlich, weil hier eben eine Gegenregulation ausfällt.

Im Zusammenhang mit den in neuester Zeit intensiver bearbeiteten *Afibrinogenämien* oder, um mit STEFANINI zu sprechen, mit der *fibrinolytischen Purpura* möchte ich den Gerinnungsfaktor I, das Fibrinogen, etwas näher betrachten.

Fibrinogen besitzt im Vergleich zu anderen Plasmafaktoren mit 400 000 ein recht hohes Molekulargewicht. Seiner Form nach ist es durch ein extremes Verhältnis von Länge zu Durchmesser des Moleküls ausgezeichnet, was die hohe Viscosität seiner Lösung erklärt. Die Darstellung reiner, stabiler Fibrinogen-präparate ist nach unseren eigenen Erfahrungen recht heikel; dagegen bereitet es keinerlei Schwierigkeiten, ein etwa 80%iges Präparat herzustellen, das für viele Zwecke brauchbar ist. Der Fibrinogengehalt des menschlichen Plasmas beträgt im Mittel etwa 3 g/Liter. Bei schweren Infektionen kann der Gehalt auf 10 g pro Liter ansteigen. Erhöhten Fibrinogengehalt finden wir häufig bei der schwangeren Frau, erniedrigten häufig im Nabelschnurblut.

Sinkt der Fibrinogenspiegel auf 0,06% d. h. auf etwa $1/5$ des Normalwertes ab, so tritt bei physiologischen Thrombinkonzentrationen keine Gerinnung mehr ein. Wir sprechen von kritischer Fibrinogenkonzentration. Nach VERSTRAETE [501a] liegt die kritische Konzentration noch niedriger, nämlich bei 0,02% oder weniger als $1/10$ der Norm.

Was genau die Ursache der Afibrinogenämie im Falle der vorzeitigen Placenta-ablösung ist, steht noch nicht ganz sicher fest. Man spricht von Fibrinogenolyse, also fermentativer Auflösung des Fibrinogens, von Thromboplastinwirkung, d. h. Ausfällung des Fibrinogens in feinsten Fibrinflocken, sowie von einer Kombi-nation der beiden Effekte.

In diesem Zusammenhang erscheinen die Arbeiten von FERGUSON [142] von besonderer Bedeutung. FERGUSON macht wahrscheinlich, daß Fibrinolysin gleich-zeitig fibrinogenolytische und thromboplastische Qualitäten besitzt. Es wäre damit denkbar, daß der Fibrinogenverlust auf die Doppelfunktion ein und des-selben Fermentes zurückzuführen ist. In diesem Sinne sprechen auch Befunde aus unseren Laboratorien [473] betreffend die aus Trypsin + Kephalinfraktion erhältlichen Thromboplastinpräparate.

Ob die in neuester Zeit von v. KAULLA [269] aus normalem Urin isolierte Sub-stanz mit gleichzeitig fibrinolytischen und thromboplastischen Eigenschaften für die Eliminierung des Fibrinogens aus dem Kreislauf verantwortlich zu machen ist, muß noch geklärt werden.

Für ein therapeutisches Vorgehen wäre es wichtig, in jedem Falle genau die Ursache des Fibrinogenmangels zu kennen. Es besteht die Möglichkeit, die Fibrinogenolyse sowie die Thromboplastinwirkung durch entsprechende Anti-fermente aufzuheben.

Wir haben unlängst gezeigt, daß Protamin und gewisse basische Farbstoffe in vitro recht wirksame Antithromboplastine darstellen. Praktische Erfahrungen liegen noch nicht vor.

Nach TAGNON [485] läßt sich die von R. JÜRGENS [265] schon vor 20 Jahren be-schriebene hämorrhagische Diathese bei Prostata-Carcinom mittels des soge-nannten Trypsin-Inhibitors aus Sojabohnen, der auch als Antifibrinolysin wirkt, aufheben und die Tendenz zur Hämorrhagie beseitigen.

Mit der Reinigung dieses Faktors sind wir beschäftigt. Die Wirkung läßt sich rasch in einem einfachen System nach ANDRÉ STUDER messen.

Die Behandlung einer fibrinolytischen Purpura erfordert rasches Handeln. Man wird nicht immer in der Lage sein, zu untersuchen, auf welchen Ursachen die Störung beruht. Meiner Meinung nach bleibt zur Zeit nur eine Möglichkeit: Zufuhr reichlicher Mengen Fibrinogens. Es wird sich in vielen Fällen darum handeln, in kürzester Zeit die als therapeutisch erachtete Menge von 2 bis 8 g Fibrinogen — entsprechend mehreren Litern Blut — zuzuführen. Mit der Bluttransfusion kommen wir nicht immer durch. Aber es ist heute jeder Klinik möglich, sich aus Plasma — es braucht nicht einmal ganz frisch zu sein — in etwa einer halben Stunde das nötige Fibrinogenkonzentrat selbst zu bereiten.

Die hiefür benötigte Apparatur ist, wie Abb. 7 zeigt, sehr einfach. Das Fibrinogen wird durch Zusatz von 8% Alkohol zu eisgekühltem Plasma ausgefällt, zentrifugiert und zur Injektion in physiologischer Kochsalzlösung gelöst[1].

In diesem Zusammenhang noch eine Bemerkung zur *Hämophilie A.*

Das antihämophile Globulin (AHG) stellt uns noch verschiedene Rätsel. Nach den Untersuchungen von BRINKHOUS [60a] scheint es besonders kurzlebig zu sein. Er hat errechnet, daß der Mensch pro Tag die erstaunliche Menge von 2 g dieses Wirkstoffes umsetzt.

Während der Gerinnung verschwindet das AHG. Um es einigermaßen quantitativ fassen zu können, muß die Blutentnahme besonders sorgfältig erfolgen. Aus theoretischen Gründen möchten wir empfehlen, für diesen Fall den Spender zu heparinisieren.

Merkwürdig sind die quantitativen Verhältnisse: $1{,}5\,\gamma$ AHG beschleunigen die Prothrombinumwandlung von 100 ml hämophilem Blut, anderseits ist ungefähr die 2500fache Menge nötig, um einen AHG-Spiegel von 15% herzustellen, bei welchem sich die Gerinnung ungefähr normalisiert.

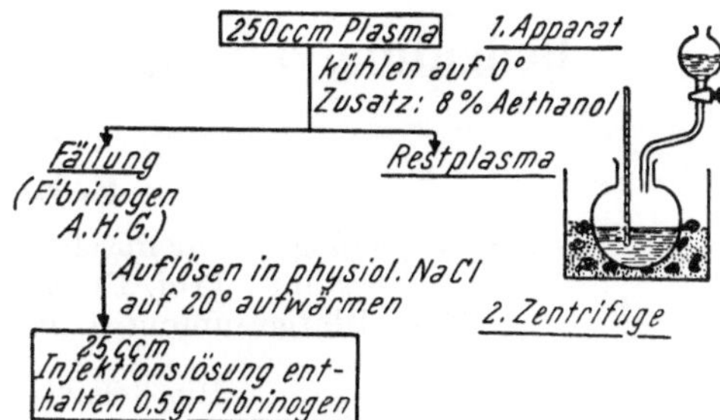

Abb. 7. Schnellverfahren zur Herstellung injizierbarer Fibrinogen- und AHG-Lösungen.

Für die Behandlung der Hämophilie A kann ich die zur Zeit zur Verfügung stehenden Trockenpräparate von COHN-Fraktion I nur sehr bedingt empfehlen. Wir haben in solchen Trockenpräparaten manchmal nur noch 10% der im Plasma vorhandenen Aktivität gefunden. Wir hoffen, bessere Präparate gemeinsam mit den Rotkreuz-Organisationen entwickeln zu können.

Bis wir soweit sind, kann ich nur empfehlen, Fraktion I nach COHN, wie vorhin beschrieben, immer frisch herzustellen, wobei für die Behandlung der Hämophilie auch frisches Plasma einzusetzen ist.

Zum Schluß gedenke ich des vorzeitig verstorbenen amerikanischen Forschers EDWIN JOSEF COHN, er hat uns den Weg gewiesen, menschliches Blut sinnvoll zu verwerten.

---

[1] Interessenten stellen wir eine genaue Beschreibung gerne zur Verfügung.

Bedeutung der Lipoide für die Blutgerinnung

Von

E. Hecht

Aus dem physiologisch-chemischen Institut der Universität Utrecht
(Vorstand: Prof. Dr. H. G. K. Westenbrink)
Abt. Blutgerinnung, Leiter: Dozent Dr. E. Hecht

Mit 3 Textabbildungen

Bereits vor Beginn unseres Jahrhunderts wurden von Alexander Schmid und seiner Schule die Lipoide mit der Gerinnung des Blutes in Zusammenhang gebracht. Es handelte sich dabei um die gerinnungfördernden thermostabilen cymoplastischen Substanzen, die mit Aceton getrockneten tierischen Geweben mit Lösungsmitteln für Lipoide entzogen werden können.

Von 1912 an begann ein intensiveres Studium der chemischen Natur dieser Aktivatoren, woran der Wiener Forscher Zak, der Belgier Bordet und der Amerikaner Howell führenden Anteil nahmen. Howell vermutete von Anfang an, daß der thermostabile Gerinnungsaktivator das Monoaminophosphatid Kephalin sei, und nach langjährigen Untersuchungen aus seiner und Bordets Schule wurde seine Auffassung allgemein anerkannt. Howell vertrat außerdem den Standpunkt, daß Kephalin auch der essentielle Bestandteil der wasserlöslichen thermolabilen Thrombokinasen bzw. Thromboplastine sei. Die Thermolabilität der letzteren sei lediglich vorgetäuscht. Bei den Thrombokinasen liege der hitzebeständige Aktivator an Eiweiß gebunden vor und würde, da er bei Erhitzen der Thrombokinasen mit dem Eiweiß zusammen ausfällt, in der verbleibenden Flüssigkeit nicht mehr nachweisbar sein. Auf Grund meiner mit Albert Fischer gemeinsamen Arbeit [144] wurde 1934 die Auffassung von der Kephalinnatur des gerinnungfördernden Prinzips in Zweifel gezogen und Mellanby [338] schloß sich unserer Meinung an. Unsere neueren Untersuchungen [204] lieferten hierzu weitere Argumente. Wir fanden u. a., daß die Gerinnungsaktivität von Kephalinpräparaten mit ihrem zunehmenden Reinheitsgrad vermindert und daß der Colamin- und Seringehalt sowie der Sättigungsgrad der Kephaline auf ihre Aktivität ohne Einfluß ist. Die Bestimmung des Aminostickstoffgehaltes erwies sich für die Isolierung des aktiven Prinzips leider nicht als wegweisend.

Im Interesse einer Aufklärung der chemischen Natur des Gerinnungsaktivators bemühten wir uns um seine Scheidung von den in allen aktiven Präparaten mehr oder weniger anwesenden Kephalinen. Wir wandten die von Schmid und Mitarbeitern [439] angegebene Hydrolysemethode mit n KOH bei 37° C an, wobei lediglich die Monoaminophosphatide gespalten werden sollen. Die Aktivität unserer Präparate blieb dabei größtenteils erhalten. Wir sind jedoch nicht sicher, ob durch diese Behandlung die Entfernung des Kephalins wirklich quantitativ stattfand. Kräftigere Hydrolysiermethoden anzuwenden, kam nicht in Frage, da diese auch das aktive Prinzip zerstörten.

Weiter untersuchten wir, ob die Aktivität durch eingreifende Veränderungen des Kephalinmoleküles beeinflußt wird [204]. Nach Acetylierung der freien Aminogruppe, deren Anwesenheit eine Forderung der klassischen Definition der Kephaline ist, blieb die Aktivität nahezu unverändert erhalten.

Wie alle chemisch synthetischen Arbeitsmethoden war die Acetylierung jedoch nicht quantitativ. Erfolgreicher war eine andere Behandlung. Wir desaminierten in der Apparatur zur quantitativen Bestimmung des Aminostickstoffs nach van Slyke gerinnungsaktive Kephaline. Die Rückstände von 6 bis 8 Desaminierungen wurden vereinigt, dialysiert und auf ein kleines Volumen konzentriert. Eine damit nochmals ausgeführte van Slyke-Bestimmung ergab Werte, die mit den Blindversuchen übereinstimmten, während das Konzentrat trotz dieser Behandlung eine noch hohe Aktivität zeigte. Da bei der Aminostickstoffbestimmung in dem Konzentrat jedoch gelegentlich einige Hundertstel ml Stickstoff mehr als bei den Blindversuchen gefunden wurden, haben wir erwogen, daß diese Menge Stickstoff nicht von einem Versuchsfehler, sondern von einem der Desaminierung gegenüber resistenteren Kephalin herrühren könne. Falls wir das ursprüngliche, nicht desaminierte Kephalinpräparat auf eben diese N-Konzentration verdünnten, erwies es sich als inaktiv. Es war von dem ursprünglichen Kephalin zuweilen eine 200mal so viel Aminostickstoff enthaltende Menge erforderlich, um die Aktivität des desaminierten Produktes zu erreichen. Dieser Versuch macht es sehr unwahrscheinlich, daß das aktive Prinzip mit dem Kephalin klassischer Prägung identisch ist.

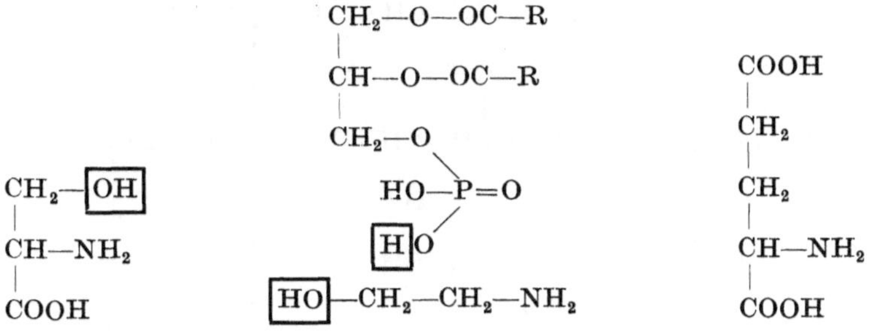

$$CH_2\text{—}O\text{—}OC\text{—}R$$
$$CH\text{—}O\text{—}OC\text{—}R$$
$$CH_2\text{—}O$$

Serin — Colamin — Glutaminsäure

Abb. 1. *Aufbau der Kephaline.* Colamin-Kephalin bzw. serinhaltige Kephaline sind strukturell ohne weiteres verständlich. Die NH_2-Gruppe eines Colaminkephalins könnte eine Bindung mit der noch freien COOH-Gruppe eines serinhaltigen Kephalins eingehen. Die hierbei frei bleibende NH_2-Gruppe des Serins könnte wiederum gebunden sein mit einer COOH-Gruppe einer Glutaminsäure, die mit ihrer zweiten COOH-Gruppe nach Art der Fettsäuren im Kephalinmolekül verestert ist. Auf diese Weise würde ein kettenförmiger Zusammenschluß verschiedener Kephaline, wodurch sich der P- und N-Gehalt des Kephalinpräparates kaum ändert, verständlich. Falls die Endstücke einer derartigen Kette durch Glutaminsäure-haltige Verbindungen gebildet werden, wäre es denkbar, daß sich die noch freien COOH- und NH_2-Gruppen der Glutaminsäure zu einem Ring betainartig schließen. Positive Ninhydrinreaktionen können dann erst nach Hydrolyse erhalten werden.

Unsere papierchromatographischen Studien [212] gestatteten gleichlautende Schlüsse. Es erwiesen sich hierbei auch die Eluate ninhydrinnegativer, d. h. aminostickstoff-freier Fraktionen als gerinnungsaktiv. Diese ergaben, nach Hydrolyse nochmals papierchromatographisch untersucht, jedoch vier positive Reaktionen mit Ninhydrin, von denen wir drei Colamin, Serin und Glutaminsäure zuschreiben konnten.

Diese und andere Befunde suggerierten die Möglichkeit des Bestehens ketten- und ringförmig aufgebauter Kephaline (s. Abb. 1). Falls dies wirklich zutrifft und wir diese Verbindungen als Kephaline betrachten wollen, wäre es immerhin möglich, daß sich unter diesen der lipoide Gerinnungsaktivator befindet. Es erübrigt sich wohl der Hinweis, wie bedeutungsvoll die Aufklärung der chemischen Natur des lipoiden Gerinnungsaktivators für die Erforschung der Thrombokinasen, des Aufbaus der Plasmathrombokinase und zahlreicher anderer Probleme wäre.

Im Verlauf des Studiums der gerinnunghemmenden Substanzen ergaben sich wie bei dem der gerinnungfördernden gleichfalls enge Beziehungen zu den Lipoiden.

Ihre Erforschung scheint selbst mit noch größerer Intensität betrieben worden zu sein. Doyon, einer der ersten Bearbeiter dieses Gebietes, widmete in einer Reihe von Jahren ungefähr 50 Veröffentlichungen seinem mit Chloroform aus Leber extrahierbaren, bei 120° C noch stabilen „Antithrombin". Dieses entspricht nicht der Substanz gleichen Namens heutiger Prägung. Aber auch von dem bekannten Antithrombin, das erst mit Plasmaalbumin identifiziert wurde, zeigten Wöhlisch und

Köhler [*525*] sowie Grüning [*185*] einen Zusammenhang mit den Lipoiden. Kristallisierte Albumine sind inaktiv, unreine mit Antithrombinwirkung verlieren dieselbe nach Extraktion mit Äther oder Chloroform. Ähnliche Beobachtungen machte vor ungefähr zehn Jahren de Sütö-Nagy [*475*] beim Studium seiner Gewebsalbumine. Dieser Untersucher lokalisierte deren antikoagulierende Wirkung in der Sphingomyelinfraktion und erklärte bereits die Wirkung der Gewebeextrakte aus dem Zusammenspiel thromboplastischer Kephalin-Globulin-Verbindungen und gerinnunghemmender, sphingomyelinhaltiger Albumine. Auch Chargaff [*75*] wies an Sphingomyelinfraktionen aus einer Milz bei Morbus Niemann-Pick und an Cerebrosidfraktionen eine gerinnunghemmende Wirkung nach. Er vermeldete bereits, daß die gerinnunghemmenden Sphingomyeline nach Reinigung über die Reineckate ihre gerinnungverzögernde Eigenschaft verlieren. Diese Befunde waren zu Beginn unserer Versuche bekannt.

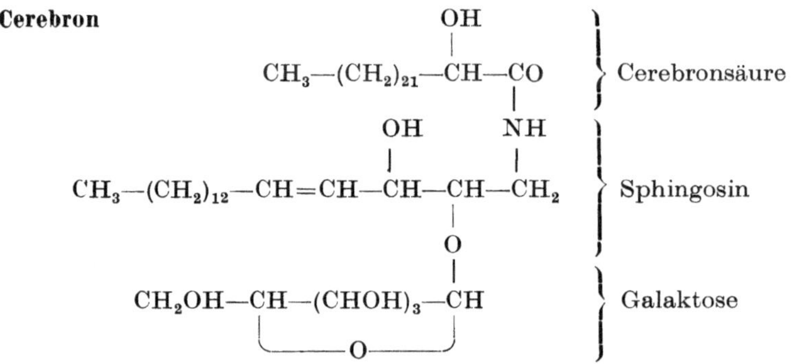

$$R-CO \quad \}\ \text{Fettsäure}$$

$$\underset{|}{\overset{OH}{}} \quad \underset{|}{\overset{NH}{}}$$

$$CH_3-(CH_2)_{12}-CH{=}CH-CH-CH-CH_2 \quad \}\ \text{Sphingosin}$$

$$\overset{|}{O}$$

$$HO-P{=}O \qquad \overset{OH}{\underset{|}{}} \quad \}\ \text{Phosphorsäure}$$

$$O-CH_2-CH_2-N(CH_3)_3 \quad \}\ \text{und Cholin}$$

Sphingomyelin

Abb. 2. Die Bindung des Sphingosins im Molekül des Cerebrons und Sphingomyelins.

Wir bestätigten zunächst [*205*] die Indifferenz gereinigter Sphingomyeline. Wegweisend wurde für uns jedoch die merkwürdige Entdeckung, daß die gerinnunghemmenden Sphingomyeline im Gegensatz zu den gereinigten, nicht mehr hemmenden Präparaten positive Ninhydrinreaktionen gaben.

Dieser Befund war überraschend, da das Sphingomyelinmolekül keine freie Aminogruppe besitzt, die für den positiven Ausfall der Ninhydrinreaktion verantwortlich gemacht werden könnte. Wir stellten uns die Frage, ob zwischen dem Träger der ninhydrinpositiven Reaktion und der hemmenden Wirkung unreiner Sphingomyeline eventuell ein Zusammenhang besteht. Unreine Sphingomyeline gaben, papierchromatographisch mit Phenol-Wasser als Laufflüssigkeit untersucht, eine Ninhydrin-positive Reaktion bei R_F 87. Die papierchromatographische analoge Untersuchung unseres lipoiden Aktivators ergab neben drei anderen ninhydrinpositiven Reaktionen [*207*] gleichfalls eine bei R_F 87 und ein diesem R_F-Wert entsprechendes Eluat zeigte eine stark gerinnunghemmende Wirkung, die wir wegen des gleichen R_F-Wertes derselben Substanz zuschrieben. Da die Reaktion bei R_F 87 nach Hydrolyse des lipoiden Aktivators mit Schwefelsäure nicht mehr gefunden wurde, wohl aber nach Behandlung des Hydrolyserückstandes mit NaOH, fiel unser Verdacht auf einen Bestandteil des Sphingomyelins und zwar auf den Aminoalkohol Sphingosin. Dieser bildet bekanntlich mit Schwefelsäure ein unlösliches Sulfat, das sich als solches bei unseren Versuchen der Reaktion mit Ninhydrin entzog. Wir isolierten nunmehr präparativ aus Sphingomyelinen und Cerebrosiden Sphingosine und stellten für diese gleichfalls ninhydrinpositive Reaktionen bei R_F 88 fest. Wir konnten nunmehr mit drei verschiedenen Laufflüssigkeiten beweisen, daß es sich bei der ninhydrinpositiven Substanz um unreine Sphingomyeline und bei dem Bestandteil des lipoiden Aktivators um Sphingosin handelt.

Damit waren die Befunde von CHARGAFF [75] und von DE SÜTÖ-NAGY [475] chemisch aufgeklärt. Ebenso wurde uns der Verlauf der Aktivitätskurve des lipoiden Aktivators verständlich. Mit diesem wird nämlich mit einer jeweils hohen und einer niedrigen Konzentration die gleiche Gerinnungszeit erhalten (Abb. 3). Die Aktivitätskurve des lipoiden Aktivators stellt unserer Meinung nach die Resultante einer gerinnungfördernden und einer gerinnunghemmenden Komponente dar. Diese Auffassung erfährt eine Stütze durch die Tatsache, daß die Aktivitätskurve nach Behandlung des lipoiden Aktivators mit Schwefelsäure im Bereich der hohen Konzentrationen durch die teilweise Entfernung des Sphingosins einen weniger steilen Verlauf zeigt.

Sphingosin erwies sich als eine gerinnungphysiologisch besonders interessante Substanz. Während Sphingosin die Gerinnung von Hühnerblut sehr stark verzögert, wird bei gleichzeitiger Anwesenheit von lipoidem Aktivator eine Gerinnungszeit erhalten, die sogar etwas kürzer ist als die mit der gleichen Menge des lipoiden Aktivators allein (Tab. 1). Wird jedoch der lipoide Aktivator dem Plasma zugesetzt, nachdem dieses vorher längere Zeit mit Sphingosin bei 39° C in Kontakt war, so ergeben sich mit zunehmender Inkubationsdauer Gerinnungszeiten von $^1/_3$ bis zuweilen $^1/_{10}$ der Werte, die mit lipoidem Aktivator und sphingo-

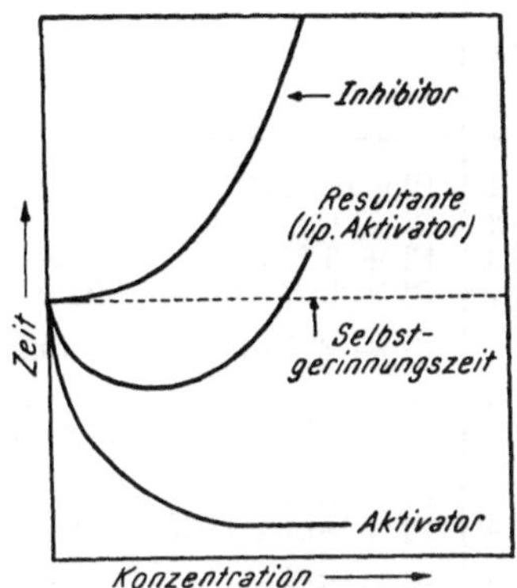

Abb. 3. Schematische Darstellung der Aktivitätskurve des lipoiden Aktivators als Resultante einer gerinnungfördernden und einer gerinnunghemmenden Komponente.

Tabelle 1. *Sphingosin-Kompensation und Inkubationseffekt*
(Gerinnungssubstrat Hühnerplasma)

Plasma (Pl.)	Gerinnungsmilieu			Gerinnungszeit
	Sphingosin (Sphs.)	Pl.-Sphs.-Kontakt in Min. bei 39° C	Lipoider Aktivator	
+	—	—	—	30′ 30″
+	+	—	—	>12 h
+	—	—	+	3′ 08″
+	+	0	+	2′ 50″
+	+	15	+	2′ 05″
+	+	30	+	55″
+	+	45	+	30″
+	+	60	+	18″
+	+	120	+	18″

sinfreiem Plasma erreicht werden. Bei diesem „Inkubationseffekt" genannten Phänomen, zu dem neben dem lipoiden Aktivator und Sphingosin auch das Plasma beiträgt, entsteht eine thrombokinaseartige, jedoch keine Thrombinwirkung.

Fügt man zu sphingosinhaltigem Plasma *gleichzeitig*, also ohne Inkubation, sowohl lipoiden Aktivator als auch stark verdünnte Thrombokinase hinzu, so resultiert daraus eine gleich kurze Gerinnungszeit, wie sie mit lipoidem Aktivator allein nur nach vorhergegangener einstündiger Inkubation des Plasmas mit Sphingosin erreicht wird [*208*] (Tab. 2). Das Entstehen einer zusätzlichen

Tabelle 2. *Reaktionen der Thrombokinase aus menschlichem Placentagewebe mit sphingosinfreiem und sphingosinhaltigem Hühnerplasma bei Ab- und Anwesenheit des lipoiden Aktivators*. Das Resultat des Versuches mit Thrombokinase aus Rinderlunge ist prinzipiell gleichlautend, das mit Thrombokinase aus Kaninchenhirn hingegen abweichend.

Nr.	Milieu	Gerinnungszeiten mit Thrombokinase (TK) aus		
		Rinderlunge	Plazenta	Kaninchenhirn
1	Plasma („Pl") allein	21′ 40′	25′ 00″	43′ 00″
2	Pl + lip. Akt.	5′ 58″	5′ 40″	5′ 36″
3	Pl + TK	35″	2′ 00″	14′ 48″
4	Pl + lip. Akt. + TK	48″	1′ 58″	5′ 08″
5	Pl + Sphingosin („Sphs")	>6 h	>6 h	>6 h
6	Pl + Sphs + lip. Akt.	3′ 05″	5′ 23″	3′ 54″
7	Pl + Sphs (1 h 39° C) + lip. Akt.	42″	55″	1′ 13″
8	Pl + Sphs + TK	1′ 18″	2′ 30″	21′ 00″
9	Pl + Sphs (1 h 39° C) + TK	1′ 20″	1′ 19″	1′ 49″
10	Pl + Sphs + lip. Akt. + TK	53″	50″	6′ 49″

Aktivität in Form einer Thrombokinasewirkung bzw. eine Sensibilisierung des Gerinnungssubstrates für den lipoiden Aktivator steht in beiden Fällen außer Frage. Dafür spricht:

1. Daß die verwendete Thrombokinaseverdünnung gegenüber sphingosinhaltigem Plasma wirkungslos ist und gegenüber sphingosinfreiem Plasma eine nur mäßige Gerinnungsbeschleunigung hervorruft;

2. Daß mit der halben Konzentration des Gemisches aus lipoidem Aktivator und Thrombokinase gegenüber nicht inkubiertem sphingosinhaltigem Plasma praktisch gleiche Gerinnungszeiten erhalten werden. Diese sind kürzer als die, welche mit den gleichen, aber auch mit den doppelten Konzentrationen des Gemisches aus lipoidem Aktivator und Thrombokinase gegenüber sphingosinfreiem Plasma erreicht werden können.

Diese Reaktionen lassen einen Zusammenhang mit der ‚Plasma-Thromboplastin-Generation' vermuten, bei der neben einer Anzahl anderer Faktoren auch der „Kephalin"-artige Thrombocytenfaktor 3 [*85*] eine Rolle spielt. Auf Grund weiterer noch nicht veröffentlichter Befunde halten wir es mit Jensen, Gray und Schaefer [*240*] für wahrscheinlich, daß der Thrombocytenfaktor 3 mit dem lipoiden Gerinnungsfaktor identisch ist. Dafür spricht:

1. Daß der Thrombocytenfaktor 3, wenn auch wesentlich schwächer, die gleichen Reaktionen mit Sphingosin zeigt wie der lipoide Aktivator und

2. Daß, nach Bell und Alton [*31*], bei dem ‚Plasma-Thromboplastin-Generation-Test' die lästig zu bereitenden Thrombocytensuspensionen ohne weiteres durch stark verdünnte Lipoidextrakte aus Menschenhirn, die ungefähr 6 mg% Lipoid enthalten, ersetzt werden können.

Unsere Befunde dürften jedoch auch in die Gerinnungstheorie von Tocantins einzugliedern sein. Tocantins und Mitarbeiter [*492*] bereiteten aus menschlichem

Gehirn einen dem Thromboplastin bzw. dem vermeintlichen Kephalin gegenüber sehr wirksamen lipoiden, thermostabilen Inhibitor, das Antithromboplastin bzw. Antikephalin. Auf Grund der mitgeteilten Darstellungsweise vermuteten wir einen Zusammenhang mit unseren Untersuchungen. Der Inhibitor von TOCANTINS gleicht bezüglich Löslichkeit, Thermostabilität, pH, Verlauf der Aktivitätskurve bzw. Abhängigkeit derselben von der Konzentration unserem aus Schweinehirn hergestellten lipoiden Aktivator [206]. Hohe Konzentrationen desselben haben, wie bereits erwähnt, eine stark hemmende Wirkung, die mit zunehmender Verdünnung geringer wird, um schließlich ein Optimum gerinnungfördernder Wirkung zu erreichen. Wir sehen die Ursache dieses Phänomens in Übereinstimmung mit TOCANTINS darin, daß die gerinnunghemmende Komponente gegenüber Verdünnen empfindlicher ist als die gerinnungfördernde. Ähnliche Verhältnisse scheinen auch bei den eiweißhaltigen Thrombokinasen vorliegen zu können. Die sehr aktive Thrombokinase aus Rinderlunge entwickelt nach sehr starkem Erhitzen eine außerordentlich stark hemmende Wirkung gegenüber Hühnerplasma. Nach entsprechendem Verdünnen macht diese einer konstanten gerinnungfördernden Wirkung Platz [209]. Die raschere Gerinnung von menschlichem Blut oder Plasma nach ein- bis zweimaligem Verdünnen dürfte wohl auch der höheren Empfindlichkeit der hemmenden Faktoren gegen Verdünnung zuzuschreiben sein.

Der Inhibitor von TOCANTINS zeigt vor und nach Hydrolyse papierchromatographisch auf seine aminostickstoffhaltigen Bestandteile hin untersucht, völlige Übereinstimmung mit dem Chromatogramm unseres lipoiden Aktivators. Auch gibt er die gleichen Sphingosin bezüglichen Reaktionen. Wir halten daher das essentielle gerinnunghemmende Prinzip des Inhibitors von TOCANTINS für Sphingosin, das durch diesen Untersucher jedoch nicht isoliert wurde.

Auch der von GOLDSMITH und MUSHETT [172] aus Rinderlunge untersuchte Inhibitor („BSC lipides" von Armour and Company) dürfte als essentiellen Bestandteil Sphingosin enthalten.

TOCANTINS' letzter Mitteilung zufolge [490] sind die Grundelemente der Plasmathromboplastingenese:

1. Ein in den *Thrombocyten* vorkommender „platelet lipid factor", den er für eine kephalinartige Substanz hält. Auf Grund unserer letzten Untersuchungen gleicht der Thrombocytenfaktor 3 weitgehend dem lipoiden Aktivator und gibt, wie dieser, wenn auch in schwächerem Maß, die von uns beschriebenen Reaktionen mit Sphingosin.

2. Im *Plasma* befindet sich ein mit einem lipoiden Inhibitor assoziierter „platelet cofactor", der in nicht dissoziierter Form durch den lipoiden Thrombocytenfaktor nicht aktiviert werden kann.

Durch Kontaktwirkung, z. B. nach Extravasieren des Blutes, soll sowohl die Freigabe des Thrombocytenfaktors als auch die Dissoziation des Thrombocyten-Cofaktor-Komplexes zustande kommen und damit gleichzeitig die Plasmathromboplastinbildung eingeleitet werden. Die Dissoziation des Thrombocyten-Cofaktor-Komplexes bringt gleichzeitig das Freiwerden des Inhibitors mit sich, der bei der klassischen Hämophilie in erhöhter Konzentration anwesend ist und sich dementsprechend auswirkt. Wir können auch in vitro durch Veränderung der Konzentration des Sphingosins die Gerinnungszeiten beliebig variieren.

TOCANTINS steht mit seiner Auffassung, die Ursache der Hämophilie hauptsächlich in einem Überschuß an gerinnunghemmenden Substanzen zu sehen, nicht allein. Der Zustand, in den verschiedenen Gerinnungsschemen und zur Erklärung der Pathogenese von Erkrankungen mit verzögerter Gerinnung den Inhibitoren eine zweifellos zu untergeordnete Rolle zuzuteilen, scheint sich in jüngster Zeit zu ändern. Es sei in diesem Zusammenhang unter anderem an einen von Pavlovsky [*378*] beschriebenen Hämophiliefall erinnert. Seine verzögerte Blutgerinnung setzte der Normalisierung einen derartigen Widerstand entgegen, daß diese erst nach Zufügen der 600fachen Menge Normalblut gelang. Seegers [*444*] geht selbst so weit, bei der klassischen Hämophilie einen normalen Gehalt des Blutes an Faktor VIII (antihämophilem Globulin) anzunehmen. Ein Mangel desselben sei lediglich durch die Gegenwart eines Inhibitors vorgetäuscht. Und wenn Johnson und Seegers [*444*] feststellen, daß sowohl hämophiles als auch PTC-defizientes Serum und Plasma nach Ätherextraktion gereinigtes Prothrombin genau so rasch wie normales Plasma aktivieren, so spricht dies nicht nur für die Beteiligung eines Inhibitors, sondern auch für seine Lipoidnatur.

Rapaport, Aas und Owren [*403*] haben die Angriffspunkte des Inhibitors von Tocantins und des Inositolphosphatid-Inhibitors von Overman und Wright [*372, 373*] innerhalb des Gerinnungsschemas von Owren übrigens bereits angegeben.

Wenn diese Ausführungen dazu beigetragen haben, die Aufmerksamkeit der Fachkollegen auf die Bedeutung der Lipoide für die Blutgerinnung zu lenken, so ist der Zweck dieses Referates erfüllt. Verschiedene Phänomene, darunter auch die der potenzierten Aktivität bei gleichzeitiger Anwesenheit verschiedener Aktivatoren, dürften vermutlich in Lipoidwirkungen ihre Erklärung finden. Die Rolle einer bestimmt zu verkleinernden Anzahl von Faktoren und Inhibitoren wird in dem Maß deutlicher werden, in dem die chemische Aufklärung ihrer essentiellen Prinzipe fortschreitet.

Thrombocytenfaktoren

Von

E. Deutsch

Aus der I. Medizinischen Universitätsklinik in Wien
(Vorstand: Prof. Dr. E. Lauda)
und aus dem Department of Physiology and Pharmacology,
Wayne University School of Medicine, Detroit, Mich. USA.
(Vorstand: Prof. Dr. W. H. Seegers)

Mit 6 Textabbildungen.

Die Bedeutung der Thrombocyten für die Auslösung der Gerinnung und der
Retraktion ist seit langem bekannt und wird heute kaum mehr ernstlich be-
zweifelt. Fonio [*154*] hat gezeigt, daß die Beeinflussung der Gerinnung an das
Granulomer, die Beeinflussung der Retraktion an das Hyalomer gebunden ist.
Die Untersuchungen der letzten Jahre haben ergeben, daß die Thrombocyten
nicht nur in die Vorphase der Gerinnung eingreifen, sondern alle Phasen zu beeinflussen imstande sind, wenn auch nicht allen Funktionen gleiche Wichtigkeit
zukommen dürfte.

Es war möglich, durch verschiedene Fällungs- und Extraktionsmethoden,
durch Einfluß von Lagern und Ultrazentrifugieren die Thrombocyten zu frak-
tionieren und so die einzelnen Aktivitäten voneinander zu trennen. Werden
gewaschene Thrombocyten homogenisiert und mit physiologischer Kochsalzlösung extrahiert, so finden sich im wässerigen Extrakt zwei Faktoren, welche
von Ware, Fahey und Seegers im Jahre 1948 eingehend untersucht wurden [*510*].
Beide Faktoren sind Globuline. Der eine Faktor beschleunigt die Aktivierung
von gereinigtem Prothrombin mit Thrombokinase und Calcium in gleicher Weise
wie aktiver Faktor V (Serum-Ac-Globulin) und normalisiert die Prothrombinzeit
von gelagertem Plasma. Dieser Faktor wird als *Plättchenfaktor 1* bezeichnet.
Er ist hitzelabil; bei Erwärmen auf 53° verliert er 30% seiner Aktivität in 10 Minuten und 87% in 30 Minuten. Er bleibt bei Dialyse gegen 0,9%ige Kochsalzlösung bei Zimmertemperatur aktiv und wird bei 50%iger Sättigung mit Ammonsulfat gefällt. Der Niederschlag gibt die Biuret- und die Millonsche Reaktion.
Er wird innerhalb von 45 Minuten bei 32000 g zu 70 bis 80% sedimentiert.
Van Creveld und Paulssen [*84*] haben diese Befunde weitgehend bestätigt
und konnten zeigen, daß der Thrombocytenfaktor 1 nicht an $BaSO_4$ adsorbiert
werden kann. Bei Lagerung von Rinderthrombocyten bei +4° konnten wir
[*109, 111*] diese Aktivität 10 bis 14 Tage unverändert nachweisen (Abb. 1, 2).
Die Bedeutung des Thrombocytenfaktor 1 dürfte darin liegen, daß er gemeinsam mit aktiver Thrombokinase und Calcium das Thrombin aktiviert,
welches den inaktiven Faktor V (das Proaccelerin) in den aktiven (das Accelerin)
umwandelt.

Der zweite Faktor beschleunigt die Gerinnung von Fibrinogen durch Thrombin. Er wird als *Thrombocytenfaktor 2* bezeichnet. Er ist resistent gegen Erhitzen auf 53° während 30 Minuten und kann 1 Stunde gegen 0,9%ige Kochsalzlösung dialysiert werden, ohne an Aktivität zu verlieren. Nach Halbsättigung mit Ammonsulfat findet sich etwa die

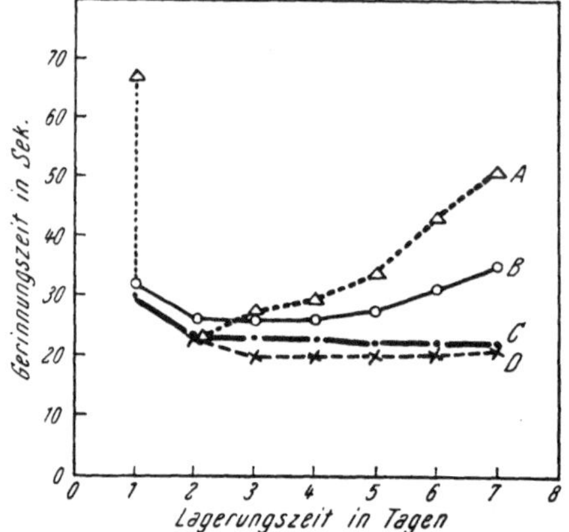

Abb. 1. Thrombocytenfaktor 1. Wirkung auf gelagertes Plasma. *C* Suspension viermal gewaschener Thrombocyten. *D* Überstehende Lösung, am ersten Tag durch Zentrifugieren gewonnen. *B* Thrombocytenpartikel, täglich gewaschen und in der ursprünglichen Menge physiologischer Kochsalzlösung resuspendiert. *A* Überstehende Lösung der täglich gewaschenen Thrombocytenpartikel. Abszisse: Dauer der Lagerung in Tagen. Ordinate: Gerinnungszeit des gelagerten Plasmas in Sekunden.

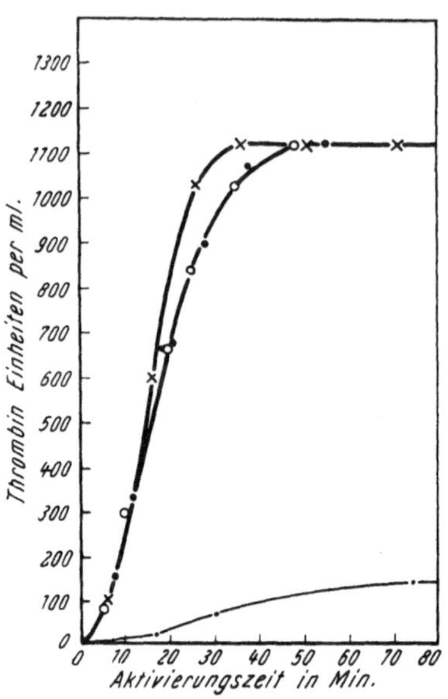

Abb. 2. Thrombocytenfaktor 1. Aktivierung von gereinigtem, 2 Stunden auf 53° erhitztem Prothrombin mit Lungenextraktthrombokinase und Calcium unter Zusatz von 1 : 10 verdünntem Rinderserum (○), einer frischen Thrombocytensuspension (×) und einer 10 Tage alten Thrombocytensuspension (●). Kontrolle: Prothrombin, Lungenextraktthrombokinase, Calcium. (·) Abszisse: Aktivierungszeit in Minuten. Ordinate: Einheiten Thrombin per ml aktiviert.

Hälfte der Aktivität im Niederschlag. Thrombocytenfaktor 2 wird nicht durch Zentrifugieren bei 32000 g präzipitiert. Bei Anwendung der Ultrazentrifuge fand R. Jürgens [*256*] den Thrombin-Accelerator in der überstehenden Lösung. In gleicher Weise fanden wir [*109, 111*] nach einstündigem Zentrifugieren bei 100000 g den Thrombocytenfaktor 2 in der obersten Schicht (Abb. 3). Van Creveld [*84*] konnte diesen Faktor an $BaSO_4$ adsorbieren. Dieses kann man mit 0,02 m Acetatpuffer von pH 5,2 waschen. Dann wird der Thrombocytenfaktor 2 mit 3,8%igem Natriumcitrat eluiert und das Citrat durch Dialyse entfernt.

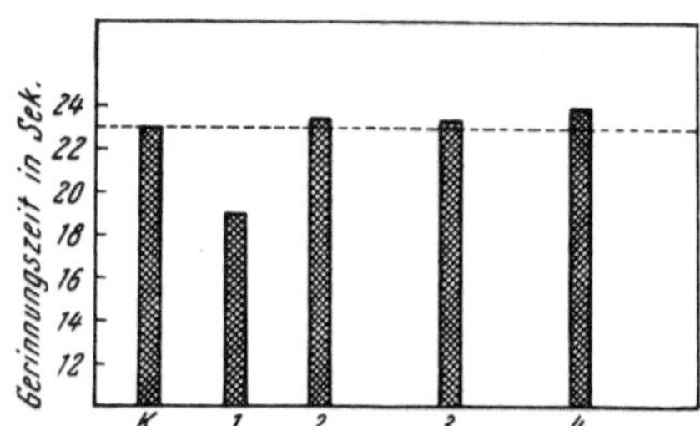

Abb. 3. Thrombocytenfaktor 2. Die Thrombocyten wurden durch Differentialzentrifugieren gewonnen, mehrmals gewaschen und durch Einfrieren und Auftauen homogenisiert. Die Thrombocytenpartikel wurden dann viermal gewaschen. Die erste Waschflüssigkeit wurde bei 100000 g eine Stunde zentrifugiert. *1* Oberste Schicht nach Ultrazentrifugieren der Waschflüssigkeit. *2* Unterste Schicht. *3* Sediment nach Ultrazentrifugieren. *4* Suspension der viermal gewaschenen Thrombocytenpartikel. Die Wirkung wurde durch Zusatz zu gereinigtem Fibrinogen geprüft, das mit Thrombin zur Gerinnung gebracht wurde.

Ware, Fahey und Seegers [*510*] konnten gereinigtes Prothrombin mit und ohne Zusatz von Faktor V (Accelerator-Globulin) mit wässerigen Thrombocytenextrakten in Gegenwart von Calcium nicht aktivieren, so daß sie zu dem Schluß kamen, daß diese Extrakte keine meßbare Throm-

bokinaseaktivität besitzen. Werden die Plättchenteilchen, die nach Zentrifugieren
der Homogenate bei niedriger Tourenzahl niedergeschlagen werden, in physiologischer Kochsalzlösung suspendiert, so sind sie ebenfalls nicht imstande, gereinigtes
Prothrombin in Gegenwart von Faktor V (Accelerator-Globulin) und Calcium zu
aktivieren. Werden jedoch etwas ätherextrahiertes Normalplasma oder ein Präparat von gereinigtem Faktor VIII (AHF) zugesetzt, so erfolgt nach einer Latenzzeit
von 5 Minuten eine immer schneller
werdende Aktivierung (Abb. 4). In
entsprechender Weise vermögen diese
Plättchenpartikel den Prothrombinverbrauch in einem thrombocyten-
freien Plasma zu normalisieren. Diese
Wirkung wird auch im Thrombo-

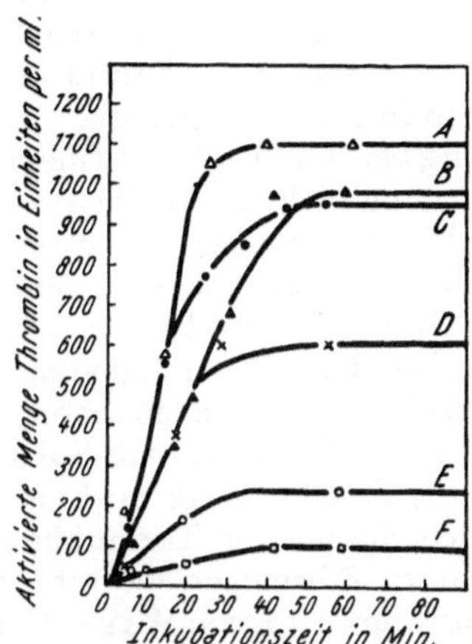

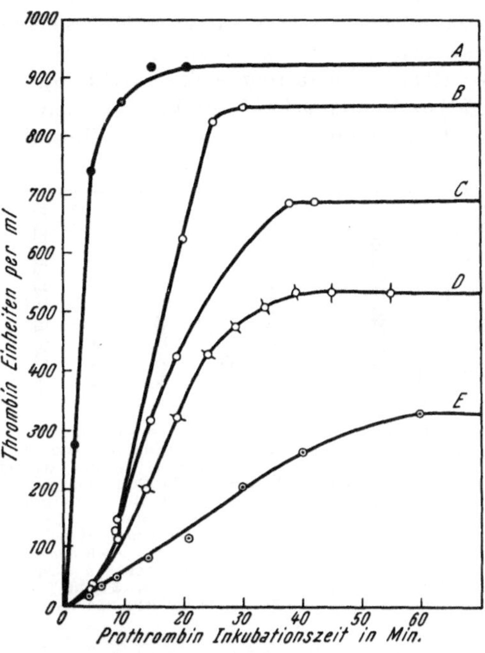

Abb. 4. Thrombocytenfaktor 3. Aktivierung von
gereinigtem Prothrombin, das eine geringe, aber ausreichende Menge Faktor V (Accelerator-Globulin)
enthielt, mit Linadryl + vier Einheiten Thrombin
bzw. ätherextrahiertem Rinderplasma als Faktor VIII
(Plättchen-Cofaktor I = AHF). Wirkung einer frischen und einer elf Tage bei +4° gelagerten Thrombocytensuspension auf dieses System. Als Kontrolle
Prothrombin, Calcium + Rinderplasma bzw. + Linadryl und Thrombin. *A* Frische Thrombocyten +
+ Linadryl. *B* Elf Tage alte Thrombocyten + Linadryl. *C* Frische Thrombocyten + Rinderplasma.
D Elf Tage alte Thrombocyten + Rinderplasma.
E Rinderplasma. *F* Linadryl.

Abb. 5. Thrombocytenfaktor 3. Aktivierung von gereinigtem Prothrombin mit Thrombocytensuspensionen
verschiedenen Alters, ätherextrahiertem Rinderplasma
als Faktor VIII und Calcium. Das Prothrombinpräparat
enthielt eine kleine, aber ausreichende Menge Accelerator-Globulin. Kontrolle: Aktivierung von Prothrombin mit Lungenextrakt und Thrombocytensuspension.
A Lungenextrakt + Thrombocyten. *B* Frisches Thrombocytenpräparat mit Rinderplasma. *C* Vier Tage altes
Thrombocytenpräparat. *D* Sechs Tage altes Thrombocytenpräparat. *E* Zehn Tage altes Thrombocytenpräparat. Abszisse: Inkubationszeit in Minuten. Ordinate:
Gebildete Menge Thrombin in Einheiten per ml.

plastin-Generation-Test nach MacFarlane erfaßt. Es zeigt sich also, daß
dieser als *Thrombocytenfaktor 3* bezeichnete Faktor gemeinsam mit dem
Faktor VIII (AHF) imstande ist, Thrombokinasewirkung zu entfalten. An
Stelle des Faktor VIII (AHF) kann auch Linadryl, ein Antihistamin, (4-[2-Benz-
hydryloxy-äthyl]morpholinhydrochlorid) verwendet werden. In diesem Fall
muß jedoch eine kleine Menge Thrombin, etwa 2 bis 4 E/ml, zugesetzt werden,
um die Reaktion in Gang zu bringen. Der Thrombocytenfaktor 3 ist in Wasser
und physiologischer Kochsalzlösung nicht löslich. Er ist wahrscheinlich ein
Phospholipoid und ist nach R. Jürgens [256] thermolabil, nach van Creveld [85]
thermostabil. Nach Baserga [27] ist eine Reinigung des Thrombocytenfaktor 3
papierelektrophoretisch möglich. Der wirksame Anteil wandert im elektrischen
Feld nicht, während zwei Fraktionen, die gerinnunginaktiv sind, anodisch

bzw. kathodisch wandern. Wir fanden [*109, 111*], daß er bei Lagerung bei $+4°$ innerhalb 6 bis 10 Tagen seine Fähigkeit, gereinigtes Prothrombin in Gegenwart von Faktor VIII (AHF), Faktor V (Accelerator-Globulin) und Calcium zu aktivieren, fast vollkommen verliert (Abb. 5). Die Fähigkeit der Aktivierung in Gegenwart von Linadryl und Thrombin bleibt jedoch fast unverändert erhalten (Abb. 4).

Die Thrombocyten hemmen ferner die Wirkung von Heparin. Kleine Mengen Heparin sind in thrombocytenfreiem Plasma viel wirksamer als im thrombocytenhaltigen. Diese Aktivität läßt sich nur schwer von den Plättchenpartikeln auswaschen. Sie wird beim Ultrazentrifugieren sedimentiert oder zumindest in der Bodenschicht angereichert (Abb. 6). Diese Beobachtung, die von R. Jürgens [*256*] und von uns [*111*] unabhängig gemacht werden konnte, spricht dafür, daß die Antiheparinwirkung einem, vom Thrombocytenfaktor 3 differenzierten *Faktor 4*

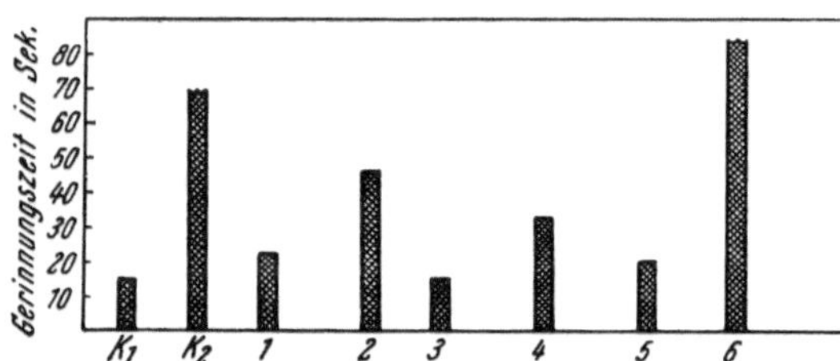

Abb. 6. Thrombocytenfaktor 4. Gewinnung der Präparate wie bei Abb. 3 beschrieben. Die zu testenden Präparate wurden zu einem defibrinierten, heparinisierten Plasma zugesetzt und die Wirkung dieses Plasmas auf die Gerinnung eines gereinigten Fibrinogens mit Thrombin geprüft. K_1 Gerinnungszeit von Fibrinogen, defibriniertem Plasma und Thrombin ohne Heparin: K_2 Mit Zusatz von Heparin; *1* Waschflüssigkeit I; *2* Oberste Schicht nach Ultrazentrifugieren der Waschflüssigkeit; *3* Unterste Schicht; *4* Sediment; *5* Suspension viermal gewaschener Thrombocytenpartikel; *6* Zehn Tage alte Suspension viermal gewaschener Thrombocytenpartikel, Lagerung bei $+4°$.

zukommt. Diese Beobachtung steht im Gegensatz zur Ansicht von van Creveld [*85*], der beide Aktivitäten dem Faktor 3 zuschreibt. Nach achttägiger Lagerung bei $+4°$ ist die Antiheparinwirkung nicht mehr nachweisbar (Abb. 6). Sonst ist über die Eigenschaften dieses Faktors nicht viel bekannt.

Werden Thrombocyten gewaschen, so geben sie schon nach geringen Traumen eine Substanz in die Waschflüssigkeit ab, welche nach Zusatz von Thrombin ähnlich wie Fibrinogen gerinnt. Diese Substanz wird von Ware, Fahey und Seegers [*510*] als „clottable factor" bezeichnet. Sie ist möglicherweise für die Agglutination der Thrombocyten von Bedeutung. Es kann sich hierbei nicht um adsorbiertes Fibrinogen handeln, da dieser Faktor durch Erwärmen auf $53°$ die Fähigkeit zu gerinnen nicht verliert und das Gerinnsel durch gereinigtes Fibrinolysin nicht aufgelöst wird. Dies könnte allerdings auch durch die große Menge Antifibrinolysin bedingt sein, die in den Plättchenextrakten enthalten ist. Johnson und Schneider [*245*] konnten zeigen, daß der Antifibrinolysingehalt von Rinderthrombocyten etwa zehnmal größer ist als der von Rinderplasma. Über die chemischen Eigenschaften dieses Antifibrinolysins und seine Beziehungen zum Plasma-Antifibrinolysin bestehen noch keine Untersuchungen. Das Antifibrinolysin dürfte für die Beständigkeit der Gerinnsel große Bedeutung haben. Es wird durch Zerstörung der Thrombocyten an das Plasma oder Serum abgegeben. Stellt man Fibrinogen durch Auftauen von Rinderplasma nach der Methode von Ware und Seegers her, so zeigt das Fibringerinnsel keine Tendenz zur Lyse. Wird jedoch thrombocytenfreies Plasma verwendet, so lösen sich die Gerinnsel, die aus dem gereinigten Fibrinogen gebildet werden, innerhalb kurzer Zeit auf.

R. Jürgens [*256*] konnte ferner in dem Sediment, das er nach dem Ultrazentrifugieren seines Thrombocytenextraktes erhielt, einen Hemmstoff der Thrombokinase und einen Faktor, der die Heparinwirkung fördert, nachweisen.

Die normale *Retraktion* ist an die Anwesenheit von unzerstörten Thrombocyten gebunden, die noch ihr Hyalomer besitzen. Glanzmann nahm an, daß die Thrombocyten ein Ferment abgeben, welches die Retraktion auslöst, und bezeichnete dieses als Retraktocym. HARTERT ist ebenfalls der Ansicht, daß die Thrombocyten ein stoffliches Prinzip, das Thromboglutin, abgeben, das für die Retraktion von Bedeutung ist. Dieses verändert die Fibrinfasern in nächster Nähe der Thrombocytenhäufchen so, daß sie in die Thrombocyten hineingezogen bzw. mit ihnen verbunden werden. Wird frisches, thromboglutin-enthaltendes Serum zu thrombocytenfreiem Plasma vor der Gerinnung zugesetzt, so verteilt sich dieses gleichmäßig, verändert die Struktur des entstehenden Fibrins und führt zu einer Verminderung der Thrombusfestigkeit. Nach einer Stunde ist die Thromboglutinwirkung aus dem Serum verschwunden. Über die chemische Beschaffenheit des Thromboglutins liegen noch keine sicheren Angaben vor.

Neben diesen kompliziert gebauten, dem Eiweiß nahestehenden Faktoren enthalten die Thrombocyten noch gefäßaktive Stoffe. Diese sind wahrscheinlich für die Kapillarkontraktion und die Aufrechterhaltung der Permeabilität der Kapillaren mitverantwortlich. Es konnten in den Thrombocyten sowohl Histamin als auch Serotonin, ein 5-Oxytryptamin, nachgewiesen werden [233]. Letzteres wird frei, wenn das Blut gerinnt. Die in den Thrombocyten enthaltene Menge ist ausreichend, um die im Serum gefundene zu erklären. Kaninchenthrombocyten haben den höchsten Serotoningehalt mit 7,5 γ pro 10^9 Thrombocyten. Die Identität des Vasoconstrictors mit dem 5-Oxytryptamin konnte auf Grund der UV-Absorption, der Reaktion mit Paradimethylaminobenzaldehyd, mit diazotierter Sulfanilsäure und der Kristallisation mit Pikrinsäure erwiesen werden. Es verursacht eine Kontraktion der Gefäße der Mesoappendix, des Rattenuterus und des Kaninchendarms auch nach Zugabe von Antihistamin, sowie eine Verkürzung der Blutungszeit selbst bei heparinisierten Tieren. Das Serotonin wird nur bei Gerinnung freigesetzt, nicht aber in Citrat- oder Oxalatblut. Zur Freisetzung ist ein thermolabiler Plasmafaktor erforderlich, der während derselben verbraucht wird.

Bereits aus dieser kurzen Übersicht geht die große Bedeutung der Thrombocyten für die Gerinnung hervor. Sie beeinflussen alle Phasen der Gerinnung, wenn auch nicht alle Funktionen gleiche Wichtigkeit zu besitzen scheinen. Der Thrombocytenfaktor 3 ist für die Auslösung der Gerinnung von Plasma unbedingt erforderlich, der Thrombocytenfaktor 1 bewirkt die Bildung der geringen Thrombinmenge, die für die Aktivierung des Faktor V (Proaccelerin) erforderlich ist, die Retraktion ist nur in Gegenwart unveränderter Thrombocyten möglich und der Vasoconstriktor dürfte für eine normale Blutstillung sehr wichtig sein.

Diskussion zu den Vorträgen von A. Winterstein, E. Hecht und E. Deutsch:

Herr FEISSLY, Lausanne: Ich möchte Ihnen einige kurze Betrachtungen über Kontaktwirkungen bei der Blutgerinnung mitteilen, eine Frage, die gewisse Zusammenhänge mit dem Problem der Lipoide aufweist. Es ist dies eine alte Frage, hat doch schon HEWSON [219] vor beinahe zwei Jahrhunderten den Kontakt des Blutes mit einer benetzbaren Wand als „primum movens" der Koagulation aufgefaßt. An diesem Ort ist es auch angezeigt, E. FREUND (Wien) zu erwähnen, der 1888 als erster die Verwendung von Paraffin zur Verzögerung der Blutkoagulation vorgeschlagen hat [160]. Die eigentliche Natur dieser Kontaktwirkung blieb jedoch lange Zeit im Dunkeln.

1904 konnten BORDET und GENGOU [52] feststellen, daß die Kontaktwirkung bei der *Genese des Thrombins* eine Rolle spielt; außerdem konnten die beiden zeigen, daß es sich um eine *Initialwirkung* handelt, nach der Auffassung von BORDET in der Phase Proserozym-Serozym.

Die Adhäsivität der Blutplättchen an der benetzbaren Wand führte zur Annahme, daß dieser Kontakt den Zerfall dieser Elemente bewirke. In Wirklichkeit haben die Untersuchungen von GRATIA [183], die von den meisten zeitgenössischen Autoren übergangen werden, dargetan, daß diese Auffassung als zu einfach abzulehnen ist, daß vielmehr die Kontaktwirkung *auch* und vor *allem* auf das Plasma sich geltend macht.

Es tauchte nun die Frage auf, welcher oder welche Plasmafaktoren durch diesen Kontakt beeinflußt werden. Rufen wir in Erinnerung, daß in den letzten Jahren BIGGS, DOUGLAS und MACFARLANE [45] annehmen, daß allein der Faktor IX (Cofaktor B, Christmas factor) im Plasma modifiziert wird, während RAPAPORT, AAS und OWREN [404] diese Auffassung zwar übernehmen, aber auf Grund ihrer Untersuchungen annehmen, daß das zirkulierende Plasma außerdem den Faktor VII in einer inaktiven Form (inaktives Proconvertin) enthält, welcher durch Adsorption eines Inhibitors in den aktiven Faktor VII (aktives Proconvertin) verwandelt wird.

Andere Interpretationen, wie diejenige der Adsorption des Lipoidinhibitors des Thromboplastins (Anticephalin von TOCANTINS [489]) und diejenige der Adsorption eines Proteininhibitors des Prothrombins [143], sind weiterhin vorgeschlagen worden.

Diese Auffassung einer elektiven Adsorption gewisser Substanzen findet eine Stütze durch die Untersuchungen von GORTNER und BRIGGS [175], die die Möglichkeit einer elektrostatischen Adsorption positiv geladener Kolloide durch die negativ geladene, netzbare Wandoberfläche in Betracht ziehen. Wir möchten dazu bemerken, daß eine solche Adsorption nicht notwendigerweise die Elimination eines Inhibitors in sich schließt, da man auf den benetzbaren Oberflächen ebensogut eine erhöhte Konzentration eines Aktivators gleicher Ladung annehmen könnte.

Diese Konzeption könnte die wohlbekannte Tatsache erklären, daß die Koagulation eines hämophilen Plasmas — selbst Blutplättchen-frei — immer an der Oberfläche beginnt, das heißt in der Zone, in der sich jene die Oberflächenspannung herabsetzenden Substanzen ansammeln. Die Auswirkungen des Kontaktes auf die Plasmaproteine sind wahrscheinlich noch weit komplexerer Natur, da man weiß, daß die Molekeln der globulären Proteine, adsorbiert in monomolekularer Schicht, die Tendenz haben, sich zu dehnen usw.; zudem trennen sich unter dem Einfluß asymmetrischer Felder, wie solche an den Zwischenflächen entstehen, Seitenketten polarer und nicht polarer Natur.

Der Adsorption könnte aber auch eine Hydrolyse folgen, was zur Annahme einer enzymatischen Auffassung dieser Kontaktwirkungen führen würde; wenn man annimmt, daß die Adsorption sich auf die Gesamtheit der Plasmaproteine bezieht, so wäre es logisch, daß dann die *labilsten* Fraktionen zuerst in Reaktion treten würden.

Bei Annahme einer solchen Hypothese würde nichts dagegen sprechen, daß der Kontakt sich auf mehrere Proteingruppen erstrecken würde, zum Beispiel auf das Proserozym von BORDET, was in Übereinstimmung mit den letzten Untersuchungen von QUICK [398] wäre. Man weiß, daß dieser Autor die These der Umwandlung eines Prothrombinogens durch Kontaktwirkung in ein aktives Prothrombin vertritt.

Nach den durch QUICK bestätigten Angaben von GRATIA könnte diese Umwandlung — wenn auch langsam — bei decalcifiziertem Plasma vor sich gehen, so daß man sagen könnte, daß jedes „plasma contacté", infolgedessen jedes konservierte Blut, eine beginnende Koagulation aufweist.

Dies führt weiter dazu, die Frage nach der eventuellen Aktivierung des inaktiven Faktor VII durch Kontaktwirkung zu diskutieren. — Dies hängt aber davon ab, was man unter inaktivem Faktor VII versteht. Wenn auch die Existenz eines Faktor VII von den meisten Autoren angenommen wird, so ist doch sein Ursprung noch umstritten. In neueren Untersuchungen neigen LAMY und WAUGH [300] dazu, den Faktor VII als ein modifiziertes Prothrombin aufzufassen, eventuell als ein Spaltprodukt des Prothrombinmoleküls. Wenn Kontakt wirklich eine Hydrolyse auszulösen vermag, so läßt sich eine Hypothese aufstellen, nach der die Desaggregation eines Prothrombinogens (= Proserozyms) einerseits zur Bildung von aktivem Prothrombin und anderseits zu einer, dem Faktor VII analogen Komponente führen könnte. Das so gebildete aktive Prothrombin würde dann mit dem fertigen, autonomen Thromboplastin des Blutes reagieren.

Überblickt man die durch Kontakt ausgelösten Einwirkungen auf das Blut außerhalb der Gefäße, so wird man als *„primum movens"* der Koagulation eine Initialaktivierung gewisser Plasmafaktoren annehmen. Der Blutplättchenzerfall, wenn auch sehr wichtig, ist eine Folgeerscheinung, und wir finden hier die alte Auffassung von WOOLDRIGE (1893) [526] bestätigt, nach welcher ein Plasma außerhalb der Gefäße sich gegenüber den Blutplättchen aggressiv verhält. Eine Reihe von Autoren, so CONLEY, HARTMANN [78], ERKELEN [125] und in neuerer Zeit wir selbst [138] haben diese Konzeption wieder aufgenommen.

Weiter können wir feststellen, daß das zirkulierende Blut alle zur Koagulation notwendigen Faktoren enthält, zwar einige davon in nicht aktiviertem Zustand. Unter diesen Faktoren wäre die Anwesenheit eines thermolabilen Lipoproteins zu erwähnen, welches ich in einer Arbeit 1943 [138] beschrieben habe. Dieses Lipoprotein scheint dem „Thromboplastic protein" von CHARGAFF [76] oder den von BRAUNSTEINER und KARNER [60] beschriebenen Plättchenzerfallsprodukten zu entsprechen.

Nach unserer Auffassung existiert dieser Faktor schon im zirkulierenden Blut, bedingt durch die physiologische Zerstörung von Thrombocyten. — Selbstverständlich wird dieser mengenmäßig bei der Zerstörung „in vitro" erheblich zunehmen.

Da die Plättchen noch ein thermostabiles Lipoid (Plättchencytocym von BORDTE) enthalten, wird durch dessen Freiwerden ein weiterer gerinnungfördernder Faktor eingeführt.

Herr ROKA, Frankfurt: Nach BIGGS u. a. [44—46] erhält Gewebethrombokinase ihre volle Aktivität erst, nachdem sie mit den Faktoren V und VII reagiert hat, während zur Aktivierung der Blutthrombokinase Plättchenfaktor 3 und die Plasmafaktoren V, VII, VIII (antihämophiles Globulin) und IX (PTC) zusammenwirken müssen. Gewebethrombokinase ist demnach eine teilaktive Thrombokinase, die gewissermaßen einem Komplex aus den Komponenten Plättchenfaktor, Faktor VIII und IX entspricht (die Rolle von PTA und Faktor X sind hierbei noch nicht untersucht). Ergibt sich diese Beziehung nur aus dem Verhalten oder kann man Gewebethrombokinase in diese Komponenten zerlegen oder diese doch darin nachweisen? Wenn Gewebethrombokinase einen Komplex aus diesen Komponenten darstellt, dann wäre es denkbar, daß die einzelnen Komponenten darin in unterschiedlicher Menge vorliegen und dadurch verschiedene Aktivitäten resultieren. Es ist ja bekannt, daß aus den einzelnen Organen verschieden aktive Thrombokinasepräparate gewonnen werden können, die sich zum Teil auch qualitativ verschieden verhalten. Aber auch wenn man etwa Hirnthrombokinase nach einem einheitlichen Verfahren gewinnt, fallen die einzelnen Chargen verschieden aus. Acetontrockenpulver verliert beim Aufbewahren an Aktivität, ebenso fertige Suspensionen von Thrombokinase in physiologischer Kochsalzlösung, wobei die Aufbewahrungstemperatur eine wesentliche Rolle spielt. Uns interessierte die Frage, ob es möglich ist, diese Unterschiede und Veränderungen der Thrombokinase auf eine ihrer Komponenten zurückzuführen.

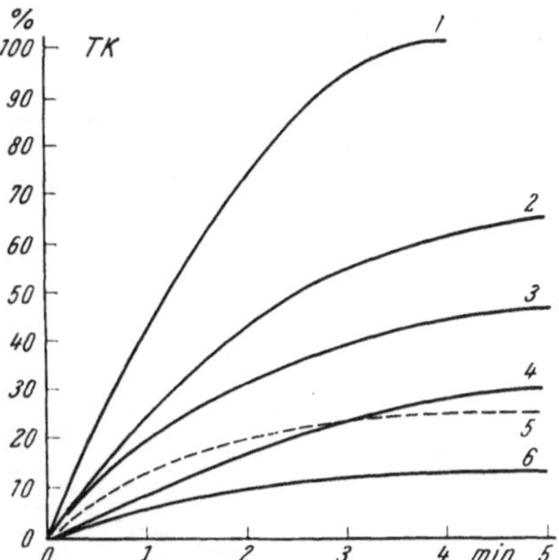

Abb. 1. Thrombokinasebildung in einem System, bestehend aus Plättchen und den Faktoren V, VII, VIII und IX. *1* Sämtliche Faktoren vorhanden, *2* ohne Faktor V, *3* ohne Faktor VIII, *4* ohne Faktor VII, *5* ohne Faktor IX, *6* ohne Thrombocyten. Abszisse: Inkubationszeit in Minuten. Ordinate: Gebildete Thrombokinase in Prozent.

Dazu haben wir uns ein System aus den Komponenten Ca^{++}, Plättchen und den Faktoren V, VII, VIII und IX zusammengestellt, die gemeinsam vollaktive Thrombokinase liefern. Läßt man aber eine Komponente weg, so entsteht keine oder weniger Thrombokinase (Abb. 1). In diesem System haben wir dann jeweils eine Komponente durch Gewebethrombokinase ersetzt und verglichen, wie weit die Gewebethrombokinase diese Komponente vertritt. Abb. 2 und 3 zeigen die Ergebnisse, die wir mit Thrombokinase-Suspensionen erhalten haben, die bei verschiedenen Temperaturen 5 Tage gealtert waren.

Der Plättchenfaktor läßt sich sowohl durch frische als auch durch 5 Tage lang bei — 10°, 4° und Zimmertemperatur aufbewahrte Thrombokinase-Suspension vollwertig ersetzen. Dagegen besitzt 5 Tage bei **37°** gehaltene Thrombokinase keine Aktivität mehr (Abb. 2a). Faktor VIII läßt sich durch Gewebethrombokinase nicht vollwertig ersetzen, d. h. Gewebethrombokinase enthält nicht optimale Mengen Faktor VIII. Beim Aufbewahren sinkt die Faktor VIII-Aktivität weiter ab (Abb. 2c).

Auch Faktor IX läßt sich nach unseren Versuchen durch Gewebethrombokinase nicht ersetzen (Abb. 2d). Das widerspricht der Tatsache, daß ein Faktor IX-Mangel (Christmas-Disease, Hämophilie B) durch Bestimmung der Gerinnungszeit mit Gewebethrombokinase nicht erkennbar ist. Denn wenn dieser Faktor IX fehlt, so müßte sich ein Mangel daran im Plasma klar erkennen lassen. Wieweit unser Faktor IX-Präparat mit dem Christmas-Faktor übereinstimmt, haben wir nicht überprüfen können.

Faktor V läßt sich durch Gewebethrombokinase weitgehend ersetzen (Abb. 2b), ebenso Convertin (Abb. 3), d. h. Gewebethrombokinase enthält bereits eine gewisse Faktor V- und Convertin-Aktivität. Während die Faktor V-Aktivität beim Aufbewahren abnimmt (Abb. 2b), nimmt diejenige von Faktor VII überraschenderweise zu (Abb. 3).

Auf eine ausführliche Diskussion dieser Ergebnisse möchte ich nicht eingehen, sondern nur auf die praktische Bedeutung der Befunde hinweisen. Seit Quick benutzen wir ja Gewebethrombokinase zur Bestimmung der Plasmafaktoren des Ge-

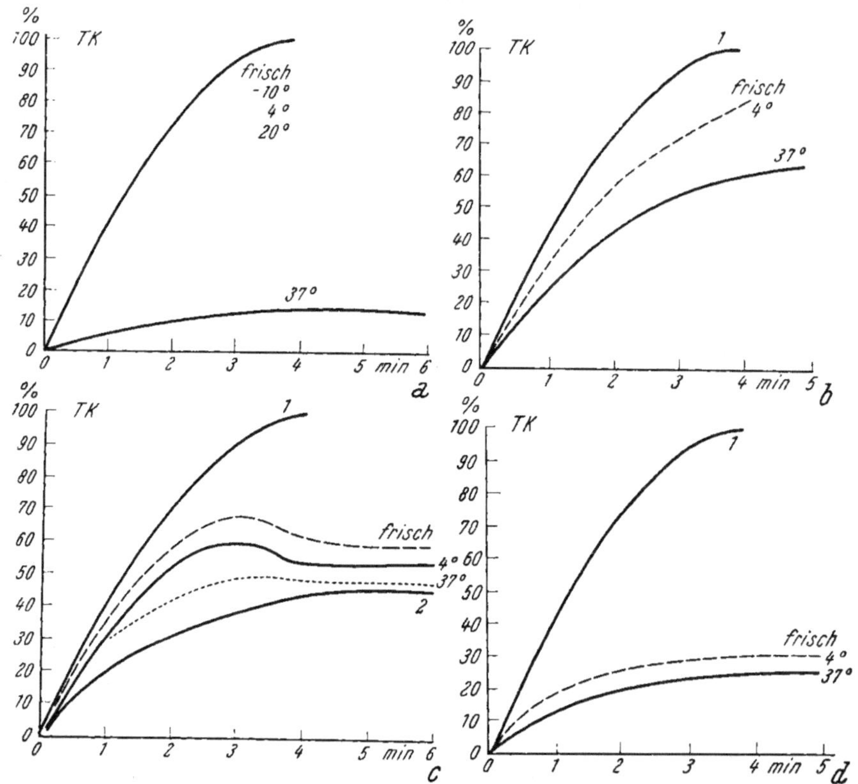

Abb. 2. Dasselbe System wie Abb. 1. *a* Thrombocyten durch Thrombokinase-Suspension ersetzt, *b* Faktor V durch Thrombokinase-Suspension ersetzt, *c* Faktor VIII durch Thrombokinase-Suspension ersetzt, *d* Faktor IX durch Thrombokinase-Suspension ersetzt, *1* jeweils Kontrollkurve mit sämtlichen Faktoren, *2* Kontrollkurve unter Weglassung des jeweils untersuchten Faktors. Die Bedingungen der Lagerung der Thrombokinase-Suspension sind jeweils bei den betreffenden Kurven angegeben. Legende wie Abb. 1.

rinnungssystems. Dabei gehen wir von der Voraussetzung aus, daß die Gewebethrombokinase ein einheitliches Präparat ist, dessen Aktivität sich an der Gerinnungszeit von Normalplasma standardisieren läßt. Nach den vorliegenden Befunden kann

Tabelle 1

	PTC	VII	V, VI	Verhältnis
H-TK 40°	92	74	85	100 : 81 : 92
H-TK 60°	84	66,5	93	100 : 79 : *111*
H-TK 70°	95,5	66	68	100 : *69* : 71
H-TK 100°	89	67	81,5	100 : 75 : 92
R-TK 60°	100	100	100	100 : 100 : 100
Geigy 4111	58	68	51	100 : 117 : 88
5042	56	62	42	100 : 111 : 75
9113	62	77	61,5	100 : *124* : 99
Hoffmann-La Roche	100	90	62	100 : 90 : *62*
Milch	43	45	15	100 : 105 : 35
Speichel	16,5	12	18,5	100 : 73 : 112

H = Human, R = Rind.

sich die Zusammensetzung der Gewebethrombokinase mit dem Alter des Präparates, daneben aber sicherlich noch durch viele, nicht immer kontrollierbare Faktoren ändern. Damit ändert sich aber auch die „Aktivität" der Plasmafaktoren (siehe Tab. 1).

Daneben glauben wir, daß die Untersuchungen über die Natur der Gewebethrombokinase dazu beitragen, ihre Funktion in den Zellen kennenzulernen. Bisher läßt sich diese noch nicht angeben. Die Gewebethrombokinase ist offenbar in den Mikrosomen — wahrscheinlich aller Organzellen — enthalten, allerdings in unterschiedlicher Aktivität, d. h. wir werden die einzelnen Komponenten darin in verschiedener Menge auffinden. Anderseits dürfen wir damit rechnen, daß wir überall Thrombokinaseaktivität finden, wo wir auch Mikrosomen vorliegen haben. Das bestätigt sich in den mikrosomenhaltigen Exkreten holokriner Drüsen, wie Speichel und Milch.

Thrombokinaseaktivität ist nichts an sich Vorhandenes, sondern eine Eigenschaft, die wir erst mit unserem Test hineinprojizieren, genau so, wie wir ja die Eigenschaft „Komplement" auch erst durch den Test hineinprojizieren. Sicherlich gibt es eine Thrombokinaseaktivität vom Gesichtspunkt der Gerinnung, wie es eine Komplementaktivität vom Gesichtspunkt der Immunologie gibt. Aber in beiden Fällen kommt die Aktivität durch das Zusammenwirken verschiedener Komponenten zustande, die jede für sich betrachtet nicht nur die Funktion einer Vorstufe zu haben braucht, sondern irgendwelche spezifischen Funktionen erfüllt, die wir solange nicht sehen werden, solange uns der richtige Blickpunkt bzw. der richtige Test fehlt.

Herr Lüscher, Bern: Danielli [95] hat schon vor längerer Zeit bei Perfusionsversuchen gefunden, daß das Auftreten eines Ödems durch die Anwesenheit von Thrombocyten in den Perfusionslösungen stark verzögert wird. Chambers und Zweifach [74] haben anderseits auf eine an der Innenwand der Gefäße lokalisierte Substanz hingewiesen, die sich bei Calcium-freier Perfusion ihrer Präparate ablöste, wobei gleichzeitig die permeabilitätvermindernde Wirkung von späteren Calciumgaben verlorenging. Schließlich haben serologische Studien Angaben geliefert, die es wahrscheinlich erscheinen lassen, daß zwischen den Thrombocyten und Substanzen aus der Gefäßwand eine Verwandtschaft besteht.

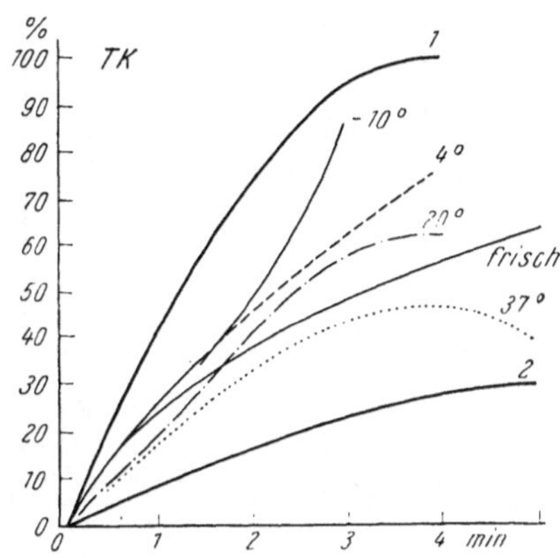

Abb. 3. Dasselbe System wie Abb. 1, nur wurde Faktor VII durch eine Aufschwemmung von Gewebethrombokinase ersetzt, die bei verschiedenen Temperaturen fünf Tage gelagert worden war. 1 Kontrolle, alle Faktoren enthaltend, 2 Kontrolle ohne Faktor VII. Legende wie Abb. 1.

In Thrombocytenextrakten finden sich Substanzen, die bei Zugabe von Calciumionen im Konzentrationsgebiet von 10 bis 20 mM unlösliche Niederschläge ergeben. Wir haben uns die Frage gestellt, ob es sich dabei um die von Chambers und Zweifach beschriebenen Stoffe handle und ob sie in vivo permeabilitätvermindernde Eigenschaften aufweisen. In Vorversuchen an Ratten zeigte sich, daß tatsächlich mit derartigen Präparaten das Dextranödem unterdrückt werden kann, besonders wenn gleichzeitig eine genügende Versorgung mit Calcium, z. B. durch Anlegen eines Depots, gewährleistet ist. Die bei diesen Versuchen verwendeten Präparate zeigten alle das Phänomen, bei Zugabe von Thrombin zu gerinnen, wie dies schon von Seegers und Mitarbeitern [510] beschrieben worden ist. Neuerdings ist es gelungen, diese Substanz weiter zu reinigen, wobei ein elektrophoretisch weitgehend einheitliches Produkt erhalten wurde.

Da es uns wichtig erschien, die Bedingungen kennenzulernen, unter denen dieses Protein, dem wir den vorläufigen Namen *Protein „S"* gegeben haben, aus den Plättchen freigesetzt wird, haben wir uns dem Studium der Thrombocyten-auflösenden Substanzen des gerinnenden Blutes zugewandt. In ihren ersten Arbeiten über den Thromboplastinbildungstest haben Biggs und MacFarlane [44] eine Methode angegeben, die auf einfache Weise mittels Adsorption an Aluminiumhydroxyd die Herstellung von Faktor VII aus Serum und von Antihämophilieglobulin aus Plasma gestattet. Es ist heute bekannt, daß beide Präparate noch andere Faktoren mit Sicherheit enthalten. Es fiel uns auf, daß im vollständigen Inkubationsgemisch aus dem erwähnten Lösungspaar Thrombocyten und Calcium mit steigender Inkubationszeit ein linearer Abfall der Retraktionsaktivität der Plättchen festzustellen ist (Material aus Schweineblut). Wird irgendein Partner des Kinasebildungssystems weggelassen, so tritt dieser Effekt nicht mehr auf. Wie wir früher fanden, ist nur der intakte Thrombocyt fähig, die Retraktion des Plasmagerinnsels auszulösen, so daß offensichtlich dem Abfall der Retraktionsendwerte eine fortschreitende Zerstörung der Plättchen entsprechen muß. Studiert man an Hand der so errechneten Plättchenverluste die Kinetik des Zerfalls, so findet man den Typus einer Reaktion erster Ordnung. Daraus können bereits gewisse Schlüsse gezogen werden: Es läßt sich z. B. ausschließen, daß sich aus den Plasmafaktoren des Inkubationsgemisches eine Plättchen lysierende Substanz in einer mit der Zeit fortschreitenden Aktivierungsreaktion bildet. Thrombin oder Prothrombin ließen sich im Inkubationsgemisch nicht in meßbaren Konzentrationen nachweisen. Der plättchenzerstörende Einfluß von Thrombin ist ohnehin völlig bedeutungslos gegenüber demjenigen des Thromboplastin bildenden Systems oder selbst gegenüber gealtertem Serum, in dem sich kein aktives Thrombin mehr nachweisen läßt.

Diese Untersuchungen haben bisher gezeigt, daß eine durch Calciumzugabe fällbare Fraktion aus Thrombocyten einen Einfluß bei der Regulierung der Gefäßpermeabilität zu haben scheint. Diese Substanz und mit ihr offensichtlich auch die für das Gerinnungssystem bedeutsamen Thrombocytenkomponenten werden durch eine Kombination von Plasma- bzw. Serumfaktoren bei der Gerinnung in Freiheit

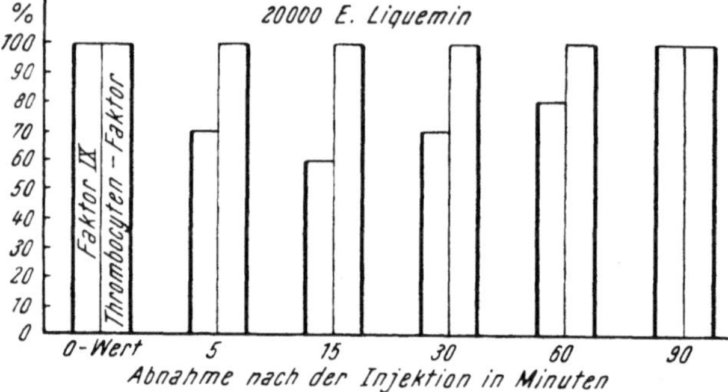

Abb. 4. Verhalten von Faktor IX und Thrombocytenfaktor 3 nach i. v. Injektion von Liquemin. Abszisse: Zeit nach der Injektion in Minuten; Ordinate: Konzentration von Faktor IX und Thrombocytenfaktor 3 in Prozent.

gesetzt. Diese Faktoren sind nicht identisch mit Thrombin oder Prothrombin; ebensowenig ließ sich ein *direkter* Einfluß von benetzbaren Oberflächen auf die Thrombocyten bestätigen. Eine weitere Folgerung aus diesen Befunden ist, daß sich die Retraktionsaktivität der Plättchen als aus zelleigenen und plasmatischen Faktoren zusammengesetztes Phänomen erweist, welchem Umstand bei Retraktionsproben Rechnung getragen werden muß.

Herr BELLER, Gießen, hat gemeinsam mit MAMMEN die Wirkung von Heparin auf die Thrombokinasebildung untersucht und konnte zunächst im Gegensatz zu den später erschienenen Ergebnissen von McMILLEN und BROWN [326] keine Wirkung nachweisen, außer wenn Heparinplasma als Substrat im Thromboplastin-Generation-Test verwendet wurde. Diese Hemmung konnte mit Protamin aufgehoben werden. Bei dem Versuch, die Ursache der unterschiedlichen Ergebnisse aufzuklären, zeigte sich, daß der Faktor IX 5 Minuten nach der Heparininjektion vermindert ist. Die Verminderung ist nach 15 Minuten am deutlichsten und nach $1^{1}/_{2}$ Stunden bereits vorbei, obwohl der r-Wert im TEG zu dieser Zeit noch stark verlängert ist (Abb. 4). BELLER und MAMMEN hatten ihre Untersuchungen ursprünglich erst nach 1 bis 2 Stunden durchgeführt. Die Verminderung des Faktor IX kann durch Protamin in vitro nicht aufgehoben werden, so daß die Verminderung nicht durch Heparin vorgetäuscht sein kann. Eine Verminderung von PTA konnte ausgeschlossen werden. Auch während einer Heparintherapie ist der Faktor IX jeweils 1 bis $1^{1}/_{2}$ Stunden nach jeder einzelnen Injektion wieder normalisiert, so daß diesbezüglich die von MERZ [340] beschriebene Kumulation der Heparinwirkung nicht beobachtet werden kann. Der Thrombocytenfaktor 3 wird durch Heparin nicht beeinflußt.

Herr LASCH, Heidelberg: Behandelt man in vitro Normalserum mit Bariumsulfat, so sieht man, daß seine Antithrombinaktivität (Antithrombin III und Antithrombin IV) ganz erheblich ansteigt. Gibt man dem so behandelten Serum das Eluat aus dem Bariumsulfat wieder hinzu, dann geht die Aktivität für Antithrombin wieder auf den Ausgangswert zurück. Den gleichen Effekt kann man erzielen, wenn man dem Bariumsulfatserum geringe Mengen einer reinen Lösung von Faktor VII (Behring-Werke oder selbst hergestellt) zusetzt. Faktor VII scheint also in vitro Antithrombin III und IV zu hemmen.

Ich darf nun fragen, ob auch in vivo der Faktor VII neben seiner wesentlichen Funktion als Accelerator eine Hemmung des Antithrombins bewirken kann? Es wäre doch sehr interessant, wenn einem Faktor aus dem gerinnungfördernden System eine Hemmwirkung auf das gerinnunghemmende System zukommen würde, ein Vorgang, der dazu beitragen könnte, jenes dynamische Gleichgewicht der Blutgerinnung zu stützen, das Herr WINTERSTEIN in seinem Referat eben erwähnt hat, und das die Grundlage für jene Hypothese bildet, die Herr ROKA und ich unter dem Begriff: „latente Gerinnung in vivo" aufgestellt haben.

Herr HARTERT, Heidelberg, konnte die Untersuchungen FONIOS über den Sitz der retraktionsauslösenden Wirkung im Hyalomer bestätigen. Die Plättchen geben bei der Retraktion ein stoffliches Prinzip ab, welches, in ein plättchenfreies gerinnendes Plasma gebracht, die Festigkeit seines Gerinnsels weit unter die des plättchenfreien Gerinnsels herabsetzt. Ein solches Plasma zeigt keine Retraktion. Die Wirkung dieses Stoffes wird durch Serum außerordentlich schnell inaktiviert. Ein normal thrombocytenhaltiges Plasma entwickelt nach Zusatz von Fermenthemmern ein gleich schlaffes Gerinnsel. Die Retraktion beginnt zeitlich nicht erst nach Vollendung der Gerinnung, sondern

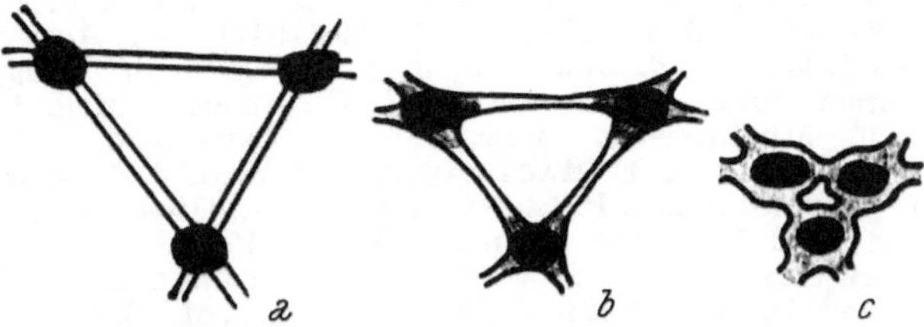

Abb. 5. Theorie der Retraktion.

die ersten Fibrinfäden unterliegen bereits dem Retraktionsprozeß, soweit sie mit Blutplättchen in Kontakt sind. 1949 hat HARTERT folgende Theorie entwickelt, welche den Mechanismus der Retraktion erklären soll: Die Plättchen geben ein stoffliches Prinzip, das Thromboglutin (Thrombusleim), ab. Dieser Stoff hat eine hohe Affinität zu Fibrin. Er wandert in die an den Plättchen angehefteten Fibrinfaserenden ein und führt dort zu einer plastischen Erweichung des Fibrinmoleküls. Das gleichzeitige Attraktionsbestreben der Plättchen kann auf diese Weise eine Verkürzung der Fibrinfasern an ihrem thrombocytennahen Ende hervorrufen (Abb. 5). Man kann sich dies etwa so vorstellen, wie wenn eine Wachskerze gegen einen heißen Ofen gedrückt wird. Dieser Vorgang verläuft zeitlich so langsam, daß er nicht über die unmittelbare Umgebung der Plättchenleiber hinaus fortschreitet. Da das Thromboglutin im Serum sehr rasch inaktiviert wird, kann es nicht zu einer Erweichung der weiter von den Plättchen entfernten Fibrinfasern kommen. Wird das Thromboglutin-abbauende Ferment im Serum, beispielsweise eine Thromboglutinase, durch Methylenblau gehemmt, so kann sich das Thromboglutin ungehindert ausbreiten. Es kommt infolgedessen, wie auch der Versuch zeigt, zu einer allgemeinen Erschlaffung des Gerinnsels. Der Mechanismus der Retraktion ist also offenbar an die platzweise Verteilung bzw. Konzentration des retraktionsauslösenden Stoffes gebunden. Der Vorgang der Fibrinerweichung durch das Thromboglutin hat nichts zu tun mit der Fibrinolyse, da diese letztere gerade durch Fermenthemmer gebremst wird, welche die Fibrinerweichung begünstigen. Obgleich verschiedene Autoren nachgewiesen haben, daß während der Retraktion Eiweißabbauprodukte aus dem Gerinnsel austreten, so scheint doch das Fibringerinnsel selbst bei der Retraktion kaum an Masse zu verlieren, d. h. es findet nur eine Umformung des Fibrinmoleküls, aber keine Auflösung statt. Diese Umformung kann in extremen Fällen zu einem völlig strukturlosen Ineinanderfließen der Fibrinfasern führen, wie man histologisch leicht nachweisen kann.

Literaturverzeichnis

1. ACHARD, CH., und M. AYNAUD: C. r. Soc. Biol. **61**, 288 (1909). — *2.* ACKROYD, J. F.: Clin. Sci. **7**, 249 (1948). — *3.* ACKROYD, J. F.: Clin. Sci. **8**, 235 (1949). — *4.* ACKROYD, J. F.: Clin. Sci. **8**, 269 (1949). — *5.* ACKROYD, J. F.: Quart. J. Med. **18**, 299 (1949). — *6.* ACKROYD, J. F.: Progress in Allergy, Bd. III. Basel, New York: Karger. 1952. — *7.* ACKROYD, J. F.: Amer. J. Med. **14**, 605 (1953). — *8.* ACKROYD, J. F.: 5th Internat. Congr. Haemat., Paris 1954, S. 232. — *9.* ADAMSON, D. G., W. WALKER und A. E. MACINTOSH: Brit. med. J. **1953** II, 656. — *10.* AGGELER, P. M., J. HOWARD und S. P. LUCIA: Blood **1**, 472 (1946). — *11.* AGGELER, P. M., T. H. SPAET und B. E. EMMERY: Science **119**, 806 (1954). — *12.* AGGELER, P. M., S. G. WHITE, M. B. GLENDENING, E. W. PAGE, T. B. LEAKE und G. BATES: Proc. Soc. exper. Biol. a. Med. **79**, 692 (1952). — *13.* AGGELER, P. M., S. G. WHITE und TH. H. SPAET: Blood **9**, 246 (1954). — *14.* ALBERTINI, A.: Schweiz. Z. allg. Path. Bakt. **17**, 1 (1954). — *15.* ALEXANDER, B., und R. GOLDSTEIN: Amer. J. Med. **13**, 255 (1952). — *16.* ALEXANDER, B., R. GOLDSTEIN, L. RICH, A. G. LE BOLLOCH, L. K. DIAMOND und W. BORGES: Blood **9**, 843 (1954). — *17.* ALLEN, S. G., R. V. MOULDER, D. M. EMERSON und D. GLOTZER: J. Labor a. clin. Med. (Am.) **34**, 1579 (1949). — *18.* ANDREASSEN, M.: Haemofili i Danmark, Kopenhagen 1943. — *19.* ANDREW, R.: Brit. med. J. **1953** I, 1063. — *20.* ARVAY, S., und E. SZIRMAI: Vortrag. Gynäkologenkongreß, Budapest, 26. 10. 1951. — *21.* ARVAY, S., und E. SZIRMAI: Magyar Nöorvosok Lapja (Ung.) H. 9/10, 1953. — *22.* ASTRUP, T.: Acta haemat. **7**, 271 (1952). — *23.* AUSTIN, J. H., und O. H. P. PEPPER: Arch. int. Med. (Am.) **11**, 305 (1913).

24. BARBERO, G. J., S. KATZ, H. KRAUS und C. L. LEEDHAM: Arch. int. Med. **91**, 177 (1953). — *25.* BARKHAM, P., und L. M. TOCANTINS: Blood **9**, 134 (1954). — *26.* BARNER, F. R.: Zbl. Path. **88**, 411 (1952); s. a. HASCHEN, R. J.: Schweiz. med. Wschr. **84**, 967 (1954). — *27.* BASERGA, A.: Sang **25**, 742 (1954). — *28.* BEADLE, G. W.: Harvey Lect. (Am.) **40**, 179 (1945). — *29.* BEDSON, S. P.: J. Path. Bact. **25**, 94 (1922); Lancet **207**, 1117 (1924). — *30.* BEIGLBÖCK, W.: Z. klin. Med. **131**, 308 (1937). — *31.* BELL, W. N., und H. G. ALTON: Nature (Brit.) **174**, 880 (1954). — *32.* BELL, W. N., und H. G. ALTON: Brit. med. J. **1955** I, 330. — *33.* BELLER, F. K.: I. Symposium für Thrombelastographie, Pavia 1954. — *34.* BELLER, F. K., und E. MAMMEN: Klin. Wschr. **33**, 155 (1955). — *35.* BERGSAGEL, D. E.: 5th Internat. Congr. Haemat., Paris 1954. — *36.* BERNHARDI, M., und E. GRASSO: Min. ped. **4**, 239 (1952). — *37.* BERNING, F., und H. DÖRKEN: Diskussion zum Vortrag „Hämorrhagische Diathesen" von R. JÜRGENS, Ärztl. Verein, Hamburg, Nov. 1954. — *38.* VON BERNUTH, E.: Jb. Kinderhk. **107**, 181 (1925). — *39.* VON BERNUTH, E.: Dtsch. Arch. klin. Med. **152**, 321 (1926). — *40.* BIANCHI, V., A. GIAMPALMO und A. MARMONT: Minerva med. **40**, 101 (1949). — *41.* BIGELOW, F. S., und J. F. DESFORGES: Amer. J. med. Sci. **224**, 274 (1952). — *42.* BIGGS, R., und A. S. DOUGLAS: J. clin. Pathol. **6**, 15 (1953). — *43.* BIGGS, R., und A. S. DOUGLAS: J. clin. Pathol. **6**, 23 (1953). — *44.* BIGGS, R., A. S. DOUGLAS und R. G. MACFARLANE: J. Physiol. **119**, 89 (1953). — *45.* BIGGS, R., A. S. DOUGLAS und R. G. MACFARLANE: J. Physiol. **122**, 538 (1953). — *46.* BIGGS, R., A. S. DOUGLAS und R. G. MACFARLANE: J. Physiol. **122**, 554 (1953). — *47.* BIGGS, R., A. S. DOUGLAS, R. G. MACFARLANE, J. K. DACIE, W. R. PITNEY, C. MERSKEY und R. O'BRIEN: Brit. med. J. **1952** II, 1378. — *48.* BIGGS, R., und R. G. MACFARLANE: Human blood coagulation and its disorders. Oxford: Blackwell. 1953. — *49.* BINGHAM, J. B., O. O. MEYER und F. J. POHLE: Amer. J. med. Ass. **202**, 563 (1941). — *50.* BIRKENHÄGER, W. H.: Vox sanguinis **4**, 167 (1954). — *51.* BOLTON, F. G., und R. V. YOUNG: J. clin. Pathol. **6**, 320 (1953). — *52.* BORDET, J., und O. GENGOU: Ann. Inst. Pasteur **18**, 98 (1904). — *53.* BOTTO, A.: Haematologica **34**, 171 (1950). — *54.* BRACCO, M., und P. C. CURTI: Experientia **10**, 71 (1954). — *55.* BRAUNSTEINER, H.: Klin. Wschr. **29**, 335 (1951). — *56.* BRAUNSTEINER, H.: Internat. Symposium über hämorrhagische Diathesen, Wien 1955. S. 52. — *57.* BRAUNSTEINER, H., K. FELLINGER und F. PAKESCH: Blood **8**, 916

(1953). — *58.* BRAUNSTEINER, H., K. FELLINGER und F. PAKESCH: Klin. Wschr. **31**, 21 (1953). — *59.* BRAUNSTEINER, H., K. FELLINGER und F. PAKESCH: Blood **9**, 595 (1954). — *60.* BRAUNSTEINER, H., und O. KARNER: Wien. Z. inn. Med. **32**, 11 (1951). — *60a.* BRINKHOUS, K. M.: Sang **25**, 738 (1954). — *61.* BRINKHOUS, K. M., R. D. LANGDELL, G. D. PENICK, J. B. GRAHAM und R. H. WAGNER: J. Amer. med. Ass. **151**, 101 (1951). — *62.* BRÖMMELMANN, R.: Acta haemat. **11**, 10 (1951). — *63.* BRUNO, O.: Klin. Wschr. **31**, 169 (1953). — *64.* BUCHBORN, E.: Dtsch. med. Wschr. **77**, 1598 (1952). — *65.* BUCKMAN, T. E.: Amer. J. med. Sci. **175**, 307 (1928). — *66.* BUDTZ-OLSEN, O. E.: Clot retraction, Oxford: Blackwell. 1951. — *67.* BUTENANDT, A.: Jb. Max-Planck-Ges. 1951, 160. — *68.* BUTENANDT, A.: Naturw. **40**, 91 (1953).

69. CAGIANUT, B., und L. HOFFMANN-EGG: Graefes Arch. Augenhk. **153**, 391 (1952/53). — *70.* CAMERA, A., und A. ROMAGNOLI: 4th Europ. Congr. Haemat., Amsterdam 1953. — *71.* CAZAL, P., und P. IZARN: Acta haemat. **4**, 357 (1950). — *72.* CELSUS, C. A.: De Medicina (1478). Übersetzung von E. SCHELLER, Braunschweig 1906. — *73.* CHAMBERS, R., und B. W. ZWEIFACH: Amer. J. Anat. **75**, 173 (1944). — *74.* CHAMBERS, R., und B. W. ZWEIFACH: Physiol. Rev. **27**, 436 (1947). — *75.* CHARGAFF, E.: Science **85**, 548 (1937); J. biol. Chem. **121**, 175, 187 (1937); **125**, 677 (1938). — *76.* CHARGAFF, E., und R. WEST: J. biol. Chem. **166**, 189 (1946). — *77.* CLARK, W. G., und E. JACOBS: Blood **5**, 320 (1950). — *78.* CONLEY, C. L., R. C. HARTMANN und J. S. LALLEY: J. clin. Invest. (Am.) **28**, 775 (1949). — *79.* COPLEY, A. L.: Thrombose und Embolie. I. Internat. Tagung, Basel: Karger. 1954. S. 452. — *80.* CRAMER, R., P. FLÜCKIGER, C. GASSER, F. KOLLER, A. LOELIGER und M. MATTER: Acta haemat. **10**, 65 (1953). — *81.* VAN CREVELD, S.: Schweiz. med. Wschr. **82**, 399 (1952). — *82.* VAN CREVELD, S.: Acta haemat. **12**, 229 (1954). — *83.* VAN CREVELD, S., und I. A. MOCHTAR: Arch. Dis. Childh. **29**, 290 (1954). — *84.* VAN CREVELD, S., und M. M. P. PAULSSEN: Lancet **1951 II**, 242. — *85.* VAN CREVELD, S., und M. M. P. PAULSSEN: Lancet **1952 I**, 23. — *86.* VAN CREVELD, S., und M. M. P. PAULSSEN: Ann. paed. **181**, 193 (1953). — *87.* VAN CREVELD, S., M. M. P. PAULSSEN, H. L. BARTELS und R. WONK: J. clin. Path. **6**, 41 (1953). — *88.* CRISALLI, M., und G. COTELESSA: Minerva ped. **4**, 272 (1952).

89. DACIE, J. V.: The haemolytic anaemias. New York: Grune & Stratton. 1954. — *90.* DALGLEISH, P. G., und B. M. ANSELL: Brit. med. J. **1950 I**, 225. — *91.* DAM, H., und J. GLAVIND: Naturw. **28**, 207 (1940), zit. nach HEILMEYER-BEGEMANN, Handbuch der inneren Medizin, Bd. II. S. 838. Berlin-Göttingen-Heidelberg: Springer. 1951. — *92.* DAMESHEK, W.: Blood **8**, 382 (1953). — *93.* DAMESHEK, W.: Milzsymposion, Innsbruck 1954. — *94.* DAMESHEK, W., und E. B. MILLER: Blood **1**, 27 (1946). — *95.* DANIELLI, J. F.: J. Physiol. **98**, 109 (1940). — *96.* DAUSSET, J.: Symposion über Leukocyten- und Thrombocyten-Serologie, Paris, Januar 1955. — *97.* DAUSSET, J., B. BILSKY-PASQUIER, G. MALINVAUD, R. J. DAVY und ST. TARA: Sang **25**, 911 (1954). — *98.* DAUSSET, J., und G. MALINVAUD: Sang **25**, 847 (1954). — *99.* DAUSSET, J., G. MALINVAUD und F. LAYANI: Sem. Hôp. Par. **30**, 3055 (1954). — *100.* DAUSSET, J., A. NENNA, H. TSEYRENIS und J. BERNARD: Rev. d'Hémat. **8**, 316 (1953). — *101.* DAVIS, E.: Lancet **237**, 1110 (1939), zit. nach HEILMEYER-BEGEMANN, Handbuch der inneren Medizin, Bd. II, S. 851. Berlin-Göttingen-Heidelberg: Springer. 1951. — *102.* DELBEKE, M.: Mschr. Kindergeneeskunde **21**, 154 (1953). — *103.* DENNIG, H.: Münch. med. Wschr. **80**, 562 (1933). — *104.* DEUTSCH, E.: Die Hemmkörperhämophilie. Wien: Springer. 1950. — *105.* DEUTSCH, E.: Klin. Wschr. **28**, 326 (1950). — *106.* DEUTSCH, E.: Mschr. Kinderhk. **98**, 152 (1950). — *107.* DEUTSCH, E.: Verh. Dtsch. Ges. inn. Med. **58**, 550 (1952). — *108.* DEUTSCH, E.: Erg. inn. Med. N. F. **5**, 553 (1954). — *109.* DEUTSCH, E.: Rev. d'Hémat. **9**, 483 (1954). — *110.* DEUTSCH, E., und H. FRISCHAUF: 3rd internat. Congr. Haemat. Roma 1951. Comm. 161. — *111.* DEUTSCH, E., SH. A. JOHNSON und W. H. SEEGERS: Circulation Res. **3**, 110 (1955). — *112.* DEUTSCH, E., K. KUNDRATITZ, H. FRISCHAUF, J. JURKA und W. SCHADEN: Arch. Kinderhk. **148**, 115 (1954). — *112a.* DEUTSCH, E., und W. SCHADEN: Biochem. Z. **324**, 266 (1953). — *113.* DIEM, E.: Cardiologia **10**, 25 (1946). — *114.* DIETRICH, A.: Zbl. Path. **68**; Verh. dtsch. path. Ges. **30**, 142 (1937). — *115.* VAN DIJK, V. J., und E. HECHT: Tijdschr. Tandheelk. **53**, 1 (1946). — *116.* DINKLER, G.: Dtsch. med. Wschr. **64**, 523 (1938). — *117.* DÖRKEN, H.: Acta haemat. **10**, 340 (1953). — *118.* DUCKERT, F., P. FLÜCKIGER, H. ISENSCHMID, M. MATTER, J. VOGEL-MENG und F. KOLLER: Acta haemat. **12**, 197 (1954). — *119.* DUCKERT, F., P. FLÜCKIGER und F. KOLLER: Rev. d'Hémat. **9**, 489 (1954). — *120.* DURET, R. L., und L. FRANKEN: 5th Internat. Congr. Haemat. Paris, 1954. S. 184.

121. ELLIOT, R. H. E., und M. A. WHIPPLE: J. Labor. a. clin. Med. (Am.) **26**, 489 (1940). — *122.* ELSTER, K., H. G. LASCH und A. LINKE: Dtsch. Arch. klin. Med. **201**, 524 (1954). — *123.* EPPINGER, H.: Die Permeabilitätspathologie. Wien: Springer.

1949. — *124.* EPSTEIN, R. D., E. L. LOZNER, TH. S. DOBBEY und C. S. DAVIDSON: Amer. J. Med. 9, 44 (1950). — *125.* ERKELEN, A. D.: 4th Europ. Congr. Haemat., Amsterdam 1953. — *126.* ERNST, C.: In G. KLEMPERER, Neue Deutsche Klinik, Bd. 13, S. 64, Berlin und Wien: Urban & Schwarzenberg. 1935. — *127.* ESSER, H., und F. E. SCHMENGLER: Dtsch. med. Wschr. 74, 1323 (1949); Klin. Wschr. 80, 30 (1952). — *128.* ESTREN, S., L. S. MEDAL und W. DAMESHEK: Blood 1, 504 (1946). — *129.* EVANS, R. S.: 5th Internat. Congr. Haemat., Paris 1954, S. 189. — *130.* EVANS, R. S., und R. T. DUANE: Blood 4, 1196 (1949). — *131.* EVANS, R. S., K. TAKAHASHI, R. T. DUANE, R. PAYNE und C. LIU: Arch. int. Med. 87, 48 (1951). — *132.* Gestrichen.

133. FANCONI, G.: Schweiz. med. Wschr. 71, 255 (1941). — *134.* FANTL, P., und M. H. NANCE: Nature 159, 777 (1947). — *135.* FARBER, J. E.: Amer. J. med. Sci. 188, 815 (1934). — *136.* FAVRE-GILLY, J. P., I. HIRSCH, W. DAMESHEK und J. PRATT: Sang 21, 681 (1950). — *137.* FAVRE-GILLY, J. P., F. POTTON und M. M. POTTON-LAFUMA: La fibrinolyse et les diathèses hémorrhagiques fibrinolytiques. Lyon: Camugli. 1952. — *138.* FEISSLY, R.: Helvet. med. Acta 10, 3 (1943); 12, 215 (1945). — *139.* FEISSLY, R.: Helvet. med. Acta 11, 177 (1944). — *140.* FEISSLY, R.: Helvet. med. Acta 13, 313 (1946). — *141.* FEISSLY, R., und H. LÜDIN: Rev. d'Hémat. 4, 481 (1949). — *142.* FERGUSON, J. H., B. L. TRAVIS und E. B. GERHEIM: Blood 3, 1130 (1948). — *143.* FIALA, S.: Nature 167, 279 (1951). — *144.* FISCHER, A., und E. HECHT: Biochem. Z. 269, 115 (1934). — *145.* FISHER, B., G. H. ZUCKERMANN und R. C. DOUGLAS: Blood 9, 1199 (1954). — *146.* FLEISCHHACKER, H.: Wien. klin. Wschr. 51, 449 (1938); Wien. med. Wschr. 104, 171 (1954). — *147.* FLEISCHHACKER, H.: Klinische Hämatologie, 2. Aufl. Wien: W. Maudrich. 1950. — *148.* FLEISCH-HACKER, H., und L. WALTERSKIRCHEN: Fol. haemat. 58, 164 (1937). — *149.* FLÜCKIGER, P., F. DUCKERT und F. KOLLER: Schweiz. med. Wschr. 84, 1127 (1954). — *150.* FLÜCKIGER, P., A. HÄSSIG und F. KOLLER: Schweiz. med. Wschr. 83, 1035 (1953). — *151.* FLÜCKIGER, P., A. HÄSSIG und F. KOLLER: Acta haemat. 12, 339 (1954). — *151a.* FLÜCKIGER, P., und H. ISENSCHMID: Im Druck. — *152.* FONIO, A.: In A. BETHE, Handbuch norm. u. path. Physiol. Bd. VI/1, S. 307. Berlin: Springer. 1938. — *153.* FONIO, A.: Rev. d'Hémat. 2, 151 (1947). — *154.* FONIO, A.: Erg. inn. Med. N. F. 4, 1 (1953). — *155.* FORELL, M. N., und F. KOLLER: Münch. med. Wschr. 95, 433 (1953). — *156.* FORTUNATO, F.: Clin. pediatr. 33, 201 (1951). — *157.* FRANK, E.: Berl. klin. Wschr. 1915, 454, 490; Die hämorrhagischen Diathesen. Handbuch der Krankheiten des Blutes, Bd. II, S. 289. Berlin: Springer. 1925. — *158.* FRANKE, Zit. nach DIEM: Cardiologia 10, 25 (1946). — *159.* FREEMAN, L., H. ENGELBERG und A. DUDLEY: Amer. J. clin. Path. 24, 599 (1954). — *160.* FREUND, E.: Wien. med. Jb. N. F. 3, 259, 553 (1888). — *161.* FRICK, P. G.: J. Labor. a. clin. Med. 43, 860 (1954).

162. GAJDUSEK, D. C.: Walter reed army med. center, May 6, 1953. — *163.* GARDNER, F. H., D. HOWELL und E. O. HIRSCH: J. Labor. a. clin. Med. 43, 196 (1954). — *164.* GASSER, C., und G. DE MURALT: Helvet. paed. Acta 5, 364 (1950). — *165.* GEILL, T., E. LUND, H. DAM und E. SØNDERGAARD: Scand. J. clin. a. Labor. Invest. 6, 203 (1954). — *166.* GEYER, G., und E. KEIBL: Wien. Z. inn. Med. 33, 148 (1952). — *167.* GEYER, G., E. KEIBL und H. KÖLBL: Z. ges. exp. Med. 122, 1 (1953). — *168.* GIFFIN, C. F.: Am. J. med. Sci. 175, 44 (1928). — *169.* GIRAUD, G., P. CAZAL, A. LEVY, H. LATOUR und H. BARATI: Montpellier méd. 97, 732 (1952). — *170.* GLANZMANN, E.: Jb. Kinderhk. 88, 271, 379 (1916); 88, 1, 113 (1918). — *171.* GLANZMANN, E.: Schweiz. med. Wschr. 76, 1014 (1946). — *172.* GOLDSMITH, D. P. J., und CH. W. MUSHETT: J. biol. Chem. 211, 169 (1954). — *173.* GONDEMAND, M., und J. SAMAILLE: Sang 24, 269 (1953). — *174.* GOOSSENS, N.: Thrombose und Embolie. 1. Internat. Tagung. Basel: B. Schwabe & Co. 1954. S. 370. — *175.* GORTNER, R. A., und D. R. BRIGGS: Proc. Soc. exper. Biol. a. Med. 25, 820 (1928). — *175a.* GOVAERTS, P., und A. GRATIA: Rev. Belge Sci. méd. 3, 689 (1931). — *176.* GOUTTAS, A., H. TSEVRENIS, C. ROMBOS und F. FESSAS: Sang 23, 328 (1952). — *177.* GRAHAM, J. B., und K. M. BRINKHOUS: Brit. med. J. 1953 II, 97. — *178.* GRAHAM, J. B., I. L. COLLINS, J. D. GODWIN und K. M. BRINKHOUS: Proc. Soc. exper. Biol. a. Med. 77, 294 (1951). — *179.* GRAHAM, J. B., W. W. MCLENDON und K. M. BRINKHOUS: Amer. J. med. Sci. 225, 46 (1953). — *180.* GRANDJEAN, L. C.: Acta med. Scand. 131, Suppl. 213, 165 (1948). — *181.* GRANT, K. D.: Brit. med. J. 1953 II, 128. — *182.* GRASSO, E.: Minerva ped. 4, 36 (1952). — *183.* GRATIA, A.: J. Physiol. et Path. gén. 17, 772 (1917/18). — *183a.* GRIFONI, V., C. VANACORE und M. F. DE GASPERI: Policlinico 60, 69 (1953). — *184.* GROSS, R., und P. MATIS: Z. klin. Med. 150, 13 (1952). — *185.* GRÜNING, W.: Naturwiss. 31, 299 (1943); Pflügers Arch. 247, 292 (1944). — *186.* GUREVITCH,

J., und D. NELKEN: J. Labor. a. clin. Med. 44, 562 (1954). — 187. GUREVITCH, J., und D. NELKEN: Nature 173, 356 (1954).

188. HABICH, H.: Schweiz. med. Wschr. 83, 1253 (1953). — 189. HALDANE, J. B.: zit. nach NACHTSHEIM, H.: Naturwiss. 41, 385 (1954). — 190. HANSEN, E.: Ugeskr. Laeg. 1953, 6. — 191. HARKAVY, J.: Progress in Allergy. Vol. III, Basel & New York: Hoeber 1955. — 192. HARRINGTON, W. J.: Sang 25, 712 (1954). — 193. HARRINGTON, W. J.: 5th. Internat. Kongr. Haemat., Paris 1954. S. 216. — 194. HARRINGTON, W. J., J. W. HOLLINGSWORTH, V. MINNICH und C. V. MOORE: J. clin. Invest. 30, 646 (1951). — 195. HARRINGTON, W. J., J. W. HOLLINGSWORTH, V. MINNICH und C. V. MOORE: J. Labor. a. clin. Med. 38, 1 (1951). — 196. HARRINGTON, W. J., C. C. SPRAGUE, V. MINNICH, C. V. MOORE, R. C. AHLVIN und R. DUBACH: Ann. int. Med. 38, 433 (1953). — 197. HARTERT, H.: Klin. Wschr. 27, 789 (1949). — 198. HARTERT, H.: Klin. Wschr. 28, 78 (1950). — 199. HARTERT, H.: Z. ges. exper. Med. 117, 189 (1951). — 200. HARTERT, H.: Dtsch. Arch. klin. Med. 199, 402 (1952). — 201. HARTERT, H.: Naunyn-Schmiedebergs Arch. exper. Path. u. Pharm. 222, 154 (1954). — 201 a. HARTERT, H.: Klin. Wschr. 32, 139 (1954). — 202. HÄSSIG, A.: Schweiz. med. Wschr. 82, 1107 (1952). — 203. HECHT, E.: Acta brev. neerld. Physiol. usw. 12, 68 (1942). — 204. HECHT, E.: Sang 21, 486 (1950) und unveröffentlichte Befunde. — 205. HECHT, E.: Chem. Weekbl. 47, 905 (1951); Nederl. Tijdschr. Geneesk. 95, 2371 (1951). — 206. HECHT, E.: Acta Physiol. et Pharmacol. Neerl. 2, 134 (1951). — 207. HECHT, E.: Acta Haemat. 9, 237 (1953). — 208. HECHT, E.: Experientia 10, 428 (1954). — 209. HECHT, E.: Biochem. Z., im Druck. — 210. HECHT, E.: Wien. klin. Wschr., im Druck. — 211. HECHT, E., und U. J. VAN DIJK: Nederl. Tijdschr. Geneesk. 89, 301 (1945). — 212. HECHT, E., und CHR. MINK: Biochim. et Biophys. Acta 8, 641 (1952) und unveröffentlichte Befunde. — 213. HECKNER, F.: Verh. nordwestdtsch. Ges. inn. Med., Hamburg 1954. — 214. HEGGLIN, R.: Arch. Klaus-Stiftg. Zürich 20, 1 (1945). — 214 a. HEILMEYER, L.: Münch. med. Wschr. 96, 460 (1954). — 215. HEILMEYER, L., und H. BEGEMANN: Handbuch der inneren Medizin, Bd. II, 4. Aufl. Berlin-Göttingen-Heidelberg: Springer. 1951. — 216. HEMMELER, G.: Verh. Dtsch. Ges. inn. Med. 58, 528 (1952). — 217. HENNEMANN, H. H.: Z. ges. inn. Med. 8, 260 (1953). — 217 a. HEPPICH, E., und J. SCHMID: Wien. Z. inn. Med. 29, 195 (1948). — 218. HESS, A. F.: Arch. int. Med. 17, 203 (1916). — 219. HEWSON, W.: Cadel, London 1772. — 220. HILL, J. M. und R. J. SPEER: 3rd Annual Symposium on Blood, Detroit, 9. 1. 1954; Blood 10, 357 (1955). — 221. HIRSCHBOEK, I. S.: J. Lab. a. clin. Med. 33, 347 (1948). — 222. HITTMAIR, A.: Milzsymposion, Innsbruck 1954; Acta patav. 1954. — 223. HOESSLY-HAERLE, G. T.: Arch. Klaus-Stiftg. Zürich 5, 303 (1930). — 224. HOIGNÉ, R., J. FLÜCKIGER, H. STORCK und F. KOLLER: Schweiz. med. Wschr. 84, 1168 (1954). — 225. HOIGNÉ, R., H. FREI und H. STORCK: Schweiz. med. Wschr. 83, 721 (1953). — 226. HOIGNÉ, R., A. LOELIGER, L. MORANDI und J. FLÜCKIGER: Bull. schweiz. Akad. med. Wiss. 6, 438 (1954). — 227. HOIGNÉ, R., und H. STORCK: Schweiz. med. Wschr. 83, 718 (1953). — 228. HOLBURN, R., H. S. BOWMAN und L. M. TOCANTINS: 5th Internat. Congr. Haemat. Paris 1954. — 229. HOROWITZ, N. H.: Advances in Genetics 3, 41 (1950). — 230. HORSTER, J. A.: Acta haemat. 4, 201 (1950). — 231. HOTZ, W.: Helvet. med. Acta 15, 351 (1948). — 232. HUMBLE, J. G.: Blood 4, 69 (1949). — 233. HUMPHREY, J. H., und R. JAQUES: J. Physiol. 124, 305 (1954).

234. IMERSLUND, O.: Acta paediatr. (Stockholm) 34, 315 (1947). — 235. IMERSLUND, O.: Nord. Med. 42, 1190 (1949). — 236. ISCH-WALL, P.: Thèse de Paris 1926. — 237. ISENSCHMID, H.: Acta haemat. 13, 177 (1955). — 238. ISRAEL, M. C. G., H. LEMPERT und E. GILBERTSON: Lancet 260, 1375 (1951).

239. JAKOB, H.: Blutungen bei Antikoagulantientherapie. Diss. Zürich 1953. — 240. JENSEN, H., E. J. GRAY und E. H. SCHAEFER: Proc. Soc. exper. Biol. a. Med. 86, 387 (1954). — 241. JENSEN, E., und R. SAUTHOFF: Arch Kinderhk. 136, 65 (1949). — 242. JOHNSON, SH. A.: Amer. J. clin. Path. 23, 875 (1953). — 243. JOHNSON, SH. A., E. DEUTSCH und W. H. SEEGERS: Amer. J. Physiol. 179, 149 (1954). — 244. JOHNSON, SH. A., J. RUTZKY, CH. L. SCHNEIDER und W. H. SEEGERS: 4th Internat. Congr. Haemat., Mar del Platas 1952, S. 373. — 245. JOHNSON, SH. A., und CH. L. SCHNEIDER: Science 117, 229 (1953). — 246. JOHNSON, SH. A., und W. H. SEEGERS: J. app. Physiol. 6, 429 (1953/54). — 246 a. JOHNSON, SH. A., und W. H. SEEGERS: Rev. d'Hémat. 9, 529 (1954). — 247. JOHNSON, SH. A., W. M. SMATHERS und CH. L. SCHNEIDER: Amer. J. Physiol. 170, 631 (1952). — 248. JÜRGENS, J.: s. S. 119. — 249. JÜRGENS, J., und F. STEIN: Schweiz. med. Wschr. 84, 346 (1954). — 250. JÜRGENS, R.: Z. ges. exper. Med. 63, 74 (1928); Schweiz. med. Wschr. 79, 817 (1949). — 251. JÜRGENS, R.: Z. klin. Med. 123, 649 (1933). — 252. JÜRGENS, R.:

Fol. haemat. 57, 263 (1937). — *253* JÜRGENS, R.: Erg. inn. Med. 58, 795 (1937). — *254.* JÜRGENS, R.: Schweiz. med. Wschr. 71, 1473, 1494 (1941). — *255.* JÜRGENS, R., Ärztl. Monatsh. 1, 294 (1945). — *256.* JÜRGENS, R.: Dtsch. med. Wschr. 77, 1265 (1952). — *257.* JÜRGENS, R.: Acta haemat. 7, 143 (1952). — *258.* JÜRGENS, R.: Verh. dtsch. Ges. inn. Med. 58, 492 (1952). — *259.* JÜRGENS, R., und A. FERLIN: Schweiz. med. Wschr. 80, 1098 (1950). — *260.* JÜRGENS, R., und H. FORSIUS: Schweiz. med. Wschr. 81, 1248 (1951). — *261.* JÜRGENS, R., H. FORSIUS und J. FORSELL: Nord. Med. 1955, im Druck. — *262.* JÜRGENS, R., und H. GRAUPNER: Fol. haemat. 57, 263 (1937). — *263.* JÜRGENS, R., und W. NAUMANN: Dtsch. Arch. klin. Med. 172, 248 (1932). — *263 a.* JÜRGENS, R., und A. STUDER: Helvet. physiol. Acta 5, C 42 (1947). — *264.* JÜRGENS, R., und A. STUDER: Helvet. physiol. Acta 6, C 24 (1948). — *265.* JÜRGENS, R., und H. TRAUTWEIN: Dtsch. Arch. klin. Med. 169, 28 (1930).

266. KANZOW, U.: Klin. Wschr. 32, 154 (1954). — *267.* KAPPELER, R., und F. KOLLER: Schweiz. med. Wschr. 85, 62 (1955). — *268.* KATSURA, H.: zit. bei CLARK, W. G., und E. JACOBS: Blood 5, 320 (1950). — *269.* KAULLA, K. N.: J. Lab. a. clin. Med. 44, 944 (1954). — *270.* KAZNELSON, P.: Wien. klin. Wschr. 29, 1451 (1916); Dtsch. Arch. klin. Med. 128, 119 (1919). — *271.* KEIBL, E.: Wien. klin. Wschr. 65, 503 (1953). — *272.* KENNEDY, R. L. J.: J. Amer. med. Ass. 91, 874 (1928). — *273.* KISSMEYER-NIELSEN, F.: Acta haemat. 9, 337 (1953). — *274.* KISSMEYER-NIELSEN, F.: Vox sanguinis 3, 123 (1953). — *275.* KLIMA, R.: Klin. Wschr. 25, 935 (1936); Wien. Z. inn. Med. 33, 125 (1952). — *276.* KLIMA, R.: In Spezielle Pathologie und Therapie innerer Krankheiten. 12. Ergänzungsband, S. 19. Wien: Urban & Schwarzenberg, 1938. — *277.* KLIMA, R.: in FELLINGER, K.: Lehrbuch inn. Med., Bd. I, S. 38 ff. Wien: Urban & Schwarzenberg. 1951. — *278.* KLIMA, R., und J. BEYREDER: Wien. klin. Wschr. 65, 775 (1953) und unveröffentlichte Befunde. — *279.* KÖLBL, H.: Vortrag, Ges. d. Ärzte, Wien 1954. — *280.* KOLLER, F.: Helvet. med. Acta 7, 651 (1941). — *281.* KOLLER, F.: Verh. dtsch. Ges. inn. Med. 58, 508 (1952). — *282.* KOLLER, F.: 4th Europ. Congr. Haemat., Amsterdam 1953. — *283.* KOLLER, F.: Naunyn-Schmiedeberg's Arch. exper. Path. u. Pharm. 222, 89 (1954). — *284.* KOLLER, F.: Blood 9, 286 (1954). — *285.* KOLLER, F.: Schweiz. med. Wschr. 84, 804 (1954). — *285 a.* KOLLER, F., C. GASSER, G. KRÜSI und G. DE MURALT: Acta haemat. 4, 33 (1950). — *286.* KOLLER, F., G. KRÜSI und P. LUCHSINGER: Schweiz. med. Wschr. 80, 1101 (1950). — *287.* KOLLER, F., A. LOELIGER und F. DUCKERT: Acta haemat. 6, 1 (1951). — *288.* KOMIYA: Monogr. (jap.); persönl. Mitt. — *289.* KRAMAR, J.: Amer. J. Physiol. 175, 69 (1953). — *290.* KRAMAR, J., D. J. PEETZ und H. H. McCARTHY: Psychosom. Med. 16, 393 (1954). — *291.* KRAMAR, J., und M. SIMAY-KRAMAR: Endocrinology 52, 453 (1953). — *292.* KRIEHUBER, M., und F. KOLLER: Wien. klin. Wschr., im Druck. — *293.* KRÖMEKE, F.: Dtsch. med. Wschr. 48, 1102 (1922). — *294.* KÜCHMEISTER, H.: Erg. inn. Med., N. F. 4, 463 (1953). — *295.* KÜHL, I.: Zbl. Path. 89, 416 (1952). — *296.* KÜHN, A.: Grundriß der Vererbungslehre, 2. Aufl. Heidelberg 1950. — *297.* KÜSEL, H., und K. LÖHR: Ärztl. Wschr. 6, 777 (1951).

298. LAKI, K.: Blood 8, 845 (1953). — *299.* LAKI, K., D. R. KOMINZ, P. SYMONDS, L. LORAND und W. H. SEEGERS: Arch. Biochem. 49, 276 (1954). — *300.* LAMY, F., und D. WAUGH: Physiol. Rev. 34, 722 (1954). — *301.* LANCHANTIN, G. F., und A. G. WARE: J. clin. Invest. 32, 381 (1953). — *302.* LANDSTEINER, K.: The Specifity of Serological Reactions, Oxford Univ. Press, 1944. — *303.* LANGDELL, R. D., R. H. WAGNER und K. M. BRINKHOUS: Feder. Proc. 11, 420 (1952). — *304.* LANGDELL, R. D., R. H. WAGNER und K. M. BRINKHOUS: J. Lab. a. clin. Med. 41, 637 (1953). — *305.* LANGEN, C. D.: Schweiz. med. Wschr. 81, 35 (1951). — *306.* LARSON, K. R.: Blood 8, 16 (1953). — *307.* LASCH, H. G., und L. ROKA: Hoppe-Seyler's Z. physiol. Chem. 294, 30 (1953). — *308.* LAUDA, E.: Physiologie der Milz. Berlin und Wien: Urban & Schwarzenberg, 1933; Milzsymposion, Innsbruck 1954. — *309.* LAUDA, E.: Wien. med. Wschr. 103, 727 (1953). — *310.* LELONG, M., und J. P. SOULIER: Rev. d'Hémat. 5, 13 (1950). — *311.* LENZ, F.: Homo 3, 145 (1952). — *312.* LERNER, A. B., C. B. BARNUM und C. J. WATSON: Amer. J. med. Sci. 214, 416 (1947). — *313.* LEVRAT, M., L. ROCHE und P. BRUEL: Presse méd. 59, 890 (1951). — *314.* LINKE, A.: Dtsch. Z. Verdkh. usw. 10, 66 (1950). — *315.* LINKE, A.: Fol. haemat. 70, 175 (1951). — *316.* LINKE, A.: Dtsch. med. Wschr. 77, 775 (1952). — *317.* LITTLE, W. D., und W. W. AIRES: J. Amer. med. Ass. 91, 1251 (1928). — *318.* VAN LOGHEM, J. J.: Symposion über Leukocyten- und Thrombocyten-Serologie, Paris 1955. — *319.* LORAND, L., und K. LAKI: Biochim. et Biophys. Acta 13, 448 (1954). — *320.* LÜSCHER, E., und A. LABHART: Schweiz. med. Wschr. 79, 598 (1949). — *321.* LÜSCHER, E., A. LABHART und E. UEHLINGER: Helvet. med. Acta 16, 283 (1949).

322. McCarter, J. C., J. B. Bingham und O. O. Meyer: Amer. J. Path. 20, 651 (1944). — *323.* MacFarlane, R. G.: Quart. J. Med. 10, 1 (1941). — *324.* MacFarlane, R. G., und R. Biggs: Blood 3, 1167 (1948). — *325.* Gestrichen. — *326.* McMillen, R. L., und K. W. Brown: J. Lab. a. clin. Med. 44, 378 (1954). — *327.* Madden, R. E., und R. G. Gould: J. biol. Chem. 196, 641 (1952). — *328.* Marbet, R., R. Strässle und A. Winterstein: Die Med. 1055, 01. — *329.* Marbet, R., und A. Winterstein: Exper. 10, 273 (1954). — *330.* Markoff, N.: Med. Welt 12, 770 (1938). — *331.* Martini, G. A., und H. Engelkamp: Dtsch. med. Wschr. 77, 833 (1952). — *332.* Marx, R.: Fol. haemat. 71, 123, 127 (1951). — *333.* Marx, R., Verh. dtsch. Ges. inn. Med. 60, 923 (1954). — *334.* Marx, R.: Klin. Wschr. 33, 139 (1955). — *335.* Mathot, Y., und G. Mundel: Acta haemat. 12, 209 (1954). — *336.* Mayer, C. F.: J. Labor. Invest. 1, 291 (1952). — *337.* Mayer, M., und C. Dreyfus: Bull. Fédérat. 8ème Congrès Gynéc. et Obstetr. 6, 1 (1954). — *338.* Mellanby, J.: Vortrag Reichsuniversität Leiden, Holland, Okt. 1938. — *339.* Merskey, C.: Quart. J. Med. 20, 299 (1951). — *340.* Merz, W. R.: Schweiz. med. Wschr. 84, 315 (1954). — *341.* Metschnikoff, E.: Ann. Inst. Pasteur 13, 737 (1899); 14, 369 (1900); 16, 912 (1902). — *342.* Mielke, H. G.: Ärztl. Wschr. 8, 241 (1953). — *343.* Miescher, G.: Dermatologica 92, 225 (1946); Schweiz. med. Wschr. 83, 419 (1953). — *344.* Miescher, P. A.: Schweiz. med. Wschr. 83, 1185 (1953). — *345.* Miescher, P., S. Cruchaud und G. Hemmeler: Helvet. med. Acta 19, 434 (1952). — *346.* Miescher, P., und A. Miescher: Schweiz. med. Wschr. 82, 1279 (1952). — *347.* Miescher, P., A. Reymond und A. Vannotti: Exper. Med. a. Surg. 12, 501 (1954). — *348.* Miescher, P., R. Strässle und A. Miescher: Sang 1955, im Druck. — *349.* Miescher, P., R. Strässle und S. Neukomm: Helvet. med. Acta 21, 392 (1954). — *350.* Miescher, P., und A. Vannotti: Bull. schweiz. Akad. med. Wiss. 10, 85 (1954). — *351.* Miescher, P., A. Vannotti, S. Cruchaud und G. Hemmeler: Exper. Med. a. Surg. 10, 265 (1952). — *352.* Minot, G. R.: Amer. J. med. Sci. 175, 301 (1928). — *353.* Misch, J.: Lehrbuch der Grenzgebiete der Medizin und Zahnheilkunde, S. 280. Leipzig 1922. — *354.* Moeschlin, S., und K. Wagner: Acta haemat. 8, 29 (1952). — *355.* Monte, R. W., D. W. Bales und M. J. Brennan: J. Mich. med. Soc. 52, 62, 109 (1953). — *356.* Morawitz, P.: Verh. dtsch. Path. Ges. 25, 32 (1930). — *357.* Morawitz, P., und R. Jürgens: Münch. med. Wschr. 77, 2001 (1930). — *358.* Moureau, P., und A. André: C. r. Soc. Biol. 148, 174 (1954). — *359.* Moureau, P., und A. André: Nature 174, 88 (1954). — *360.* Moureau, P., und A. André: Vox sanguinis 4, 46 (1954). — *361.* Müller, H.: Münch. med. Wschr. 96, 221 (1954). — *362.* Müller, W., und J. Weinreich: Klin. Wschr. 32, 916 (1954). — *363.* Müllertz, S., und M. Lassen: Proc. Soc. exper. Biol. a. Med. 82, 264 (1953).

363a. de Nicola, P.: Blood 8, 947 (1953); Schweiz. med. Wschr. 83, 1047 (1953). — *364.* de Nicola, P.: 5th Internat. Congr. Haemat. Paris 1954, S. 168. — *365.* de Nicola, P.: La diagnosi dei difetti di coagulazione. Bibliotheca Haematologica, Bd. XVII. Pavia. 1954. — *366.* de Nicola, P.: Schweiz. med. Wschr. 84, 835 (1954).

367. O'Brien, J. R.: 3rd Internat. Congr. Haemat., Cambridge 1950, S. 546. — *368.* Odell, T. T., F. G. Tausche und J. Furth: Acta haemat. 13, 45 (1955). — *369.* Oeri, J., M. Matter, H. Isenschmid, C. Hauser und F. Koller: Mod. Probl. Paed. 1, 575 (1954). — *370.* Oettel, H.: Z. klin. Med. 140, 105 (1942). — *371.* Orel, H.: Arch. Rassen- u. Ges. biol. 28, 281 (1934). — *372.* Overmann, R. S.: 2nd Josiah Macy Jr. Conference on Blood clotting and allied Problems. New York 1949. — *373.* Overmann, R. S., und I. S. Wright: J. biol. chem. 174, 759 (1948). — *374.* Owren, P. A.: The coagulation of Blood. Oslo: Gundersen. 1947. — *374a.* Owren, P. A.: Trans. 5th Josiah Macy Jr. Conference on Blood clotting. New York: 1952, S. 379. — *375.* Owren, P. A., S. I. Rapaport, P. Hjort und K. Aas: Sang 25, 752 (1954)

376. Pariser, S., und L. R. Wassermann: Acta haemat. 12, 11 (1954). — *377.* Paulssen, M. M. P.: Thèse, Amsterdam 1951. — *378.* Pavlovsky, A.: Blood 9, 291 (1954). — *379.* Pecorella, F., und S. Pulejo: La Pediatria 59, 549 (1951). — *380.* Pfenninger, H.: Arch. Klaus-Stiftung Zürich 9, 49 (1934). — *381.* Philpott, M. G., und J. M. Briggs: Arch. Dis. Childh. 28, 57 (1953). — *382.* Pisciotta, A. V., M. Stefanini und W. Dameshek: Blood 8, 703 (1953). — *383.* Plancherel, P.: Z. klin. Med. 150, 213 (1952). — *384.* Powell, G. M.: J. Am. med. Ass. 151, 1261 (1953). — *385.* Pribilla, W.: Ärztl. Wschr. 6, 1044 (1951). — *386.* Propp, S., W. B. Scharfman, R. T. Beebe und A. W. Wright: Blood 9, 397 (1954).

387. Quattrin, N.: Minerva med. 37 II, 523 (1946). — *388.* Quattrin, N.: Acta med. Scand. 129, 37 (1947). — *389.* Quattrin, N.: Le Diatesi Emorrhagiche Thrombopatiche. Torino: Edizioni Minerva med. S. A. 1949. — *390.* Quattrin, N.: Riforma med. **63**, 13 (1949). — *391.* QUATTRIN, N.: Progresso med. **9**, 115 (1953). — *392.* QUATTRIN, N.: Minerva med. **45 II**, 289 (1954). — *393.* QUATTRIN, N., A. CAMERA und M. MARCACCI: Verh. dtsch. Ges. inn. Med. **58**, 570 (1952). — *394.* QUATTRIN, N., M. MARCACCI und A. CAMERA: La Pediatria **60**, 545 (1952). — *395.* QUICK, A. J.: Amer. J. med. Sci. **214**, 272 (1947). — *396.* QUICK, A. J.: Chicago med. Soc. Bull. Issue May 31, 1952. — *397.* QUICK, A. J.: Amer. J. Med. **14**, 349 (1953). — *398.* QUICK, A. J.: Sang **25**, 726 (1954). — *399.* QUICK, A. J., E. R. DANIELS und C. V. HUSSEY: J. Lab. a. clin. Med. **44**, 94 (1954). — *400.* QUICK, A. J., und C. V. HUSSEY: Amer. J. med. Sci. **223**, 401 (1952). — *401.* QUICK, A. J., und C. V. HUSSEY: J. Lab. a. clin. Med. **42**, 929 (1953). — *402.* QUICK, A. J., C. V. HUSSEY und E. EPSTEIN: Amer. J. Physiol. **174**, 123 (1953).

403. RAPAPORT, S. I., K. AAS und P. A. OWREN: J. Lab. a. clin. Med. **44**, 364 (1954). — *404.* RAPAPORT, S. I., K. AAS und P. A. OWREN: J. clin. Invest. **34**, 9 (1955). — *405.* RAPP: Zit. nach L. HEILMEYER und H. BEGEMANN: Handbuch der inneren Medizin, 4. Aufl., Bd. II, S. 824. Berlin-Göttingen-Heidelberg: Springer. 1951. — *405a.* RATNOFF, D., und J. E. COLOPY: J. clin. Invest. **34**, 602 (1955). — *406.* REBER, P.: Schweiz. Z. Zahnhk. **52**, Heft 2 (1942). — *407.* REIMER, E.: Vortrag Ges. d. Ärzte, Wien, Jan. 1954. — *408.* REIMER, E. E., und H. VETTER: Klin. Wschr. **30**, 1086 (1952). — *409.* REVOL, L., und G. C. ANGELA: Minerva med. **42 II**, 627 (1951). — *410.* REYMOND, A., und P. MIESCHER: Verh. dtsch. Ges. inn. Med. **60**, 697 (1954). — *411.* RICKER, G., und P. REGENDANZ: Virchows Arch. **231**, 1 (1921). — *412.* RIEBEN, W. K.: Beiträge zur Kenntnis der Blutgerinnung. Basel: B. Schwabe & Co. 1947. — *413.* RISAK, E.: Z. klin. Med. **128**, 605 (1935). — *414.* DE ROBERTIS, E., P. PASEYRO und M. REISSIG: Blood **8**, 587 (1953). — *415.* ROBSON, H. N.: Lancet **259**, 409 (1950). — *416.* ROBSON, H. N., und J. R. DUTHIE: Brit. med. J. **1950 II**, 971 und **1952 I**, 994. — *417.* ROCHA E SILVA, M.: Ann. New York Acad. Sci. **50**, 1045 (1950). — *418.* ROHR, K.: Das menschliche Knochenmark. 2. Aufl. Stuttgart: G. Thieme. 1949. — *419.* ROHR, K.: Schweiz. med. Wschr. **82**, 1107 (1952). — *420.* ROSEGGER, H., und H. BREMER: Med. Klin. **34**, 1359 (1938); Zbl. inn. Med. **59**, 721 (1938). — *421.* ROSENTHAL, R. L., O. H. DRESKIN und N. ROSENTHAL: J. clin. Invest. **32**, 599 (1953). — *422.* ROSENTHAL, R. L., O. H. DRESKIN und N. ROSENTHAL: Proc. Soc. exper. Biol. a. Med. **82**, 171 (1953). — *423.* ROSKAM, J.: Sang **3**, 497 (1929). — *424.* ROSKAM, J.: L'hémostase spontanée. Paris: Masson & Co. 1951. — *425.* ROSLING, E.: Acta med. Scand. **72**, 104 (1929). — *426.* ROSTI, P., und O. PICINELLI: unveröffentlicht. — *427.* ROTHMAN, P. E., und N. K. NIXON: J. Amer. med. Ass. **93**, 15 (1929).

428. SAMEK, F.: Diatesi emorragiche. Nistri-Lischi, Edit. Pisa 1930/31. — *429.* SAUER, A. J., und J. J. VAN LOGHEM: Vox sanguinis **4**, 120 (1954). — *430.* SAUTHOFF, R.: Ärztl. Wschr. **6**, 637 (1951). — *431.* SAUTHOFF, R.: Arch. Kinderhk. **141**, 113 (1951). — *432.* SAVITSKY, J. P.: Blood **8**, 1091 (1953). — *433.* SCARBOROUGH, H.: siehe PARISER. — *434.* SCHÄFER, K., und H. GENNERICH: Klin. Wschr. **18**, 491 (1939). — *435.* SCHAUB, F.: Schweiz. med. Wschr. **83**, 1256 (1953). — *436.* SCHMID, J.: Wien. klin. Wschr. **62**, 752 (1950). — *437.* SCHMID, J.: Wien. Z. inn. Med. **35**, 85 (1954). — *438.* SCHMID, S.: Wien. Z. inn. Med. **35**, 267 (1954). — *439.* SCHMIDT, G., J. BENOTTI, B. HERSHMAN und S. J. THANNHAUSER: J. biol. Chem. **166**, 505 (1946). — *440.* SCHNEIDER, CH.: Obstetrics a. Gynecol. **4**, 273 (1954). — *441.* SCHOEN, R.: Dtsch. med. Wschr. **77**, 558 (1952). — *442.* SCHOEN, R., W. TISCHENDORF und W. WEPLER: Münch. med. Wschr. **93**, 21 (1951). — *443.* SCHULMAN, J., und C. H. SMITH: Blood **7**, 794 (1952). — *444.* SEEGERS, W. H.: Schweiz. med. Wschr. **84**, 781 (1954). — *445.* SHINOWARA, G. Y.: J. Lab. a. clin. Med. **38**, 11 (1951). — *446.* SINGER, K., F. P. PORNSTEIN und S. A. WILE: Blood **2**, 542 (1947). — *446a.* SNYDER, L. H.: The Principles of Heredity. 4. Aufl. Boston. 1951. — *447.* SOULIER, J. P.: Traitement des hémorrhagies. Paris: Ed. méd. Flammarion. 1953. — *447a.* SOULIER, J. P.: Rev. d'Hémat. **8**, 39 (1953). — *448.* SOULIER, J. P., und M. J. LARRIEU: J. Lab. a. clin. Med. **41**, 849 (1953); Sang **24**, 205 (1953). — *449.* SOULIER, J. P., und M. J. LARRIEU: New Engld. J. Med. **249**, 547 (1953). — *450.* SOULIER, J. P., und M. J. LARRIEU: Rev. d'Hémat. **9**, 77 (1954). — *451.* SPAET, TH. H.: Amer. J. Physiol. **170**, 333 (1952). — *452.* SPAET, TH. H., P. M. AGGELER und B. G. KINSELL: J. clin. Invest. **33**, 1095 (1954). — *453.* STANGL, E.: Praxis (Bern) **1951**, 713. — *454.* STEFANINI, M.: Persönl. Mitteilung. — *455.* STEFANINI, M.: Acta med. Scand. **140**, 290 (1951). — *456.* STEFANINI, M.: Amer. J. Med. **14**, 64 (1953). — *457.* STEFANINI, M.: Blood **9**, 273 (1954). — *458.* STEFANINI, M., und J. B. CHATTERJEA: J. clin. Invest. **30**, 676 (1951). — *459.* STEFANINI, M., J. B. CHATTERJEA, W. DAMESHEK, C. S. WELCH und O. SWENSON: Blood **7**, 289 (1952). — *460.* STEFANINI, M., J. B. CHATTERJEA, W. DAMESHEK, L. ZANNOS und

E. Perez-Santiago: Blood 7, 53 (1952). — *461.* Stefanini, M., W. Dameshek und E. Adelson: Proc. Soc. exper. Biol. a. Med. 80, 230 (1952). — *462.* Stefanini, M., W. Dameshek, J. B. Chatterjea, E. Adelson und I. B. Mednicoff: Blood 8, 26 (1953). — *463.* Stefanini, M., und G. Plitman: J. clin. Invest. 82, 606 (1953). — *464.* Stefanini, M., G. Plitman, W. Dameshek, J. B. Chatterjea und I. B. Mednicoff: J. Lab. a. clin. Med. 42, 723 (1953). — *465.* Stefanini, M., und J. H. Sulbürg: Amer. J. clin. Path. 21, 1030 (1951). — *466.* Sternberger, L. A., und F. Maltaner: Science 114, 414 (1951). — *467.* Storck, H.: Dermatologica 100, 387 (1950); 102, 197 (1951). — *468.* Storck, H., P. Bigliardi, H. Brenn und R. Hoigné: Schweiz. med. Wschr. 88, 692 (1953). — *469.* Storck, H., R. Hoigné und F. Koller: Schweiz. med. Wschr. 81, 195 (1951). — *470.* Storck, H., F. Koller und R. Hoigné: Internat. Allergiekongreß, Zürich, S. 739. Basel: Karger. 1951. — *470a.* Strässle, R.: Experientia 9, 242 (1953). — *471.* Strässle, R., und A. Hässig: Congrès internat. de Transfusion sang., Paris 1954. — *472.* Strässle, R., R. Marbet und A. Winterstein: 5th internat. Congr. Hemat., Paris. 1954. S. 179. — *473.* Studer, A.: Barell-Festschrift, Basel. 1946. S. 229. — *474.* Sussmann, L. N., N. Wald und R. L. Rosenthal: Blood 7, 1100 (1952). — *475.* Sütö-Nagy, G. J.: J. biol. Chem. 156, 433 (1944); Amer. J. Physiol. 141, 338 (1944). — *476.* Szirmay, E.: Orv. Hetil. (Ung.) 92, 1456 (1951). — *477.* Szirmay, E.: Zbl. Gyn. 74, 184, 1051 (1952); 76, 275 (1954). — *478.* Szirmay, E.: Gynaecologia 188, 163, 231 (1952). — *479.* Szirmay, E.: Atti del Primo Symposio sui problemi attinenti alla coagulatione del sangue. Genova 6. 12. 1953, S. 192. — *480.* Szirmay, E.: Orv. Hetil. (Ung.) 94, 1447 (1953). — *481.* Szirmay, E.: Vortrag Ges. Gynäk. u. Geburtsh., Humboldt Univ. Berlin, 19. 11. 1954. — *482.* Szirmay, E.: Yokohama med. Bull. 5, 352 (1954). — *483.* Szirmay, E.: Plasma, Heft 1, 1955. — *484.* Szirmay, E.: Vortrag Ges. Physiol. Berlin 26. 1. 1955.

485. Tagnon, H. J., W. F. Whitmore und N. R. Shulman: Cancer 5, 9 (1952). — *486.* Te-Chuanchou und S. G. Anagnos: Med. Ann. Distr. Columbia 22, 604 (1953). — *487.* Terracol, J., Y. Guerrier und P. Izarn: Montpellier Méd. 44, 3 (1953). — *488.* Tischendorf, W., und F. Hartmann: Acta haemat. 4, 374 (1950). — *489.* Tocantins, L. M.: Amer. J. Physiol. 148, 67 (1945). — *490.* Tocantins, L. M.: Blood 9, 281 (1951). — *491.* Tocantins, L. M., und R. Carroll: Proc. Soc. exper. Biol. a. Med. 69, 431 (1948). — *492.* Tocantins, L. M., und R. T. Carroll: Trans. 2nd Josiah Macy Jr. Conf. on Blood Clotting and allied Problems. New York 1949. — *493.* Tocantins, L. M., R. T. Carroll und R. H. Holburn: Blood 6, 720 (1951). — *494.* Troland, Ch. E., und F. C. Lee: J. Amer. med. Ass. 111, 221 (1938). — *495.* Tullis, J. L.: Amer. J. med. Sci. 226, 191 (1953).

496. Uhl, H. S. M.: New Engld. J. Med. 249, 229 (1953). — *497.* Undritz, E.: Schweiz. med. Wschr. 82, 1107 (1952). — *498.* Ungar, G., E. Damgaard und F. P. Hummel: Endocrinology 49, 805 (1951).

499. Vahlquist, B.: Acta paediatr. 41, 609 (1952). — *500.* Vecchietti, G.: Riv. Ostetr. e Ginecol. 9, 137 (1954). — *501.* Verstraete, M., O. Van Houte und J. Vandenbroucke: Acta clin. Belg. 9, 151 (1954). — *501a.* Verstraete, M., und E. Van Nuffel: Acta paed. Belg. 7, 185 (1953). — *502.* Vinazzer, H., und H. Vetter: Acta haemat. 12, 245 (1954). — *503.* Voelkel, A.: Ärztl. Forsch. 7, I/228 (1953). — *504.* de Vries, A., Y. Matoth und Z. Shamir: Acta haemat. 5, 129 (1951). — *505.* de Vries, A., E. Shafrier, P. Efrati und Z. Shamir: Blood 8, 1000 (1953). — *506.* de Vries, S. I., G. H. K. Kettenborg und E. T. van der Pol: Neederl. Tijdschr. Geneesk. 98, 2987 (1954). — *507.* Vulterini, S., und U. M. Serafini: Progresso med. 9, 532 (1953).

508. Waldenström, J.: Schweiz. med. Wschr. 78, 927 (1948); Verh. dtsch. Ges. inn. Med. 55, 206 (1949); 58, 557 (1952); Acta med. Scand. Suppl. 266, 931 (1952); Münch. med. Wschr. 96, 1406 (1954). — *509.* Walther, G.: Z. ges. inn. Med. 8, 221 (1953). — *510.* Ware, A. G., J. L. Fahey und W. H. Seegers: Amer. J. Physiol. 154, 140 (1948). — *510a.* Waugh, T. R., und D. V. Ruddick: Canad. med. Ass. J. 50, 547 (1944). — *511.* Weisfuse, L., P. W. Spear und M. Sass: Amer. J. Med. 17, 414 (1954). — *512.* Werner, H.: Dtsch. med. Wschr. 69, 363 (1943). — *513.* White, S. G., P. M. Aggeler und M. B. Glendening: Blood 8, 101 (1953). — *514.* Whitesell, F. B., und A. M. Snell: J. Amer. med. Ass. 140, 1071 (1949). — *515.* Wiedemann, E.: Klin. Wschr. 31, 933 (1953). — *516.* Wilde, H., und A. L. Hitzelberger: Blood 9, 875 (1954). — *517.* von Willebrand, E.: Finska Läk. sällsk. Hdl. 68, 77 (1926). — *518.* von Willebrand, E., und R. Jürgens: Klin. Wschr. 12, 414 (1933); Dtsch. Arch. klin. Med. 175, 453 (1933). — *519.* von Willebrand, E., R. Jürgens und U. Dahlberg: Finska Läk. sällsk. Hdl. 76, 193 (1934).

— *520.* VON WILLEBRAND, E. A., und J. OLIN: Nord. Med. **1939 II**, 1743. — *521.* WINTERSTEIN, A.: Rev. méd. de Louvain **1949**, 20. — *522.* WISSLER, H.: Helvet. paed. Acta **8**, 111 (1953). — *523.* Gestrichen. — *524.* WITTE, S., und P. DIRNBERGER: Klin. Wschr. **32**, 133 (1954). — *525.* WÖHLISCH, E., und V. KÖHLER: Biochem. Z. **311**, 408 (1942). — *526.* WOOLDRIGE, L. C.: Chemistry of the Blood. London: Kegan, Trench, Trübner. 1893. — *527.* WUHRMANN, F.: Schweiz. med. Wschr. **82**, 937 (1952). — *528.* WUHRMANN, F., und CH. WUNDERLY: Die Bluteiweißkörper des Menschen. 2. Aufl. Basel: B. Schwabe. 1952.

529. ZUCKER, M. B., B. K. FRIEDMANN und M. M. RAPPORT: Proc. Soc. exper. Biol. a. Med. **85**, 282 (1954).

Namenverzeichnis

D = Diskussion, V = Vortrag

Sachverzeichnis